Guia Prático

Saúde Digestiva da Mulher

Guia Prático

Saúde Digestiva da Mulher

Mônica Souza de Miranda Henriques
Pós-doutorado em Ciências da Gastroenterologia pela Faculdade de Medicina da Universidade de São Paulo (FMUSP).
Professora de Gastroenterologia da Universidade Federal da Paraíba
Membro Titular da Federação Brasileira de Gastroenterologia, Sociedade Brasileira de Hepatologia e Sociedade Brasileira de Endoscopia Digestiva.

Ticiana Maria de Lavor Rolim
Gastroenterologista Titulada pela Federação Brasileira de Gastroenterologia (FBG). Preceptora das Residências de Gastroenterologia e Clínica Médica do Hospital Geral de Fortaleza (HGF). Membro do Grupo de Estudo da Doença Inflamatória Intestinal do Brasil (GEDIIB). Membro da Comissão FBG Mulher nos Biênios 2021/2022 e 2023/2024.

FBG Federação Brasileira de Gastroenterologia 1949

Atheneu
Rio de Janeiro • São Paulo
2025

EDITORA ATHENEU

São Paulo	—	Rua Maria Paula, 123 – 13º andar Conjuntos 133 e 134 Tel.: (11) 2858-8750 E-mail: atheneu@atheneu.com.br
Rio de Janeiro	—	Rua Bambina, 74 Tel.: (21) 3094-1295 E-mail: atheneu@atheneu.com.br

Capa: Márcio Alexandre Paranhos de Oliveira

Ilustração da capa: Tiago Barreto

Produção Editorial: RDL Produção Editorial

CIP-BRASIL. CATALOGAÇÃO NA PUBLICAÇÃO
SINDICATO NACIONAL DOS EDITORES DE LIVROS, RJ

H449g

Henriques, Mônica Souza de Miranda
Guia prático : saúde digestiva da mulher / Mônica Souza de Miranda Henriques, Ticiana Maria de Lavor Rolim. - 1. ed. - Rio de Janeiro : Atheneu, 2025.
il. ; 21 cm.

Inclui bibliografia e índice
ISBN 978-65-5586-851-7

1. Gastroenterologia. 2. Mulheres - Sistema gastrointestinal - Doenças. 3. Serviços de saúde para mulheres. I. Rolim, Ticiana Maria de Lavor. II. Título.

24-93889 CDD: 616.33
CDU: 616.3-055.2

Gabriela Faray Ferreira Lopes - Bibliotecária - CRB-7/6643

12/09/2024 17/09/2024

Henriques MSM, Rolim TML
Guia Prático – Saúde Digestiva da Mulher

Colaboradores

Abadia Gilda Buso Matoso

Especialista pela Federação Brasileira de Gastroenterologia (FBG). Mestre em Ciências da Saúde pela Universidade Federal de Uberlândia (UFU). Professora Adjunta de Semiologia e Gastroenterologia da Faculdade de Medicina da Universidade Federal de Uberlândia (FAMED | UFU).

Adélia Carmen Silva de Jesus

Especialista pela Federação Brasileira de Gastroenterologia (FBG) e Sociedade Brasileira de Endoscopia (SBE). Vice-Presidente da Federação Brasileira de Gastroenterologia (FBG) 2024/2025.

Alessandra Pierre

Preceptora da Residência Médica do Serviço de Gastroenterologia do Hospital Geral de Fortaleza (HGF). Mestre em Gastroenterologia pela Universidade Federal de São Paulo (Unifesp). Especialista em Gastroenterologia pela Federação Brasileira de Gastroenterologia (FBG).

Aloma Conceição Magno Campeche Leão

Mestranda em Medicina e Saúde pela Universidade Federal da Bahia (UFBA). Preceptora da Residência de Gastroenterologia do Hospital Geral Roberto Santos (HGRS). Especialista em Gastroenterologia e Hepatologia.

Ana Flávia Passos Ramos

Médica Assistente e Preceptora na Enfermaria de Gastroenterologia, Hepatologia e Transplante Hepático da Santa Casa de Belo Horizonte. Mestre em Gastroenterologia. Membro Titular da Federação Brasileira de Gastroenterologia (FBG) e Sociedade Brasileira de Hepatologia (SBH).

Ana Luiza Vilar Guedes

Residência Médica em Gastroenterologia pela Faculdade de Medicina da Universidade de São Paulo (FMUSP). Membro Titular da Federação Brasileira de Gastroenterologia (FBG). Doutoranda do Programa Ciências em Gastroenterologia da FMUSP. Professora do Curso de Medicina da Universidade do Estado da Bahia (UNEB). Preceptora da Residência de Clínica Médica do Hospital Geral Ernesto Simões Filho (HGESF). Gastroenterologista do Serviço Médico da Universidade Federal da Bahia (UFBA) e do Hospital MaterDei Salvador.

Ana Paula Guimarães Rodrigues

Doutorado em Medicina Tropical pela Universidade Federal do Pará (UFPA). Mestre em Gastroenterologia pela Universidade Federal de São Paulo (Unifesp). Titular da Federação Brasileira de Gastroenterologia (FBG) e Presidente em Exercício no Capítulo Pará. Titular Sociedade Brasileira de Endoscopia Digestiva (SOBED). Professora Adjunta da Universidade do Estado do Pará (UEPA), Centro Universitário Metropolitano da Amazônia (Famaz) e Centro Universitário do Pará (Cesupa).

Ana Paula Santos Oliveira Brito

Título de Especialista em Gastroenterologia. Mestrado de Cirurgia e Pesquisa Experimental da Universidade do Estado do Pará (UEPA). Membro Associado da Federação Brasileira de Gastroenterologia (FBG), Sociedade Brasileira de Motilidade Digestiva (SBMD), Neurogastroenterologia do Grupo de Estudo da Doença Inflamatória Intestinal do Brasil (GEDIIB). Docente do Curso de Medicina da Centro Universitário Metropolitano da Amazônia (UNIFAMAZ) e Universidade Federal do Pará (UFPA).

Ananda Castro Chaves Ale

Preceptora da Residência Médica em Gastroenterologia do Hospital Universitário Getúlio Vargas (HUGV – EBSERH). Mestranda em Medicina Tropical da Fundação de Medicina Tropical Doutor Heitor Vieira Dourado (FMT-HVD).

Andrea Benevides Leite

Gastroenterologista pela Escola de Saúde Pública do Ceará (ESP-CE). Docente da Faculdade de Medicina da Universidade de Fortaleza (UNIFOR). Preceptora da Residência Médica em Gastroenterologia da ESP-CE (Hospital Geral de Fortaleza). Mestre em Hepatologia pela Universidade Federal de Ciências da Saúde de Porto Alegre (UFCSPA-RS).

Andrea Vieira

Chefe da Clínica de Gastroenterologia da Santa Casa de São Paulo. Professora Assistente da Faculdade de Ciências Médicas da Santa Casa de São Paulo (FCMSCSP). Vice-Presidente da ABCD. Membro do Grupo de Estudo da Doença Inflamatória Intestinal do Brasil (GEDIIB).

Angélica Maria Lucchese

Cirurgiã do Aparelho Digestivo. Especializada em Cirurgia do Fígado, Pâncreas e Vias Biliares pela Irmandade Santa Casa de Porto Alegre. Mestrado e Doutorado pela Universidade Federal de Ciências da Saúde de Porto Alegre (UFCSPA/Hospital Paul Brousse-França). Membro do Serviço de Cirurgia Oncológica e do Aparelho Digestivo da Irmandade Santa Casa de Porto Alegre. Cirurgiã do Grupo de Transplante de Fígado da Irmandade Santa Casa de Porto Alegre.

Bárbara Alencar Rolim Murayama

Médica Formada pela Universidade de Mogi das Cruzes. Residência Médica em Ginecologia e Obstetrícia pelo Hospital Leonor Mendes de Barros. Título de Especialista em Ginecologia e Obstetrícia pela Federação Brasileira das Associações de Ginecologia e Obstetrícia (FEBRASGO). Título de Área de Atuação em Endoscopia Ginecológica pela FEBRASGO. MBA em Gestão de Saúde pela FGV. Professora de Yoga pela Premananda Yoga School, E-RYT-200 pela Yoga Alliance.

Betânia da Costa Cavalcante

Título de Especialista em Gastroenterologia pela Federação Brasileira de Gastroenterologia (FBG). Ex-Presidente da Sociedade Paraense de Gastroenterologia. Ex-Integrante da Comissão Nacional FBG Mulher. Coordenadora da Comissão Gastroarte da FBG.

Clara Costa Mendes

Médica Graduada pela Universidade Católica de Brasília (UCB).

Conceição de Maria de Sousa Coelho

Médica Graduada pela Universidade Federal do Piauí (UFPI). Residência Médica em Clínica Médica e em Gastroenterologia pela UFPI. Gastroenterologista e Hepatologista do Hospital Universitário da UFPI. Preceptora da Residência Médica em Gastroenterologia da UFPI. Membro Titular da Federação Brasileira de Gastroenterologia (FBG). Membro Titular da Sociedade Brasileira de Hepatologia (SBH). Membro Titular do Grupo de Estudo em Doença Intestinal Inflamatória do Brasil (GEDIIB). Presidente da Sociedade de Gastroenterologia do Piauí – Biênios 2019-2020, 2021-2022.

Cristiane Valle Tovo

Professora Associada de Gastroenterologia/Hepatologia e Coordenadora do PPG: Hepatologia da Universidade Federal de Ciências da Saúde de Porto Alegre (UFCSPA). Médica do Serviço de Gastroenterologia do Hospital Nossa Senhora da Conceição. Doutora em Hepatologia. Livre Docente em Gastroenterologia.

Cristina Flores

Médica Gastroenterologista. Doutora em Gastroenterologia pela Universidade Federal do Rio Grande do Sul (UFRS). Membro do Grupo de Estudo da Doença Inflamatória Intestinal do Brasil (GEDIIB), da Sociedade Brasileira de Endoscopia Digestiva (SOBED), da Federação Brasileira de Gastroenterologia (FBG) e da ECCO.

Cristina Melo Rocha

Professora Associada do Curso de Medicina da Universidade do Estado do Amazonas. Doutorado em Hepatologia pela Universidade Federal de São Paulo (Unifesp). Pós-doutorado em Hepatologia pela Universidade do Porto, Portugal.

Cyrla Zaltman

Professora Associada de Gastroenterologia da Universidade Federal do Rio de Janeiro (UFRJ). Vice-Presidente da PANCCO. Coordenadora do Ambulatório de Doença Inflamatória Intestinal do Hospital Universitário Clementino Fraga Filho (HUCFF-UFRJ). Membro Titular do Grupo de Estudo da Doença Inflamatória Intestinal do Brasil (GEDIIB), da Pan American Chrohn's and Colitis Organization (PANCCO), da Federação Brasileira de Gastroenterologia (FBG) e da Sociedade Brasileira de Endoscopia Digestiva (SOBED).

Danielle de Castro Kiatkoski

Especialista em Gastroenterologia pela Federação Brasileira de Gastroenterologia (FBG) e Endoscopia Digestiva pela Sociedade Brasileira de Endoscopia Peroral (SBEP).

Dulce Reis Guarita

Professora Livre Docente em Gastroenterologia pela Faculdade de Medicina da Universidade de São Paulo (FMUSP). Pós-doutorado pela Universidade Pittsburg, PA, USA. Membro da Federação Brasileira de Gastroenterologia (FBG) e da American Gastroenterology Association (AGA).

Elaine Pereira Moreira

Médica Gastroenterologista e Endoscopista. Pós-graduada em Medicina Integrativa pelo HIA Einstein. Membro Titular da Federação Brasileira de Gastroenterologia (FBG). Diretora do Núcleo de Gastroenterologia da Human Clinic.

Eponina Maria Oliveira Lemme

Professora Associada do Departamento de Clínica Médica da Faculdade de Medicina da Universidade Federal do Rio de Janeiro (UFRJ). Responsável pela Unidade de Esôfago do Serviço de Gastroenterologia do Hospital Universitário Clementino Fraga Filho (HUCFF-UFRJ). Membro da Federação Brasileira de Gastroenterologia (FBG) e da Comissão FBG Mulher.

Gabriela Perdomo Coral

Professora Adjunta de Gastroenterologia da Universidade Federal de Ciências da Saúde de Porto Alegre (UFCSPA). Professora do Curso do PPG: Hepatologia da UFCSPA. Mestre em Hepatologia pela UFCSPA. Doutora em Ciências pela Universidade de São Paulo (USP). Patologia Hepática na Irmandade Santa Casa de Porto Alegre. Chefe do Serviço de Gastroenterologia e Hepatologia da UFCSPA/Irmandade Santa Casa de Porto Alegre.

Gabriela Teixeira Canedo

Graduação pela Faculdade de Medicina de Ribeirão Preto da Universidade de São Paulo (FMRP-USP). Residência em Clínica Médica e em Gastroenterologia no Hospital das Clínicas da Faculdade de Medicina de Ribeirão Preto (HCFMRPUSP). Gastroenterologista. Endoscopista. Membro Titular da Federação Brasileira de Gastroenterologia (FBG). Membro Titular da Sociedade Brasileira de Endoscopia Digestiva (SOBED) e do Grupo de Estudo das Doenças Intestinais Inflamatórias do Brasil (GEDIIB). Sócia da Associação Americana de Gastroenterologia (AGA).

Gardênia Costa do Carmo

Residência Médica em Gastroenterologia pelo Hospital das Clínicas da Faculdade de Medicina de Ribeirão Preto (HCFMRPUSP). Doutora em Ciências pela Faculdade de Medicina de Ribeirão Preto da Universidade de São Paulo (FMRP-USP). Médica Assistente e Supervisora do Programa de Residência Médica do Hospital Geral de Fortaleza (HGF). Professora da Unichristus.

Giovana Pereira Nogueira da Gama

Médica Gastroenterologista e Endoscopista do IAGE – Vitória, ES. Residência em Gastroenterologia pela Faculdade de Medicina de Ribeirão Preto da Universidade de São Paulo (FMRP-USP). Residência Médica em Endoscopia Digestiva pelo Hospital Sírio Libanês, SP. Membro Titular da FBG e SOBED.

Heltia Duarte de Sena Pinto

Médica Gastroenterologista e Endoscopista do Hospital Universitário Walter Cantídio (HUWC – UFC). Preceptora da Residência Médica do HUWC – UFC. Título em Gastroenterologia pela Federação Brasileira de Gastroenterologia (FBG).

Jessica Bastos Garcia

Escola Paulista de Medicina, Universidade Federal de São Paulo (Unifesp).

Joceli Oliveira dos Santos

Graduação em Medicina pela Universidade Federal do Piauí (UFPI). Residência em Clínica Médica pela UFPI. Especialização em Endoscopia Digestiva pela PUC-Rio de Janeiro. Especialização em Gastroenterologia pela Universidade Camilo Filho. Pós-graduação em Bioética pela Universidade Camilo Filho. Médica concursada do Setor de Endoscopia de Urgência do Hospital de Urgência de Teresina (HUT). Médica concursada do Setor de Endoscopia do Hospital Getúlio Vargas (HGV). Membro Titular da Federação Brasileira de Gastroenterologia (FBG). Membro Titular da Sociedade Brasileira de Endoscopia Digestiva (SOBED). Membro Titular do Grupo de Estudo de Doenças Inflamatórias Intestinais do Brasil (GEDIIB). Médica voluntária da Associação dos Pacientes Portadores de Doença de Crohn e Retocolite Ulcerativa do Norte e Nordeste do Brasil (ACRONN-BR). Ex-Presidente da Sociedade Piauiense de Gastroenterologia.

Jozêlda Lemos Duarte

Graduação em Medicina pela Universidade Federal do Piauí (UFPI). Residência Médica em Clínica Médica e Gastroenterologia pelo Hospital de Base do Distrito Federal. Mestrado em Saúde da Família. Membro Titular da Federação Brasileira de Gastroenterologia (FBG). Membro Titular da Sociedade Brasileira de Hepatologia (SBH). Membro Titular do Grupo de Estudos de Doença Inflamatória do Brasil. Gastroenterologista e Hepatologista do Hospital Getúlio Vargas. Professora do curso de Medicina do Centro Universitário UNINOVAFAPI e Professora de Gastroenterologia da UFPI. Coordenadora da Comissão FBG Mulher, Biênio 2019/2020. Coordenadora da Comissão de Apoio às Federadas da FBG – Biênios 2021/2022 e 2023/2024. Vice-presidente eleita da FBG para o biênio 2025/2026.

Leila Maria Soares Tojal de Barros Lima

Mestrado em Ciências pela Universidade Federal de São Paulo (Unifesp). Doutorado em Gastroenterologia pela Unifesp. Médica Hepatologista da Universidade Federal de Alagoas. Preceptora da Residência de Clínica Médica e Infectologia da Universidade Federal de Alagoas (UFAL). Presidente da Associação Alagoana de Doentes e Transplantados de Fígado (ALAF).

Liliana Sampaio Costa Mendes

Doutorado em Gastroenterologia Clínica pela Universidade de São Paulo (USP). Médica Hepatologista do Hospital de Base do Distrito Federal (HBDF), do Hospital Sírio Libanês, da Rede D'Or DF e do Gastro&Procto-Biocardios. Supervisora da Residência Médica em Hepatologia do HBDF. Membro da Comissão de Doenças Raras da Sociedade Brasileira de Hepatologia (SBH). Coordenadora do Clube do Fígado do Distrito Federal desde 2009. Membro da Comissão FAPEGE da Federação Brasileira de Gastroenterologia (FBG). Professora Coordenadora da Liga Jovem Gastro-DF desde 2013. Professora da Pós-graduação em Ciências da Saúde (UNB).

Lorete Maria da Silva Kotze

Graduação em Medicina pela Universidade Federal do Paraná (UFPR). Mestrado em Medicina Interna pela UFPR. Doutorado em Medicina (Gastroenterologia Clínica) pela Universidade Federal de São Paulo (Unifesp). Professora da Pontifícia Universidade Católica do Paraná e da UFPR. Membro Titular da Federação Brasileira de Gastroenterologia (FBG) e Patronesse da Comissão da FBG Mulher.

Lourianne Nascimento Cavalcante

Professora do Departamento de Medicina da Universidade Federal da Bahia (UFBA). Pós-doutorado em Gastroenterologia pela Universidade São Paulo (USP). Especialista em Gastroenterologia e Hepatologia.

Lúcia Libanez Bessa Campelo Braga

Mestrado em Gastroenterologia pela Universidade Federal de São Paulo (Unifesp). Doutorado pela Unifesp. Esquema Sandwich com a Universidade de Virginia, EUA. Professora Titular de Gastroenterologia do Departamento de Medicina Clínica. Chefe do Serviço de Gastro do Hospital Universitário Walter Cantídio. Supervisora da Residência de Gastroenterologia do HUWC.

Luísa Leite Barros

Médica Assistente da Divisão de Gastroenterologia e Hepatologia do Hospital das Clínicas da Faculdade de Medicina da Universidade de São Paulo (HCFMUSP). Pós-doutorado na Mayo Clinic, Rochester.

Marcella Salazar Sousa

Gastroenterologia e Endoscopia Digestiva pela Universidade de São Paulo (USP). Membro Titular da Federação Brasileira de Gastroenterologia (FBG) e da Sociedade Brasileira de Endoscopia Digestiva (SOBED). Membro da Comissão da FBG Mulher (2020-2024).

Maria de Fátima Duques de Amorim

Gastroenterologista pela Federação Brasileira de Gastroenterologia (FBG). Mestrado em Ciências da Nutrição (UFPB). Doutorado em Produtos Naturais e Sintéticos (UFPB). Professora aposentada (UFPB). Médica no Endocenter – Unidade do Fígado e Gastroenterologia.

Maria do Carmo Friche Passos

Pós-doutora em Gastroenterologia por Harvard Medical Scholl (EUA). Membro Efetivo da American Gastroenterology Association e da Rome Foundation. Ex-Presidente da Federação Brasileira de Gastroenterologia (FBG). Ex-Presidente do Núcleo Brasileiro para Estudo do *H. pylori* e Microbiota.

Maria Gabriela Fernandes Dezan

Professora do Curso de Medicina da Escola Bahiana de Medicina e Saúde Pública (EBMSP). Mestre em Medicina e Saúde pela Universidade Federal da Bahia (UFBA). Especialista em Gastroenterologia, Hepatologia e Endoscopia Digestiva.

Maria Lucia Ferraz

Professora Associada da Disciplina de Gastroenterologia da Universidade Federal de São Paulo (Unifesp). Presidente do Instituto Brasileiro do Fígado (IBRAFIG).

Maria Luiza Queiroz

Graduada em Medicina pela Faculdade de Ciências Médicas da Santa Casa de São Paulo. Residência em Clínica Médica e Gastroenterologia pela Irmandade da Santa Casa de Misericórdia de São Paulo. Título de Especialista em Gastroenterologia pela Federação Brasileira de Gastroenterologia (FBG).

Mariana Rolim Fernandes Macedo

Gastroenterologista Titulada pela Federação Brasileira de Gastroenterologia (FBG). Membro do Grupo de Estudo da Doença Inflamatória Intestinal do Brasil (GEDIIB). Médica Assistente do Serviço de Gastroenterologia do Hospital Geral de Fortaleza (HGF). Professora da Faculdade de Medicina do Centro Universitário Unichristus.

Marina Pamponet Motta

Doutora em Gastroenterologia pela Universidade de São Paulo (USP). Preceptora da Residência de Gastroenterologia da Universidade Federal da Bahia (UFBA). Coordenadora do Serviço de Gastroenterologia do Hospital Mater Dei de Salvador. Membro da Federação Brasileira de Gastroenterologia (FBG), do Grupo de Estudo da Doença Inflamatória Intestinal do Brasil (GEDIIB) e da Sociedade Brasileira de Endoscopia Digestiva (SOBED).

Marjorie Argollo

Graduação em Medicina pela Universidade Federal da Bahia (UFBA). Residência Médica em Gastroenterologia e Endoscopia Digestiva pela Universidade Federal de São Paulo (Unifesp). Mestre em Ciências pela Unifesp. Especialista em Gastroenterologia pela Federação Brasileira de Gastroenterologia (FBG).

Marta Brenner Machado

Gastroenterologista. Professora de Gastroenterologia da PUC-RS. Coordenadora do Ambulatório de Doenças Inflamatórias Intestinais do Hospital São Lucas da PUC-RS. Médica Endoscopista do Hospital São Lucas da PUC-RS. Presidente da Associação Brasileira de Colite e Doença de Crohn (ABCD). Núcleo DII-SOBED 21-22. Sócia Fundadora do GEDDIB.

Natália Sousa Freitas Queiroz

Doutora em Gastroenterologia pela Universidade de São Paulo (USP). Coordenadora do Programa de Doenças Inflamatórias intestinais GastroDór Curitiba. Membro do Comitê Educacional do ECCO.

Paola Vasconcelos Soares Reis

Residência Médica em Gastroenterologia pelo Hospital das Clínicas da Faculdade de Medicina da Universidade de São Paulo (HCFMUSP). Médica da Divisão de Gastroenterologia & Hepatologia do HCFMUSP. Membro do Grupo de Doenças Intestinais da Divisão de Gastroenterologia & Hepatologia do HCFMUSP. Título de Especialista pela Federação Brasileira de Gastroenterologia (FBG). Membro Associado do Grupo de Estudos da Doença Inflamatória Intestinal do Brasil (GEDIIB).

Patrícia Gadelha Rattacaso

Membro Titular da Federação Brasileira de Gastroenterologia (FBG) e Sociedade Brasileira de Endoscopia e Endoscopia Digestiva. Médica Assistente do Setor de Endoscopia do Hospital Geral Dr. Cesar Cals e do Hospital de Urgência e Trauma Instituto Dr. José Frota. Coordenadora do Programa de Residência Médica de Endoscopia/MEC do Hospital Geral César Cals – Centros de Ensino e Treinamento (CET) da Sociedade Brasileira de Endoscopia Digestiva (SOBED).

Priscilla Luna

Graduação em Medicina pela Unichristus. Especialização em Saúde da Família pela Universidade Federal do Ceará (UFC). Residência Médica em Clínica Médica no Hospital Dr. Cesar Cals de Oliveira. Residência Médica em Gastroenterologia no Hospital Geral de Fortaleza (HGF). Residência Médica em Endoscopia Digestiva Alta no HGF. Título de Especialista em Gastroenterologia pela Federação Brasileira de Gastroenterologia (FBG) e em Hepatologia pela Sociedade Brasileira de Hepatologia (SBH). Mestrado em Transplantes pela Universidade Estadual do Ceará (Uece). Médica Assistente e Preceptora do Serviço de Gastroenterologia do HGF e do Serviço de Clínica Médica do Hospital Estadual Leonardo da Vinci. Professora do Curso de Medicina da UniChristus e da Uece.

Rafaelle Marques Cavalcante

Médica pela Universidade Federal da Paraíba (UFPB). Gastroenterologia pela Escola de Saúde Pública do Ceará (ESP-CE) – Hospital Geral de Fortaleza (HGF). Mestrado em Ensino na Saúde e Tecnologias Educacionais pelo Centro Universitário Christus.

Raquel Canzi Almada de Souza

Mestre e Doutora em Medicina Interna pela Universidade Federal do Paraná (UFPR). Coordenadora do Ambulatório de Pâncreas do Complexo do Hospital de Clínicas (CHC) da UFPR. Coordenadora da Disciplina de Gastroenterologia da UFPR. Chefe Médica da Unidade de Endoscopia do CHC da UFPR. Diretora Clínica do Centro de Videoendoscopia Avançada-Curitiba. Membro Titular da Federação Brasileira de Gastroenterologia (FBG).

Renata Leitão

Gastroenterologista pelo Hospital Geral de Fortaleza (HGF). Médica do Serviço de Transplante Hepático do HGF. Preceptora da Residência de Clínica Médica do Hospital Estadual Leonardo Da Vinci. Preceptora do Internato da Unichristus.

Roseane V. Bicalho F. Assis

Diretora Clínica, Gastroenterologista e Endoscopista do Instituto Avançado de Gastroenterologia e Endoscopia (IAGE – Vitória, ES). Vice-Presidente da SOBED-ES 2014-2015 e 2023-2024. Coordenadora do Comitê de Câncer Hereditário da Sociedade Interamericana de Endoscopia Digestiva (SIED) 2018-2021. Ex-Presidente da Sociedade de Gastroenterologia do ES (SOGES) 2017-2018. Sócia da Federação Brasileira de Gastroenterologia (FBG). Membro Titular da Sociedade Brasileira de Endoscopia Digestiva (SOBED).

Silvia Romero

Docente da Faculdade de Medicina da Universidade de Fortaleza (UNIFOR). Preceptora da Residência Médica em Gastroenterologia da Escola de Saúde Pública do Ceará (ESP-CE) – Hospital Geral de Fortaleza (HGF). Mestre em Ciências Médicas pela UNIFOR. Especialista em Gastroenterologia pela Federação Brasileira de Gastroenterologia (FBG).

Tarciana Vieira da Costa

Gastroenterologista pela Faculdade de Medicina de Ribeirão Preto da Universidade de São Paulo (FMRP-USP). Doutora em Clínica Médica pela FMRP-USP, na área de concentração em Motilidade Digestiva. Responsável pelo Laboratório de Motilidade Digestiva do Hospital Universitário Lauro Wanderley (UFPB). Professora do Curso de Medicina da Faculdade de Ciências Médicas/Afya.

Vera Lucia Ângelo Andrade

Residência em Clínica Médica/Patologia Clínica pelo Hospital Sarah Kubistchek Especialista pela Federação Brasileira de Gastroenterologia (FBG). Especialista em Doenças Funcionais e Manometria pelo Hospital Israelita Albert Einstein. Mestre e Doutora em Ciências com Concentração em Patologia pela Universidade Federal de Minas Gerais (UFMG). Professora Convidada do Curso de Pós-graduação em Doenças Funcionais e Manometria pelo Hospital Israelita Albert Einstein. Responsável Técnica da Clínica NUVEM Belo Horizonte/MG.

Dedicatória

A cada paciente que desafiou o senso comum
e me estimulou a buscar soluções.

Agradecimentos

A todas as colaboradoras, pelo empenho e paciência.

À Mônica, que dividiu o trabalho da edição e somou em parceria, ideias e motivação.

Aos meus filhos, Lara e Serginho, que compreenderam os momentos de foco exclusivo, e ao meu marido e maior apoiador, Sérgio, por seus conselhos e companheirismo.

Apresentação

Este livro surgiu de maneira modesta, motivado pela escassez e pela vontade. Escassez de informações específicas sobre a clientela feminina que ocupa nossos ambulatórios e consultórios, com todas as suas peculiaridades, e vontade de contribuir com algo inédito e de utilidade inegável para gastroenterologistas e demais colegas médicos, estudantes e profissionais de áreas afins que prestam serviços de saúde a esse público. O projeto inicial era simples: a criação de um manual de consulta rápida e objetiva sobre os principais temas relacionados. Contudo, ele foi crescendo a partir do momento em que a Dra. Mônica Henriques se juntou ao projeto e compartilhou do mesmo sonho. Contamos com o apoio e incentivo do presidente da FBG, Dr. Sérgio Pessoa, da Comissão FBG Mulher, além do interesse explícito da Editora Atheneu. Conseguimos reunir aqui um supertime de profissionais de várias áreas e de todas as partes do Brasil, com vasta experiência acadêmica e prática, dispostos a pesquisar e buscar respostas, por vezes, bastante desafiadoras.

O manual se tornou um livro, mas manteve-se prático e objetivo. Esta é uma obra escrita por mulheres, mas não destinada exclusivamente a elas. É direcionada a todos e todas que desejam oferecer um atendimento de excelência, atualizado e individualizado às pacientes com transtornos gastroenterológicos e suas interfaces.

Ticiana Rolim

Sumário

capítulo

1 Epidemiologia e impacto das doenças digestivas nas mulheres

Maria de Fátima Duques de Amorim

A Organização das Nações Unidas (ONU) lançou recentemente, em seu mais recente estudo populacional (State of World Population, 2023), um relatório indicando que 50% da população mundial é composta por mulheres e meninas. O Brasil, em um universo populacional de 203.080.756, conta com 104.548.325 mulheres, mais de 50%.[1] Esta publicação visa demonstrar algumas diferenças quanto às manifestações digestivas nas mulheres, bem como revisar suas possíveis causas e tentar estabelecer um perfil próprio sobre essa população. Espera-se que este livro contribua e auxilie não somente os profissionais da especialidade como os das correlatas e outras envolvidas no cuidado da saúde no adequado manejo das mulheres.

Embora homens e mulheres sofram influência hormonal, estudos sugerem que as mulheres têm maior sensibilidade à atuação de hormônios como testosterona, estrógeno, cortisol e adrenalina, e por esta razão têm maior prevalência de constipação, diarreia, além de perda ou ganho de peso durante o ciclo menstrual.

Devido a essas diferenças, as mulheres têm sintomas mais prevalentes ou mesmo únicos em doenças semelhantes nos dois gêneros ou mesmo diagnósticos únicos. Isso pode ocorrer por conta das modificações desde os receptores da língua até as que ocorrem em todo o restante do trato digestivo. Por exemplo, 35% das mulheres são consideradas *supertasters* ou superdegustadoras, uma vez que têm o paladar muito mais aguçado que os homens (15%), sentindo mais fortemente o sabor amargo e o doce. A diferença nessa habilidade confirmada em vários trabalhos levantou o questionamento se homens e mulheres tinham percepções iguais ou diferentes no que se referia aos sabores.[2]

A maioria dos distúrbios gastrointestinais funcionais, incluindo síndrome do intestino irritável (SII), distensão abdominal e gases (*bloating*), constipação, dor abdominal crônica e disfunção do assoalho pélvico, são mais prevalentes em mulheres que em homens. Em 2021, um estudo global da epidemiologia e do impacto dos distúrbios funcionais gastrointestinais a partir de questionários respondidos via internet e entrevistas presenciais de 73.076 indivíduos em 33 países demonstrou que 40% da população total pesquisada tinham pelo menos um distúrbio funcional e que, dentre as mulheres, 46,5% tinham algum distúrbio funcional gastrointestinal, enquanto os homens apresentavam 34,2%. O percentual de mulheres com dispepsia funcional também foi maior que o dos homens, tendo sido considerada uma importante limitação o fato de as entrevistas terem sido realizadas pela internet e não em consultórios médicos, ocasião em que se poderia encontrar alguma causa orgânica para os distúrbios referidos.

Existem diferentes fatores contributivos para o surgimento de distúrbios funcionais gastrointestinais: fatores biológicos, psicossociais e estresse. Alguns desses podem comprometer mais as mulheres, por exemplo a violência doméstica. Esta, além da sua dimensão legal e social, pode desencadear o desenvolvimento de distúrbios funcionais, particularmente os gastrointestinais.

Pesquisa em mulheres submetidas a violência doméstica e a diversos tipos de abuso reportados à polícia demonstrou que 71% da amostra estudada tinha algum tipo de sintoma relacionado ao desenvolvimento de distúrbio funcional gastrointestinal, sendo 67% dispepsia funcional, 47% síndrome do intestino irritável e 43% simultaneidade de condições. Em 2/3 dos casos, o início dos sintomas era coincidente com o início da situação abusiva ou logo depois do início desta. Como essas condições em sua maioria eram associadas ao grande estresse psicológico da vivência das participantes da pesquisa, os autores recomendaram associar precocemente o tratamento médico especializado.[3]

Fora desse contexto específico, em muitos estudos as mulheres lideraram as estatísticas no que se refere a distúrbios funcionais gastrointestinais. Avaliação em coorte comparando homens e mulheres, incluindo diversas condições gastrointestinais, demonstrou que havia mais sintomas gástricos em mulheres que em homens (26,4% *vs.* 15,2%); algum sintoma intestinal (27,6% *vs.* 14,6%); náuseas/vômitos (19,1% *vs.* 4,5%); constipação (15,8% *vs.* 6,5%).

Muitos autores levantam hipóteses sobre essas diferenças entre homens e mulheres, aventando-se ainda que flutuações nos hormônios ovarianos pudessem interferir nos sintomas gastrointestinais, sobretudo na síndrome do intestino irritável. Encontrou-se também associação entre sintomas gastrointestinais e transtornos psiquiátricos como ansiedade, sugerindo que aqueles não são exclusivamente desencadeados por fatores biológicos.[4]

Há estudos sobre ansiedade em que a prevalência desta condição é bem mais elevada nas mulheres que nos homens. As mulheres apresentam prevalência mais elevada de ansiedade que pode variar de 11,6% a 55,3% enquanto os homens demonstram percentual de prevalência de ansiedade de 6,3% a 32,9%. Esta diferença significativa poderia – sobretudo se associada a outros fatores – justificar a maior prevalência de sintomas gastrointestinais nas mulheres. No Brasil, estudo sobre sintomas gastrointestinais e seu impacto na qualidade de vida das mulheres brasileiras demonstrou frequentes constipação intestinal, diarreia, distensão e dor abdominal. São muitas questões, incluindo as hormonais, que as tornam mais afetadas por essas condições, particularmente a constipação intestinal. Nessa pesquisa de abrangência nacional foi bem demonstrado que esses sintomas interferiam negativamente na qualidade de vida da população estudada e eram relacionados a múltiplos fatores, estando presentes no dia a dia de dois terços das mulheres, sem distinção de classe social e em todas as regiões do país, confirmando seu importante impacto na saúde feminina.[5]

A doença do refluxo gastroesofágico (DRGE) tem diferenças e similaridades entre homens e mulheres. Estudos pareados entre ambos revelam sintomas bem mais intensos de pirose, regurgitação, eructações e sintomas noturnos nas mulheres. Estas também apresentam maior referência a outras manifestações digestivas, como dor abdominal, diarreia e constipação. A severidade desses sintomas no trato digestivo superior parece contribuir para que exames endoscópicos sejam realizados mais precocemente nas mulheres, propiciando o diagnóstico e manejo mais adequado da DRGE. Contudo, as mulheres desenvolvem esôfago de Barrett menos frequentemente, quando comparadas aos homens.[6]

É referido que ocorre DRGE em mais de 80% das gestações, provavelmente causada pela redução da pressão no esfíncter esofágico inferior (EIE) devido a um aumento no estrogênio e na progesterona durante esse período. Mudanças hormonais podem ainda diminuir a motilidade gástrica, resultando em esvaziamento gástrico prolongado e aumentando o risco de DRGE, que na gestação pode evoluir com sintomas mais severos e cujo tratamento resultará em melhor qualidade de vida. Doenças crônicas gastrointestinais, como DRGE ou SII, podem tornar-se um dilema na gestação, devido a segurança das drogas disponíveis.

Revisão sistemática e metanálise sobre prevalência global de constipação com 275.260 participantes e com base nos critérios de Roma I, II, III e IV encontrou 10,1% de prevalência global conforme os critérios de Roma IV e prevalências mais elevadas nas mulheres nos estudos segundo os critérios de Roma I, II e III. Nesse estudo, não houve relato de pesquisa de prevalência por sexo quando utilizados os critérios de Roma IV.[7]

A constipação funcional durante a gestação é uma das ocorrências mais comuns. Taxas de prevalência atingem 24%, 26% e 16% no primeiro, segundo e terceiro semestre, respectivamente. Considerando que a microbiota é essencial nas funções gastrointestinais e é responsável por manter a homeostase do sistema imunológico, sugere-se que ela pode ser a chave da prevenção e do tratamento da constipação intestinal na gestação, embora haja aspectos ainda pouco claros sobre esta questão.[8]

As doenças inflamatórias intestinais (DII) mostram diferenças entre os gêneros feminino e masculino, assim como outras doenças imunomediadas. Há diferenças em sua apresentação, atividade e progressão. As mulheres que têm predisposição para DII também têm para doenças relacionadas ao cromossomo X, como por exemplo a síndrome de Turner. O diagnóstico tardio da DII, que ocorre sobretudo em populações sem acesso a serviços de saúde mais especializados, pode retardar o início do tratamento e propiciar uma pior evolução, tanto em homens quanto em mulheres.

As razões para essas diferenças entre os gêneros também na epidemiologia das DII permanecem pouco claras, embora a predisposição genética e as diversas exposições ambientais, dentre outros fatores, sejam possíveis explicações. O hábito de fumar interfere nas DIIs e tem correlações complexas. Atualmente, sabe-se que o número de mulheres que fumam, especialmente as mais jovens, tem aumentado constantemente. Na doença de Crohn, os efeitos deletérios do hábito de fumar são vistos em mulheres, mas não em homens. Há um elevado percentual de mulheres fumantes com colite ulcerativa. O benefício de parar de fumar nas mulheres com DII, portanto, dá suporte a programas específicos de intervenção e apoio no processo de eliminação desse hábito, além de outras razões.[9]

A presença de atividade da DII pode afetar negativamente a gestação, sendo a conduta ideal a remissão da doença, nem sempre alcançada, pois podem ocorrer episódios de descompensação clínica, além de efeitos colaterais pelo uso dos medicamentos. Flutuações hormonais influenciam os sintomas gastrointestinais e a percepção da dor, levando as mulheres com DII a relatarem uma pior qualidade de vida, estresse psicológico acentuado e redução da atividade sexual, quando comparadas aos homens. Tendência familiar para o desenvolvimento de DII em mulheres pode atingir 61%, além da transmissão de mulheres para mulheres (36%) ser maior que a de mulheres para homens (18%), o que denota a necessidade de aprofundar o estudo e a abordagem dessas patologias em mulheres.

Quanto à litíase biliar, embora haja diferentes fatores de risco a depender da região estudada, sua prevalência é globalmente maior na mulher que no homem. Muitos países apresentam a mesma tendência estatística encontrada na China, onde a prevalência maior dessa patologia é nas mulheres. Embora não tão frequente, o câncer de vesícula também é mais comum na mulher e é associado a vários fatores, incluindo etnia, obesidade, colelitíase, idade avançada, inflamações crônicas na vesícula, anomalias biliares congênitas e ocorrência de pólipos malignos.

Diversos estudos epidemiológicos já demonstraram incidência mais elevada nas mulheres que nos homens tanto de doença litiásica quanto de câncer de vesícula. Entretanto, as investigações que apontavam para a elevada expressão de receptores dos hormônios estrógeno e progesterona na vesícula ainda são controversas, embora dentre as americanas menopausadas encontre-se forte associação do uso de terapia hormonal e cálculos biliares assintomáticos.[10]

Mesmo em crianças, em quem a litíase biliar é rara, o gênero feminino aparece como um risco de doença biliar sintomática, como demonstrado em estudo nos EUA com 404 pacientes entre 6 e 18 anos, em que 73% eram meninas. No Brasil, estudo populacional abrangendo 2.899.712 pacientes registrados no DATASUS de janeiro de 2008 a dezembro de 2019 mostrou 22,7% de homens e 77,3% de mulheres com colecistite/colecistectomia, termos utilizados na busca naquela base de dados.[11]

A pancreatite aguda (PA) é uma patologia frequente e cerca de 30 a 70% dos casos é de origem biliar, embora tenha outros importantes fatores de risco. Essa inflamação afeta milhões de indivíduos no mundo inteiro e pode ter uma evolução grave, ameaçando a vida dos acometidos. Os casos de PA estão se tornando mais comuns em todo o mundo, com uma estimativa de 34 casos por 100.000 pessoas por ano. Cálculos biliares, obesidade, consumo de álcool e alguns medicamentos podem desencadear a doença.[12]

A PA abriga discrepâncias em suas taxas de morbimortalidade, sobretudo em relação ao gênero e a diferenças regionais, bem como no que se refere ao acesso a serviços de saúde que possibilitem um adequado tratamento. Embora a pancreatite biliar atinja um pouco mais as mulheres, os homens têm desfechos evolutivos piores.[13]

Durante a gestação, a PA é rara e pode ocorrer em qualquer estágio; entretanto, sua incidência aumenta à medida que o parto se aproxima, chegando a 60% no terceiro trimestre, 56% são de origem biliar (litiásica), 16% relacionados ao álcool, 4% pós-colangiopancreatografia endoscópica retrógrada (CPRE) e 4% associados a causas hereditárias. A secreção de progesterona retarda o esvaziamento gástrico, propiciando a estase do líquido biliar e levando à formação de cálculos biliares.[14]

A pancreatite crônica (PC) era historicamente considerada uma doença de homens etilistas. Esse perfil foi sendo modificado e atualmente considera-se que sua etiologia seja bem mais complexa. Estudo mostrou 521 casos, dos quais 45% eram mulheres. Estas apresentavam menores taxas de etilismo, havendo, portanto, maior probabilidade da PC ser de etiologia não alcóolica.[15]

Em grupos com idade média de 60 anos, os homens têm maior probabilidade que as mulheres de apresentar adenomas ou pólipos serrilhados detectados em colonoscopia, sendo a incidência de morte 8,5 vezes maior neles.[16] Idade, sexo masculino, índice de massa corporal (IMC) elevado e tabagismo têm correlação positiva com o surgimento de adenomas.

Estudos vêm demonstrando o aumento de taxas de detecção de adenomas nas mulheres com doença hepática gordurosa associada a disfunção metabólica (*metabolic-dysfunction-associated fatty liver disease* – MAFLD). Nas mulheres, MAFLD parece representar um fator de risco independente na detecção aumentada de adenomas avançados, o que não ocorre com os homens.[17]

No Brasil, segundo o Instituto Nacional de Câncer (INCA), a incidência estimada de novos casos de câncer colorretal em mulheres para 2020 foi de 20.470, representando 9,2% dos vários tipos de câncer feminino, ficando em segundo lugar, atrás apenas do câncer de mama. Em 2019, a mortalidade por câncer colo retal foi de 9.885 mulheres, com diferenças regionais na evolução e no desfecho, menor que a estimativa do ano seguinte, demonstrando o crescimento a ocorrer nesses óbitos.[18]

Esses números em crescimento no Brasil, diferentemente de inúmeros países desenvolvidos onde a incidência diminuiu, demonstram a necessidade imperiosa de rastreamento também desse tipo de câncer em mulheres, além da redução das desigualdades e iniquidades tanto pessoais quanto regionais que dificultam o acesso ao diagnóstico e tratamento.

O fígado e o sistema biliar também revelam algumas importantes diferenças de gênero. A doença hepática gordurosa associada à disfunção metabólica tem uma prevalência global de 25%. Em 2020, especialistas de vários países propuseram nova nomenclatura: o nome anterior, doença hepática gordurosa não alcoólica, deu lugar a MAFLD, o que tornou mais compreensível sua fisiopatologia, sua associação a outros fatores (diabetes *mellitus*, hipertensão arterial, dislipidemia, obesidade, obesidade central, e síndrome metabólica), direcionou a novos caminhos investigativos, além de estabelecer critérios positivos para o diagnóstico, propiciando melhor avaliação de risco. A versão simplificada em português pode ser "doença hepática esteatótica metabólica" (DHEM).[19]

As mulheres têm menor risco de desenvolver MAFLD, no entanto, uma vez que esta esteja instalada, elas têm maior risco que os homens de progredir para doença hepática crônica e fibrose avançada, pois a diminuição ou perda do estrogênio leva a uma aceleração da doença hepática, sobretudo após os 50 anos, quando passa a ocorrer predominância na distribuição visceral do tecido adiposo.[20]

O consumo de álcool, por sua vez, aumentou entre as mulheres ao longo do tempo, num padrão não necessariamente abusivo, mas trazendo-lhes consequências diversas, inclusive problemas gastrointestinais agudos e crônicos, sobretudo doença hepática, pancreatite e câncer gastrointestinal. Há ainda outras condições relacionadas a esse consumo, como diarreia, disabsorção de nutrientes e deficiências nutricionais. No Brasil, 17% das mulheres adultas afirmaram ter bebido uma vez ou mais por semana em 2019. O índice é de 4,1 pontos percentuais a mais do que era em 2013 (12,9%), dados que demonstram a importância desse hábito e suas consequências, tanto em homens como particularmente em mulheres.[21]

Doenças hepáticas autoimunes (DHAI) incluem hepatite autoimune (HAI), colangite biliar primária (CBP) e colangite esclerosante primária (CEP) e são doenças com repercussões clínicas importantes, sobretudo nas mulheres.

As DHAI são doenças inflamatórias do fígado de etiologia complexa e ainda desconhecida, envolvendo uma resposta imune anormal que, além de induzir inflamação, torna-a persistente. Podem, portanto, progredir para a cirrose hepática e insuficiência hepática terminal, sendo necessários diagnóstico e tratamento precoces. Ainda não há explicações definitivas sobre os mecanismos subjacentes que justifiquem sua maior prevalência em mulheres, cuja incidência e prevalência vão aumentando com o decorrer da idade.

Hepatite autoimune ocorre em populações europeias, americanas e asiáticas e em todas elas incidência e prevalência mais elevadas são observadas em mulheres, sendo ainda maior nas mais idosas. Autoanticorpos específicos, hepatite de interface e necrose periportal são o selo diagnóstico que indica o tratamento com corticosteroides e outras drogas imunomoduladoras, possibilitando induzir a remissão da inflamação hepática, eventualmente revertendo a fibrose estabelecida e prevenindo a progressão para a cirrose hepática.[22]

Revisões sistemáticas e metanálises têm demonstrado que a HAI tem incidência e prevalência mais elevadas entre as mulheres que nos homens, e maior prevalência em populações europeias e americanas que nas asiáticas.[23] Já a maioria dos casos da colangite esclerosante primária (CEP), uma doença colestática rara e de etiologia desconhecida, ocorre no sexo masculino, e associa-se a DII, particularmente retocolite ulcerativa (RCU), sendo menos frequente nas mulheres.

Colangite biliar primária (CBP), antes denominada cirrose biliar primária, é também uma doença hepática crônica de natureza presumível autoimune, que leva à colestase crônica progressiva e destruição de ductos biliares intra-hepáticos, evoluindo para insuficiência hepática terminal, esta ocorrendo em estágios avançados da doença. A mudança de nomenclatura deveu-se ao fato de o nome anterior não identificar os indivíduos em estágios precoces da doença. O principal indicador de CBP é a presença de autoanticorpos antimitocondriais (AMAs), que são encontrados em 90% a 95% dos casos.

O objetivo do tratamento é reduzir os sintomas como fadiga e prurido, retardar a progressão da doença e prevenir complicações, como a cirrose. Em pacientes que desenvolvem essa complicação, o rastreamento de carcinoma hepatocelular (CHC) é imperativo, sendo os níveis elevados de bilirrubinas a confirmação de que a doença progrediu. Nesses casos, o transplante hepático deve ser considerado. CBP é mais frequentemente uma doença da mulher, cuja prevalência estimada é de 1:1.000 mulheres após os 40 anos, ocorrendo entre a quarta e sexta décadas de vida.[24]

Em relação à cirrose, que pode ser a evolução comum de várias condições hepáticas, as mulheres, quando comparadas aos homens, apresentam menor incidência de complicações e taxas mais baixas de CHC; têm sobrevida maior principalmente devido a taxas mais baixas de causas de morte não relacionadas com a cirrose; não apresentam taxas diferentes de morte por causa hepática e apresentam menor probabilidade de submeterem-se ao transplante hepático.[25]

Enfim, conhecer bem as diferenças específicas têm enorme relevância, pois pode ser a bússola que norteia o manejo adequado de todas essas questões concernentes às mulheres.

Referências bibliográficas

1. IBGE. População, censo IBGE 2022 atualizado em 22/12/2023. Disponível em: https://www.ibge.gov.br. Acesso em: 09 mar. 2024.
2. Spence C. Do men and women really live in different taste worlds? Food Quality and Preference. 2019;73:38-45.
3. Perona M, Benasayag R, Perelló A, et al. Prevalence of functional gastrointestinal disorders in women who report domestic violence to the police. Clin Gastroenterol Hepatol. 2005;3(5):436-41.
4. Avramidou M, Angst F, Angst J, et al. Epidemiology of gastrointestinal symptoms in young and middle-aged Swiss adults: prevalences and comorbidities in a longitudinal population cohort over 28 years. BMC Gastroenterol. 2018;18(1):21.
5. Del'arco APWT, Magalhães P, Quilici FA. SIM Brasil Study – Women's gastrointestinal health: gastrointestinal symptoms and impact on the Brazilian women quality of life. Arq Gastroenterol. 2017;54(2):115-22.
6. Lin M, Gerson LB, Lascar R, et al. Features of Gastroesophageal Geflux disease in women. Am J Gastroenterol. 2004; 99(8):1442-7.
7. Barberio B, Judge C, Savarino EV, et al. Global prevalence of functional constipation according to the Rome criteria: a systematic review and meta-analysis. Lancet Gastroenterol Hepatol. 2021;6(8):638-48.
8. Pan R, Chen Y, Lin G, et al. Imbalances in the gut microbiota and metabolome are associated with functional constipation in pregnancy. Food Bioscience. 2024;59:103852.
9. Greuter T, Manser C, Pittet V, et al. Gender Differences in Inflammatory Bowel Disease. Digestion. 2020;101 Suppl 1:98-104.
10. Jackson SS, Graubard BI, Gabbi C, et al. Association with menopausal hormone therapy and asymptomatic gallstones in US women in the third National Health and Nutrition Examination Study. Sci Rep. 2024;14(1):191.
11. Nascimento JHF, Tomaz SC, Souza-Filho BM, et al. A population study on Gender and Ethnicity Differences in Gallbladder Disease in Brazil. Arq Bras Cir Dig. 2022;35:e1652.
12. Chaves JC, Ramos ACS, Pereira PHA, et al. Pancreatite aguda, aspectos epidemiológicos e perspectivas recentes de manejo terapêutico. BJHR. 2023;6(5):23678-85.
13. Khan M, Ravilla J, Heis F, et al. S115 Addressing the Alarming Disparities: Gender and Regional Variations in Mortality Outcomes of Pancreatitis. The American Journal of Gastroenterology. 2023;118(10S):S91-S92.
14. Bougard M, Barbier L, Godart B, et al. Management of biliary acute pancreatitis. J Visc Surg. 2019;156(2):113-25.

15. Romagnuolo J, Talluri J, Kennard E, et al. Clinical Profile, Etiology, and Treatment of Chronic Pancreatitis in North American Women: Analysis of a Large Multicenter Cohort. Pancreas. 2016;45(7):934-40.
16. Waldmann E, Jiricka L, Zessner-Spitzenberg J, et al. Differences between men and women with respect to colorectal cancer mortality despite screening colonoscopy. Gastrointest Endosc. 2024 Jan 4:S0016-5107(24)00002-6.
17. Gong Y, Kang J, Wang X, et al. Increased detection rates of advanced colorectal adenoma in women with metabolic dysfunction-associated fatty liver disease. Heliyon. 2023;9(11):e22391.
18. Dobiesz BA, Oliveira RR, Souza MP, et al. Colorectal cancer mortality in women: trend analysis in Brazil and its regions and states. Rev Bras Enferm. 2022;75(2):e20210751.
19. Moreira RO, Valerio CM. Villela-Nogueira CA, et al. Brazilian evidence-based guideline for screening, diagnosis, treatment, and follow-up of metabolic dysfunction-associated steatotic liver disease (MASLD) in adult individuals with overweight or obesity: A joint position statement from the Brazilian Society of Endocrinology and Metabolism (SBEM), Brazilian Society of Hepatology (SBH), and Brazilian Association for the Study of Obesity and Metabolic Syndrome (ABESO). Arch Endocrinol Metab. 2023;67(6):e230123.
20. Lee H, Lee YH, Kim SU, et al. Metabolic Dysfunction-Associated Fatty Liver Disease and Incident Cardiovascular Disease Risk: A Nationwide Cohort Study. Clin Gastroenterol Hepatol. 2021;19(10):2138-2147.e10.
21. IBGE, Pesquisa Nacional de Saúde, 2020. Disponível em: https://agenciadenoticias.ibge.gov.br/agencia-noticias/2012-agencia-de-noticias/noticias/29472-impulsionado-pelas-mulheres-consumo-de-alcool-cresce-entre-brasileiros-em-2019 (23 mar. 2023).
22. Muratori L, Lohse AW, Lenzi M. Diagnosis and management of autoimmune hepatitis. BMJ. 20236;380:e070201.
23. Hahn JW, Yang HR, Moon JS, et al. Global incidence and prevalence of autoimmune hepatitis, 1970-2022: a systematic review and meta-analysis. EClinicalMedicine. 2023;65:102280.
24. Marschall HU, Henriksson I, Lindberg S, et al. Incidence, prevalence, and outcome of primary biliary cholangitis in a nationwide Swedish population-based cohort. Sci Rep. 2019;9(1):11525.
25. Mazumder NR, Celaj S, Atiemo K, et al. Liver-related mortality is similar among men and women with cirrhosis. J Hepatol. 2020;73(5):1072-81.

capítulo

2 Exames radiológicos e endoscópicos durante a gestação

Mônica Souza de Miranda Henriques
Patrícia Gadelha Rattacaso

2.1 Exames radiológicos durante a gestação

Introdução

Os exames radiológicos são ferramentas indispensáveis para o diagnóstico e acompanhamento de várias patologias tanto agudas quanto crônicas, e são indicados a gestantes para causas diversas. Diferentes modalidades de exames de imagem, incluindo radiografias, fluoroscopia, tomografia computadorizada, entre outros, têm efeitos diversos nos tecidos humanos e por isso apresentam distintos riscos para o feto.[1]

O princípio dessas modalidades de exames consiste em oferecer a melhor definição de imagem com a menor dose possível de radiação, uma vez que os efeitos são linearmente cumulativos. Entretanto, mesmo que o feto seja excluído do campo direto, ainda assim é passível de receber a radiação que se dispersa do acelerador e do colimador, portanto métodos de barreira de chumbo são utilizados para reduzir a exposição.[2]

O efeito da radiação durante a gravidez depende da dose e da idade gestacional do embrião ou feto. A dose máxima de radiação de 100 mSv é o limite de exposição a mulheres grávidas. O feto, por sua vez, está mais suscetível durante o período embrionário da organogênese (2 a 7 semanas de idade gestacional) e no primeiro trimestre, sendo mais resistente durante o segundo e o terceiro trimestre. Nesse período, a dose entre 0,05 e 0,5 Gy é geralmente considerada segura para o feto, enquanto é considerada potencialmente prejudicial no primeiro trimestre. Uma dose elevada de radiação (superior a 0,5 Gy ou 50 rad) é capaz de provocar efeitos adversos, como aborto espontâneo, redução do crescimento, redução do quociente de inteligência (QI) e retardo mental grave, de modo que médicos assistentes e radiologistas são orientados a sempre informar as pacientes grávidas sobre esses riscos, independentemente da idade gestacional.[3,4]

Exames que não exigem verificação do estado de gravidez são, em geral, aqueles que não expõem diretamente a pelve ou o útero gravídico ao feixe de raios X (radiografia de tórax, de extremidades, exames diagnósticos da cabeça ou pescoço, mamografia, qualquer tomografia computadorizada fora do abdome ou da pelve). Por outro lado, exames envolvendo procedimentos fluoroscópicos intervencionistas do abdome ou da pelve, angiografia diagnóstica do abdome ou pelve, histerossalpingografia, tomografias do abdome ou pelve e estudos diagnósticos de medicina nuclear implicam na verificação do estado de gravidez.[2,4]

Todos os profissionais de saúde, incluindo gastroenterologistas e endoscopistas, que atendem às mulheres em idade fértil, grávidas e lactantes, necessitam deter os conhecimentos básicos acerca dos riscos da exposição à radiação e aos agentes de contraste. É indicado o aconselhamento com radiologista para que ele possa sugerir modificações e adaptações técnicas, de modo a diminuir a dose total de radiação. A seguir, será apresentado um resumo das informações sobre os principais estudos radiológicos e suas implicações na gravidez.

Radiografia (exames de raios X)

Os efeitos da radiação sobre o feto são uma preocupação compreensível das gestantes que necessitam realizar exames de raios X. O potencial lesivo aos fetos é baixo e o eventual risco de exposição à radiação precisa ser ponderado em relação ao risco de agravamento ou progressão da doença materna. Ficou comprovado que a quantidade de radiação ionizante recebida em um único exame diagnóstico é pequena, sendo improvável que represente riscos para o feto em desenvolvimento. Entretanto, em caso de suspeita ou confirmação da gravidez, medidas para mitigar os riscos são recomendadas, como informar ao médico se realizou algum exame radiológico no abdome ou tronco recentemente, pois, nessa situação, a exposição a um novo procedimento torna-se desnecessária. Uso do avental de chumbo é indicado inclusive para mulheres não grávidas para proteção dos órgãos reprodutores. Além disso, crachás de filme ou dosímetros são indicados para monitorização da exposição à radiação em postos de trabalho próximos aos locais onde os exames são realizados. Caso seja necessário submeter uma mulher grávida a algum exame radiológico ou tratamento radioterápico, considerar uma consulta com um médico especialista para o correto planejamento e adaptação do protocolo que possibilite a redução da dose ionizante utilizada. Dúvidas acerca da segurança para as gestantes e os bebês resultam em contraindicações indevidas dos exames ou suspensão inadvertida da amamentação.[2,5]

Ultrassonografia

A configuração dos aparelhos ultrassonográficos depende do tipo, do uso e da indicação dos exames solicitados. Aqueles destinados à aplicação em obstetrícia não estão associados a elevações da temperatura nos tecidos, mesmo utilizando-se o modo doppler, quando comparados aos aparelhos utilizados para outras condições. A ultrassonografia é indicada com critérios obstétricos no período gestacional e que, quando utilizada com a configuração adequada, não representa riscos para o feto.[6,7]

Tomografia computadorizada

Desempenha um importante papel no diagnóstico de patologias na gravidez. Trata-se de um recurso utilizado mediante discussão ponderada acerca dos possíveis riscos e, sobretudo, do uso do contraste; este a ser aplicado apenas em casos absolutamente necessários e para obtenção de informações adicionais que afetarão os cuidados do feto ou da mulher. Quando possível, cogitar a indicação da ressonância magnética em substituição à tomografia computadorizada. Quantidades mínimas do contraste iodado são excretadas no leite materno, de modo que a amamentação não necessita ser descontinuada.[8,9]

Ressonância nuclear magnética

A ressonância nuclear magnética (RNM) tem vantagens sobre a ultrassonografia e a tomografia computadorizada na obtenção de imagens dos tecidos moles, pois não utiliza radiação ionizante, não havendo contraindicações específicas, sendo segura para todos os trimestres da gestação, não existindo evidências de lesões para o feto, como aquecimento dos tecidos e danos acústicos. A RNM apresenta 95% de sensibilidade e 85% de especificidade na avaliação de quadros de dor abdominal não traumática.

Quanto à teratogênese, há escassez de estudos em humanos; entretanto as pesquisas em animais não demonstram risco. O Colégio Americano de Radiologia conclui que nenhuma recomendação especial deva ser feita para o primeiro trimestre de gravidez em detrimento aos outros períodos gestacionais. Já no tocante a utilização de meio de contraste, o uso do gadolínio limita-se a situações em que os benefícios superem claramente os possíveis riscos. Com relação ao ácido gadoxético, utilizado na ressonância magnética para avaliar pacientes com doença hepática crônica e lesões focais, não há evidências disponíveis sobre a segurança do seu uso durante a gravidez e recomenda-se cautela na aplicação.[8,10,11]

Exames de medicina nuclear

Exames de medicina nuclear têm sua indicação para estudos cerebrais, ósseos, renais, pulmonares e cardiovasculares. A exposição fetal durante tais estudos depende das propriedades físico-químicas do radioisótopo. O tecnécio 99m tem uma meia-vida de 6 horas, sendo um emissor de raios-gama puros, o que minimiza a dose de radiação sem comprometer a qualidade das imagens. A dose de 5 mGy é considerada segura na gravidez, sendo comumente a utilizada nos exames de medicina nuclear, garantindo uma exposição embrionária ou fetal inferior à lesiva.[9,12]

Entretanto, nem todos os radioisótopos são empregados com segurança durante a gravidez. O iodo radioativo (iodo 131) atravessa facilmente a barreira placentária, tem meia-vida de 8 dias e possui potencial de afetar adversamente a tireoide fetal, especialmente se usado após 10-12 semanas de gestação. Seja para fins diagnósticos ou terapêuticos, o iodo 131 não deve ser utilizado em gestantes. Se um exame diagnóstico da tireoide for essencial, o tecnécio 99m é o isótopo de escolha.[12,13]

Os compostos radionuclídeos são excretados no leite materno em concentrações distintas e por períodos variados. Além disso, suas taxas de excreção são sujeitas a variações individuais. Dado que alguns materiais nucleares específicos excretados no leite materno têm potenciais efeitos deletérios, recomenda-se a consulta com especialistas quando estes compostos forem utilizados em lactantes.[1]

Conclusão

Exames radiológicos são métodos diagnósticos complementares que fornecem informações imprescindíveis no acompanhamento de inúmeras condições médicas, entretanto o uso desses métodos no período gravídico gera dúvidas quanto à segurança para mães e fetos, prevalecendo a relação risco × benefício. Exames como ultrassonografia e ressonância magnética são preferíveis em gestantes. Entretanto, recomenda-se o emprego com limitações do contraste gadolínio (ácido gadolérico) a gestantes submetidas a exames de ressonância magnética, desde que esteja associado a um ganho diagnóstico significativo. A amamentação, no entanto, não precisa ser interrompida após a administração desse meio de contraste. Por outro lado, o uso do iodo radioativo (iodo 131) está contraindicado no período gestacional. Exames, como radiografia, tomografia computadorizada e medicina nuclear, envolvem radiação ionizante em doses inferiores às capazes de ocasionar danos fetais, e estão indicados apenas quando estritamente necessários e se forem indispensáveis para o diagnóstico.

Referências bibliográficas

1. Albakri AA, Alzahrani MM, Alghamdi SH. Medical Imaging in Pregnancy: Safety, Appropriate Utilization, and Alternative Modalities for Imaging Pregnant Patients. Cureus. 2024 Feb 17;16(2):e54346.
2. Mainprize JG, Yaffe MJ, Chawla T, Glanc P. Effects of ionizing radiation exposure during pregnancy. Abdom Radiol (NY). 2023 May;48(5):1564-78.
3. Yoon I, Slesinger TL. Radiation Exposure in Pregnancy. 2023 May 1. In: StatPearls [Internet]. Treasure Island (FL): StatPearls Publishing; 2024 Jan–. PMID: 31869154.
4. Mattsson S, Leide-Svegborn S, Andersson M. X-Ray and Molecular Imaging During Pregnancy and Breastfeeding-When Should We Be Worried? Radiat Prot Dosimetry. 2021 Oct 12;195(3-4):339-48.
5. Tomà P, Bartoloni A, Salerno S, et al. Protecting sensitive patient groups from imaging using ionizing radiation: effects during pregnancy, in fetal life and childhood. Radiol Med. 2019 Aug;124(8):736-44.
6. American College of Obstetricians and Gynecologists. ACOG Practice Bulletin No. 101: Ultrasonography in pregnancy. Obstet Gynecol. 2009 Feb;113(2 Pt 1):451-61.
7. Bhide A, Acharya G, Baschat A, et al. ISUOG Practice Guidelines (updated): use of Doppler velocimetry in obstetrics. Ultrasound Obstet Gynecol. 2021 Aug;58(2):331-9.
8. Perelli F, Turrini I, Giorgi MG, et al. Contrast Agents during Pregnancy: Pros and Cons When Really Needed. Int J Environ Res Public Health. 2022 Dec 12;19(24):16699.
9. Committee Opinion No. 723: Guidelines for Diagnostic Imaging During Pregnancy and Lactation. Obstet Gynecol. 2017 Oct;130(4):e210-e216.
10. ACR Committee on MR Safety; Greenberg TD, Hoff MN, Gilk TB, Jackson EF, Kanal E, McKinney AM, et al. ACR guidance document on MR safe practices: Updates and critical information 2019. J Magn Reson Imaging. 2020 Feb;51(2):331-8.
11. Flanagan E, Bell S. Abdominal Imaging in pregnancy (maternal and foetal risks). Best Pract Res Clin Gastroenterol. 2020 Feb-Apr;44-45:101664.
12. Committee Opinion Nº 723: Guidelines for Diagnostic Imaging During Pregnancy and Lactation. Obstet Gynecol. 2017 Oct;130(4):e210-e216.
13. McEvoy-May JH, Bihari S, Hooker AM, Dixon DL. A retrospective audit of cumulative ionising radiation levels in hospitalised pregnant patients. Aust N Z J Obstet Gynaecol. 2021 Oct;61(5):700-7.

2.2 Exames endoscópicos durante a gestação

Introdução

Exames endoscópicos na gravidez não são isentos de riscos;[1] portanto é necessário que haja indicação médica precisa. Nos casos em que se fazem realmente necessários, há uma série de cuidados específicos para garantir a segurança da gestante e do feto. A segurança e eficácia dos procedimentos endoscópicos na gravidez vêm sendo abordadas na literatura, mas ainda há limitações nas informações disponíveis. Os principais riscos incluem danos potenciais ao feto devido à hipóxia, ao trabalho de parto prematuro, ao trauma e à teratogênese. O feto é sensível à hipóxia e hipotensão materna, que podem ser ocasionadas pela sedação anestésica excessiva na gestante, além disso é exposto às drogas potencialmente teratogênicas no primeiro trimestre de gestação, à radiação ionizante e ao risco de parto prematuro. O posicionamento materno em decúbito dorsal pode levar à compressão da veia cava inferior pelo útero gravídico, o que pode resultar em diminuição do fluxo sanguíneo uterino placentário e consequente hipóxia fetal. Devido aos fatores descritos, a Sociedade Americana de Endoscopia Gastrointestinal (ASGE) emitiu diretrizes para nortear a realização de exames endoscópicos em gestantes[1] (Tabela 2.2.1). Na necessidade de intervenção terapêutica, a endoscopia oferece uma alternativa relativamente segura no

Tabela 2.2.1. Princípios gerais para endoscopia na gravidez

▪ Todo procedimento endoscópico requer consulta prévia com obstetra, independentemente da idade gestacional fetal
▪ É preciso sempre haver indicação forte e precisa, principalmente em gestantes de alto risco
▪ Adiar quando possível o procedimento endoscópico para o segundo trimestre da gestação
▪ Utilizar a menor dose eficaz de medicamentos sedativos (medicamentos da categoria A e B, preferencialmente)
▪ Minimizar o tempo do procedimento
▪ Posicionar a gestante em inclinação pélvica esquerda ou decúbito lateral esquerdo, para evitar compressão da veia cava ou aorta
▪ Detectar o batimento cardíaco fetal antes da sedação e após o procedimento endoscópico
▪ Apoio obstétrico deve ser disponível sempre que ocorrerem complicações relacionadas à gravidez
▪ A endoscopia é contraindicada em caso de deslocamento prematuro de placenta, parto iminente, rotura de membranas e eclâmpsia

Fonte: Adaptada da American Society for Gastrointestinal Endoscopy (ASGE).[1]

Tabela 2.2.2. Indicações para endoscopia na gravidez

▪ Sangramento gastrointestinal significativo ou contínuo
▪ Náuseas e/ou vômitos graves ou refratários ou dor abdominal
▪ Disfagia ou odinofagia
▪ Forte suspeita de massa em cólon
▪ Diarreia grave com avaliação negativa
▪ Pancreatite biliar, coledocolitíase sintomática ou colangite
▪ Lesão do ducto biliar ou pancreático

Fonte: Adaptada da American Society for Gastrointestinal Endoscopy (ASGE).[1]

lugar de intervenções radiológicas ou cirúrgicas. As principais indicações também foram descritas na diretriz (Tabela 2.2.2). O consentimento informado deve ser obtido da paciente antes de cada procedimento, após discussão sobre riscos e benefícios.

Segurança de medicamentos utilizados em endoscopia durante a gestação

A sedação em qualquer nível em gestantes deve ser realizada com cautela[1] devido ao risco aumentado de broncoaspiração, hipóxia ou vias áreas difíceis devido às alterações fisiológicas próprias da gravidez, como edema dos tecidos da orofaringe, diminuição do calibre da abertura da glote, alterações cardiopulmonares e da motilidade do trato gastrointestinal. Para a maioria dos procedimentos endoscópicos, o nível de sedação deve ser leve (ansiólise) a moderado, com o uso da menor dose eficaz. A sedação profunda deve ser usada para procedimentos terapêuticos, longos e complexos, e administrada por anestesiologista.[2]

A Food and Drug Administration (FDA) dos Estados Unidos define cinco categorias diferentes de medicamentos em termos de segurança para mulheres grávidas.[3] Os medicamentos utilizados em endoscopia incluem: meperidina (categoria B), fentanil (categoria C), midazolam (categoria D), lidocaína (categoria B), propofol (categoria B) e ketamina (categoria B). Não existem medicamentos da categoria A para esta finalidade. O analgésico opiáceo meperidina é considerado categoria B quando usado na dose de 50-75 mg, porém é considerado categoria D quando utilizado em uso prolongado e em altas doses, pois pode levar à depressão respiratória materna e convulsões nesses casos. Fentanil (categoria C) é um narcótico potente, geralmente seguro em doses baixas, menores que 125 mcg. Propofol, agente anestésico de curta duração, tem sido recomendado para casos de difícil sedação ou para situações clínicas complexas; deve ser administrado por anestesiologistas; é considerado seguro, porém não há dados disponíveis para uso no primeiro trimestre da gestação. Em relação aos benzodiazepínicos, diazepam (categoria D) não deve ser utilizado em gestantes, por estar associado à fenda palatina, a defeitos neurológicos e alterações neurocomportamentais. Midazolam (categoria D) não foi associado com anormalidades congênitas, mas deve ser evitado no primeiro trimestre, pois tem correlação com depressão transitória neonatal durante o trabalho de parto. Ketamina (categoria B) pode ser usada quando há sedação insuficiente com o propofol. O consenso da ASGE[1] sugere que a meperidina é o agente de escolha, seguido por pequenas doses de midazolam quando necessário. Em relação aos antagonistas narcóticos, como naloxona (categoria B), seu uso é indicado para reverter *overdose* de narcóticos e depressão respiratória, mas é contraindicado em gestantes dependentes de opiáceos, devido ao risco de síndrome de abstinência. Flumazenil (categoria C), antagonista dos benzodiazepínicos, deve ser usado apenas para reverter a sobredosagem deles, pois os ricos fetais são desconhecidos e as altas doses podem levar a convulsões maternas.

Endoscopia digestiva alta

A endoscopia digestiva alta (EDA) é um procedimento razoavelmente seguro e efetivo na gravidez e pode ser realizado quando fortemente indicado.[4,5] Em estudo caso-controle de 83 EDAs realizadas durante a gestação, o diagnóstico de sangramento digestivo alto foi de 95%, sendo as causas mais comuns laceração de Mallory-Weiss e úlcera péptica. Não houve relatos de indução de parto prematuro ou malformações congênitas nesse estudo.[5] Ludvigsson et al.[6] publicaram estudo demonstrando a segurança fetal em 3.052 pacientes que foram submetidas a procedimentos endoscópicos durante a gravidez. Na endoscopia terapêutica, em relação às técnicas hemostáticas endoscópicas para sangramento digestivo alto não varicoso, a terapia de injeção com solução de epinefrina, apesar de dados limitados, não esteve associada a eventos adversos, e os benefícios, como controle da hemorragia e prevenção do ressangramento, podem superar os riscos.[7] A aposição de clipes hemostáticos é segura e eficaz. Em relação à eletrocoagulação ou à termocoagulação, o líquido amniótico pode conduzir corrente elétrica para o feto; então, a placa de aterramento deve ser colocada de modo que o útero gravídico não fique entre o cateter de eletrocorrente e a placa. Deve-se dar preferência para o eletrocautério bipolar sempre que possível.[1] Em paciente com hipertensão porta e hemorragia digestiva varicosa ativa, a ligadura elástica de varizes pode ser uma opção de hemostasia eficaz e profilaxia para essa complicação durante a gravidez, sem riscos graves para o feto.[8]

Gastrostomia endoscópica percutânea

A gastrostomia endoscópica percutânea (GEP) é uma opção importante para alimentação enteral de longo prazo e pode ser utilizada em casos graves de desnutrição materna por hiperêmese gravídica refratária, desidratação e cetonúria, quando não há ingesta oral por tempo prolongado e quando outras formas de suporte nutricional como a sonda de alimentação nasoenteral (SNE) ou nutrição parenteral total não foram efetivas ou apresentaram eventos adversos.[2]

Durante a gravidez, a GEP é viável para nutrição enteral em ambiente de cuidados intensivos, mas seu uso pode ser limitado devido aos riscos de danos uterinos, lesões fetais, parto prematuro e infecção, não havendo complicações graves em vários casos relatos na literatura.[2,9] O suporte enteral por GEP pode ser utilizado por uma média de 14 semanas. Quando náuseas e vômitos refratários persistem, apesar da colocação do tubo de GEP ou risco de pneumonia aspirativa aumenta, ela pode ser convertida em uma gastrojejunostomia endoscópica percutânea.[2]

Colonoscopia e retossigmoidoscopia

A retossigmoidoscopia e a colonoscopia são indicadas na gravidez apenas para casos restritos, como avaliação de sangramento importante do trato gastrointestinal inferior, suspeita de neoplasia colorretal ou diarreia grave. A segurança e eficácia da retossigmoidoscopia na gravidez foram avaliadas em diversos estudos na literatura,[10] não estando associada à indução de parto ou a malformações congênitas. A indicação clínica mais comum foi hematoquezia, e os diagnósticos mais comuns foram doença inflamatória intestinal, hemorroidas internas hemorrágicas e outros tipos de colite.

Devido a dados limitados sobre a segurança e os eventos adversos, a colonoscopia na gravidez deve ser limitada a pacientes com indicações precisas anteriormente descritas ou emergências com risco de vida no segundo trimestre da gestação. Pode ser considerada durante o primeiro e último trimestre, em vez de cirurgia de cólon de urgência para avaliação de hemorragia colônica grave não controlada, estenose colônica de causa desconhecida, pseudo-obstrução colônica ou câncer de cólon.[2] Quando realizada, a paciente não deve ser colocada em decúbito dorsal ou posição pronada, devido ao risco de compressão da veia cava inferior e hipóxia fetal, assim como deve ser evitada a pressão abdominal externa.

Em relação aos agentes utilizados no preparo de cólon, as soluções de polietilenoglicol são classificadas na categoria C; contudo, a absorção sistêmica é mínima, e a distensão abdominal é menos comum que com outros laxantes. As preparações de fosfato de sódio podem causar anormalidades hídricas e eletrolíticas e devem ser evitadas.[11] Enemas com água corrente podem ser suficientes para retossigmoidoscopia flexível.

Colangiopancreatografia endoscópica retrógrada

Durante a gravidez, a incidência de cálculos biliares é estimada em cerca de 12% das gestantes.[12] A maioria das pacientes permanecerá assintomática durante toda a gestação, porém cerca de 1 a cada 1.000 gestantes apresentarão litíase biliar sintomática. A colangiopancreatografia endoscópica retrógrada (CPRE) deve ser realizada na gestação apenas com a finalidade terapêutica. Coledocolitíase sintomática, colangite e pancreatite biliar são as indicações usuais. Outras indicações são trauma biliar ou do ducto pancreático. Na ocorrência de indicação de urgência, a CPRE não deve ser postergada, a fim de não aumentar a morbidade materna e fetal.[13] Para uma intervenção segura e eficaz, deve ser realizada por endoscopista experiente e equipe multidisciplinar e, preferencialmente, a partir do segundo trimestre da gestação. A CPRE, durante o primeiro trimestre, deve ser evitada devido à exposição fetal à radiação durante a organogênese e ao risco de aborto espontâneo, parto prematuro e baixo peso ao nascer.[2,14] Durante a realização do procedimento, cuidados citados anteriormente devem ser aplicados, como posicionamento da paciente em decúbito lateral esquerdo, preferência para eletrocautério bipolar, posicionamento correto da placa de aterramento, quando a cauterização monopolar for utilizada, tempo de procedimento abreviado.[1] Avental de chumbo, sempre que possível, deve ser colocado sobre a pelve e o abdome inferior; no caso da utilização de arco cirúrgico, o avental deve ser posicionado abaixo da paciente, onde está a fonte de raios X, apesar de a maior parte da radiação fetal ocorrer como resultado da dispersão da radiação na paciente grávida.[1] É importante monitorar a exposição fetal à radiação com uso de dosímetros. O tempo de fluoroscopia deve ser minimizado, usando-se técnicas como cateterização da papila maior com esfincterótomo e fio-guia, além de redução das radiografias impressas. Alguns autores têm descrito técnicas de CPRE sem uso da fluoroscopia, sendo a canulação do ducto biliar principal confirmada pela aspiração de bile ou visualização de bile ao redor do fio-guia.[15] As taxas de complicações pós-CPRE em gestantes são semelhantes à população geral, no entanto a gravidez é relatada como um fator de risco independente para pancreatite pós-CPRE.[16] Resultado semelhante foi encontrado em outro estudo, que mostrou que 16% das pacientes grávidas desenvolveram pancreatite pós-CPRE.[14]

Ultrassonografia endoscópica

É uma alternativa segura para avaliação de doenças biliares durante a gestação e suspeita de coledocolitíase, podendo evitar a necessidade de CPRE em um número significativo de pacientes.[17] A ultrassonografia endoscópica (USE) pode ser utilizada durante a CPRE sem fluoroscopia para avaliar número, tamanho e localização de cálculos da via biliar e auxiliar no posicionamento de próteses biliares.

Conclusão

Procedimentos endoscópicos são seguros para gestantes na presença de indicações fortes e precisas sem representar grandes riscos para a mãe e o feto. Cuidados específicos devem ser seguidos para alcance desses objetivos, no entanto mais estudos prospectivos multicêntricos na literatura são recomendados.

Referências bibliográficas

1. Shergill AK, Ben-Menachem T, Chandrasekhara V, et al. Guidelines for endoscopy in pregnant and lactating women. Gastrointest Endosc. 2012 Jul;76(1):18-24.
2. Savas, N. Gastrointestinal endoscopy in pregnancy. World J Gastroenterol. 2014 Nov 7;20(41):15241-52.
3. FDA. Food and Drug Administration. Federal Register. 1980; 44:37434-67.
4. Cappell MS. The fetal safety and clinical efficacy of gastrointestinal endoscopy during pregnancy. Gastroenterol Clin North Am. 2003 Mar;32(1):123-79.
5. Cappell MS, Colon VJ, Sidhom OA. A study of eight medical centers of the safety and clinical efficacy of esophagogastroduodenoscopy in 83 pregnant females with follow-up of fetal outcome with comparison control groups. Am J Gastroenterol. 1996 Feb;91(2):348-54.
6. Ludvigsson JF, Lebwohl B, Ekbom A, et al. Outcomes of Pregnancies for Women Undergoing Endoscopy While They Were Pregnant: A Nationwide Cohort Study. Gastroenterology. 2017 Feb;152(3):554-563.e9.
7. Bruno JM, Kroser J. Efficacy and safety of upper endoscopy procedures during pregnancy. Gastrointest Endosc Clin N Am. 2006 Jan;16(1):33-40.

8. Ghidirim G, Mishin I, Dolghii A, Lupashcu A. Prophylactic endoscopic band ligation of esophageal varices during pregnancy. J Gastrointestin Liver Dis. 2008 Jun;17(2):236-7.
9. Senadhi V, Chaudhary J, Dutta S. Percutaneous endoscopic gastrostomy placement during pregnancy in the critical care setting. Endoscopy. 2010;42 Suppl 2:E358-9.
10. Cappell MS, Colon VJ, Sidhom OA. A study at 10 medical centers of the safety and efficacy of 48 flexible sigmoidoscopies and 8 colonoscopies during pregnancy with follow-up of fetal outcome and with comparison to control groups. Dig Dis Sci. 1996 Dec;41(12):2353-61.
11. Ell C, Fischbach W, Keller R, et al. A randomized, blinded, prospective trial to compare the safety and efficacy of three bowel-cleansing solutions for colonoscopy (HSG-01*). Endoscopy. 2003 Apr;35(4):300-4.
12. Pak M, Lindseth G. Risk factors for cholelithiasis. Gastroenterol Nurs. 2016 Jul-Aug;39(4):297-309.
13. Sethi A, Banerjee S, Chahal P. Advanced Endoscopic Procedures in Pregnancy. Am J Gastroenterol. 2022 Oct 1;117(10S):39-43.
14. Tang SJ, Mayo MJ, Rodriguez-Frias E, et al. Safety and utility of ERCP during pregnancy. Gastrointest Endosc. 2009 Mar;69(3 Pt 1):453-61.
15. Chong VH, Jalihal A. Endoscopic management of biliary disorders during pregnancy. Hepatobiliary Pancreat Dis Int. 2010 Apr;9(2):180-5.
16. Inamdar S, Berzin TM, Sejpal DV, et al. Pregnancy is a risk factor for pancreatitis after endoscopic retrograde cholangiopancreatography in a national cohort study. Clin Gastroenterol Hepatol. 2016 Jan;14(1):107-14.
17. Lee YT, Chan FK, Leung WK, et al. Comparison of EUS and ERCP in the investigation with suspected biliary obstruction caused by choledocholithiasis: a randomized study. Gastrointest Endosc. 2008 Apr;67(4):660-8.

capítulo 3

Distúrbios funcionais esofagianos na mulher

Eponina Maria Oliveira Lemme
Tarciana Vieira da Costa

Introdução

Há muito tempo é conhecido que muitos pacientes apresentam sintomas esofagianos sem causas orgânicas que os justifiquem. Os estudos sobre esses sintomas se intensificaram nas últimas décadas, e especialistas se reuniram em várias oportunidades para a elaboração de critérios que pudessem ser utilizados na abordagem dele. Assim, surgiram definições, as quais foram sendo aperfeiçoadas seguindo os avanços tecnológicos. As conclusões da mais recente reunião, a Roma IV, foram publicadas em 2016, definindo as doenças funcionais esofagianas como *"sintomas típicos de doença esofagiana* com *endoscopia digestiva alta normal, sem evidência de lesão estrutural, doença do refluxo gastroesofágico (DRGE), esofagite eosinofílica (EEo) ou alteração motora significativa"*. Essas últimas consistiram no diagnóstico manométrico de acalasia, aperistalse, espasmo esofagiano distal, "esôfago em britadeira" e obstrução funcional da junção esofagogástrica. A duração do quadro deveria ser por 3 meses, em um período de 6 meses.[1] As doenças funcionais do esôfago (DFE) são mais prevalentes no sexo feminino, mas não são relatadas explicações para este fato.

Pelos critérios de Roma IV, as DFEs estão no quadro I e serão abordadas na sequência: **dor torácica funcional, *globus*, disfagia funcional, pirose funcional e hipersensibilidade ao refluxo**.

Dor torácica funcional

A dor torácica funcional (DTF) é definida como "dor retrosternal recorrente, de presumível origem esofagiana (diferente de pirose), pelo menos uma vez por semana na ausência de DRGE, EEo ou alteração motora significativa. A DTF é um subgrupo do amplo espectro da *dor torácica não cardiaca*[1] (DTNC). Como dor cardíaca e dor esofagiana são semelhantes em muitos aspectos, o primeiro passo é assegurar a ausência de doença cardíaca.

Estudos têm demonstrado que a prevalência da DTNC é em torno de 20%-25% no mundo ocidental.[2] Sabe-se que o prognóstico da DTNC é excelente, com menos de 1% de morte por doença cardíaca em 10 anos. Porém, cerca de 50% dos pacientes continuam a usar medicamentos cardiológicos, limitam suas atividades por dor, sentem-se incapazes de trabalhar e ainda consideram a dor como de origem cardíaca. Esses fatos representam um elevado custo para os sistemas de saúde, 10 mil euros por paciente, segundo um estudo sueco.[3]

As causas mais frequentes de DTNC são as musculoesqueléticas, as psiquiátricas e as esofagianas. Das esofagianas, a DRGE é a mais frequente (50%-60%), seguida pela DTF (32%-35%) e, em menor proporção, pelos distúrbios motores do esôfago (15%-18%).[2] Um estudo clínico nacional, envolvendo 240 pacientes com DTNC, demonstrou que havia predomínio do sexo feminino (61%) e média de idade de 61 anos. A dor era retrosternal ou precordial, em aperto ou em queimação, espontânea, com irradiação cervical/mandíbula e menos para o membro superior esquerdo. Havia relação maior com fatores emocionais e menor com esforço físico. Sintomas esofagianos (pirose/disfagia ou regurgitação) estavam presentes em 67% dos pacientes.[4]

Como a DRGE é a causa esofagiana mais frequente de DTNC, há a sugestão de realização de teste terapêutico com inibidores de bomba de prótons (IBP) por 10 a 15 dias. No entanto, o efeito placebo é elevado e a necessidade de um diagnóstico se faz necessária para a maioria dos pacientes. A endoscopia digestiva alta (EDA) é a primeira etapa da investigação. A incidência de esofagite erosiva é pequena (5%-20%) nesses pacientes,[1,5] mas, na existência desse diagnóstico, o tratamento adequado é realizado e a melhora contribui para a tranquilização dos pacientes. Achados de EEo não são comuns, mas nesses casos têm sido aconselhada a biópsia para sua exclusão, principalmente se o paciente for jovem e apresentar disfagia associada.[6] O próximo passo é a realização de esofagomanometria (EMN) e pHmetria esofagiana prolongada (pHM).

A relação entre distúrbio motor do esôfago (DME) e DTNC não é clara, principalmente porque durante a realização do exame o paciente está assintomático. As alterações estão presentes entre 30% e 80% e as mais frequentemente encontradas, tanto à manometria convencional como à de alta resolução, são os DMEs hipocontráteis e o esfíncter inferior hipotenso. Esôfago em quebra-nozes, esôfago em britadeira e espasmo distal foram achados pouco comuns tanto nos trabalhos mais antigos como nos mais recentes.[5,7,8]

A pHmetria prolongada demonstra refluxo anormal em 30%-40% dos pacientes.[1,4] A grande importância da pHmetria é avaliar a associação entre sintomas de dor torácica e eventos de refluxo ácido. No entanto, a maioria dos pacientes não apresenta dor durante a realização do exame.[4] Na ausência de refluxo gastroesofágico, DME maiores ou EEo como causa dos sintomas, como foi conceituado, o diagnóstico de DTF de presumível origem esofágica se impõe.

A fisiopatologia da DTF de origem esofagiana presumível é complexa. Envolve atividade autonômica alterada e anormalidades no processamento das vias neurais e corticais pelo sistema nervoso central (SNC). Muitos pacientes com DTNC apresentam espessamento das camadas musculares do esôfago, principalmente da longitudinal, além de contrações sustentadas prolongadas e espontâneas, que poderiam gerar isquemia, justificando a dor tão semelhante à coronariana.[9]

Mais recentemente, tem se dado importância à hipersensibilidade visceral na geração dos sintomas. Presente na maioria dos pacientes com DTNC sem refluxo, independente do DME, seria responsável por redução do limiar de percepção a estímulos. Sugere-se que inflamações, lesões tissulares e/ou estímulos mecânicos possam sensibilizar aferentes periféricos, após resolução do estímulo original.[1,9] Fatores psíquicos, como ansiedade, depressão, síndrome de pânico, estão presentes em até 75% dos pacientes com DTNC, dificultando o tratamento de qualquer das causas, se não forem adequadamente reconhecidos e igualmente tratados.[8]

Em todos os casos, é importante assegurar ao paciente a ausência de doença cardíaca, a benignidade de seu diagnóstico e a ausência de DRGE e de DME maiores. O tratamento da DTF é primariamente baseado em modulação da dor, independente da presença de alterações motoras menores.[10] As drogas mais empregadas são os antidepressivos tricíclicos (ADT), em baixa dose ao deitar, por exemplo 25-50 mg de imipramina ou amitriptilina. Além dos ADTs, utiliza-se inibidores seletivos da recaptação de serotonina (ISCS), inibidores seletivos da recaptação de serotonina-noradrenalina (ISCSN), e outros como a teofilina, gabapentina, pregabalina e trazodona.[11] Revisão sistemática demonstra que os ADTs e os ISCSs elevam o limiar de percepção da dor em pacientes com DTF.[12] Outra revisão e metanálise não demonstrou diferença entre o uso de ISCS e placebo nesse grupo de pacientes.[13] Entretanto, os antidepressivos são frequentemente usados em DTF, com os bons resultados muitas vezes limitados pelos efeitos colaterais.

A DTF é a mais estudada das doenças funcionais do esôfago. Muitos pesquisadores demonstraram o benefício do uso dos neuromoduladores na redução dos sintomas, tanto em pacientes com DME como com DTF. Sendo assim, tratamento inicial com esse tipo de medicação é recomendado.

Intervenção psicológica pode ser útil no tratamento de pacientes com DTF, principalmente naqueles com hipocondria, ansiedade, depressão ou síndrome de pânico. Sessões de Johrei mostraram bons resultados em estudo piloto.[14] Uma revisão tem demonstrado que a terapia cognitivo-comportamental e a hipnoterapia são outras técnicas empregadas, cujos benefícios são de modestos a moderados.[15]

Globus

Conforme o Roma IV, *globus* ou *globus pharyngis* é uma sensação de bola ou corpo estranho na garganta, constante ou intermitente, sem disfagia ou odinofagia, na ausência de lesão orgânica, DRGE, EEo, ou DMEs maiores. Deve ser excluída mucosa heterotópica de esôfago superior. O sintoma deve persistir por 3 meses, nos últimos 6 meses.[1]

O *globus* pode ser encontrado em 46% de indivíduos saudáveis e é responsável por 3%-10% de consultas a otorrinolaringologistas. Tem pico de incidência na meia-idade, prevalência igual entre os sexos, porém mulheres procuram mais atendimento médico. Em 75% dos pacientes, a queixa tem 3 anos de duração, sendo que em 70% deles persiste por até 7 anos.[16]

A sensação de *globus* faz parte das manifestações otorrinolaringológicas (ORL) da DRGE e muitos sugerem que poderia se tratar de refluxo faringolaríngeo. A esofagite é pouco comum,[1,17] porém a pHmetria prolongada pode estar anormal em 30%-50% dos pacientes. Foi demonstrado que a perfusão de ácido clorídrico (HCl) no esôfago distal gerou a sensação de globus em 80% dos investigados, levando os autores a aventarem a possibilidade de contração reflexa do esfincter superior.[16]

Fatores psicoemocionais têm sido ligados ao globus; chamado no passado de "globo histérico". Ansiedade, depressão, hipocondria têm sido mais frequentemente observadas nos pacientes do que em controles, embora haja resultados conflitantes.[16]

A hipersensibilidade visceral tem sido bastante estudada nesses pacientes e pode vir associada a outros DFEs, como pirose ou disfagia funcionais. Há percepção de estímulos que não são detectados por indivíduos saudáveis como a distensão de um balão no interior do esôfago é percebida com muito menos insuflação do que nos indivíduos saudáveis[18]

Por fim, outras alterações têm sido relacionadas ao *globus*, como hipertrofia de base da língua e epiglote, tireoidopatia (nódulos/bócios), cirurgias de tireoide, mucosa gástrica ectópica em esôfago superior e as associadas a anticolinérgicos e antidepressivos.[16]

Em nossa referida experiência, de 136 pacientes com queixa de *globus*, 72% pertenciam ao sexo feminino, média de idade de 44 anos. É extremamente incomum o achado de *globus* no sexo masculino.[17]

Exame físico cuidadoso da boca, faringe e região cervical é indicado para exclusão das anormalidades anatômicas anteriormente referidas, bem como a investigação de uso de anticolinérgicos e antidepressivos.[6]

A laringoscopia costuma ser a etapa inicial de investigação, uma vez que a sensação de *globus* faz parte das manifestações ORL da DRGE. Várias alterações têm sido observadas, como edema, hiperemia ou nódulo de pregas vocais. Um estudo de aproximadamente 200 voluntários saudáveis demonstrou que muitas dessas alterações estavam presentes em 80% destes, carecendo, portanto, de especificidade.[19] A ultrassonografia cervical tem pouca utilidade, embora possa demonstrar bócios ou nódulos tireoidianos.[20]

A videofluoroscopia da deglutição tem papel limitado, a não ser em caso de disfagia associada.[20] Endoscopia digestiva alta deve ser utilizada, porque, além de excluir alterações orgânicas, pode revelar esofagite, que, quando presente, é leve, em torno de 8%.[16]

A EMN, tanto a convencional como a de alta resolução, demonstra DME em 30-50% dos casos, sendo os hipocontráteis os mais frequentes. Nossa experiência envolve 136 pacientes que realizaram estudos funcionais com a queixa principal de *globus*, sendo como referido, 72% do sexo feminino. A EMN convencional foi anormal em 54% e os DME hipocontráteis foram os mais frequentes. Alterações do esfíncter esofágico superior (EES) foram observadas em apenas 18% dos pacientes.[17] A pHmetria prolongada demonstrou refluxo anormal em 32%, com leve predominância da anormalidade na posição supina. O índice de sintomas não é passível de avaliação em pacientes com *globus*, devido à característica constante do sintoma.[17]

É importante reforçar ao paciente sobre o caráter benigno dessa condição.

Os moduladores de sensibilidade visceral também são a base do tratamento. A amitriptilina (AMT) em baixa dose (25 mg) foi empregada em 34 pacientes com globus *versus* pantoprazol 40 mg, por 1 mês. Houve melhora em 75% do grupo AMT e 36% no grupo pantoprazol ($p < 0,005$).[21] Outro estudo, comparando paroxetina, amitriptilina e lanzoprazol, por 6 semanas, mostrou maior taxa de sucesso com a paroxetina, no seguimento por 12 meses.[22]

Técnicas de redução da tensão faringolaríngea associadas a exercícios vocais têm sido utilizadas por profissionais especializados, podendo ser recomendadas em pacientes selecionados.[20]

Com frequência, pacientes com *globus* apresentam transtornos mentais, como ansiedade, depressão e síndrome de pânico. Essas alterações devem ser identificadas e adequadamente tratadas.[1]

Disfagia funcional

Segundo o Roma IV, trata-se de disfagia do tipo esofagiana para sólidos e/ou líquidos na ausência de alterações estruturais, DRGE, EEo ou distúrbios motores significativos, como acalasia, aperistalse, espasmo distal, esôfago em britadeira e obstrução funcional da junção esofagogástrica. Motilidade ineficaz e peristalse fragmentada não são excludentes. A duração dos sintomas deve ser de 3 meses, em um período de 6 meses.[1]

A prevalência da disfagia funcional (DF) é desconhecida, mas parece ser a menos prevalente das DFE, possivelmente entre 7% e 8%.[1]

Disfagia é baixa ou "alta referida" (30%), isto é, apontada na altura da fúrcula esternal, porém sem engasgos. De modo geral, é intermitente, de longa duração, com episódios de impactação alimentar que podem, inclusive, ser acompanhados de síncope. Precipitada por estresse, comer rápido e temperaturas extremas dos alimentos. Os pacientes conservam o bom estado geral e o sintoma pode vir em associação com dor torácica e regurgitação.[1]

Sua fisiopatologia não é clara. A disfunção peristáltica pode gerar ondas fracas ou de rápida propagação. Estímulos nocivos, como estresse agudo, podem precipitar alterações motoras, levando ao trânsito anormal.[1] Em outros pacientes, é observada alteração da percepção sensorial. Distensão com balão ou perfusão de ácido podem ser percebidos como disfagia. Estudos empregando ultrassonografia intraluminal de alta frequência (USIAF) têm demonstrado espessamento e assincronismo entre as camadas musculares do esôfago, gerando disfagia.[9]

Após história clínica cuidadosa, a investigação se inicia com a EDA para exclusão de lesões orgânicas, observação de achados sugestivos de EEo, acompanhados de biópsias para diagnóstico definitivo. A esofagografia convencional ou preferencialmente a videoesofagografia (VEG) podem demonstrar alterações como incoordenação, contrações terciárias, retardo de trânsito. A VEG pode ser complementada com ingestão de sólidos para aumentar a sensibilidade. A EMN é fundamental no diagnóstico de DF, permitindo a exclusão dos DMEs maiores. Um estudo brasileiro avaliou com a EMN convencional 133 pacientes com disfagia, nos quais a esofagografia foi normal ou não demonstrou alterações características. Em 85%, o estudo manométrico foi anormal, sendo a acalasia o achado mais frequente. Motilidade ineficaz foi observada em 23%, o que os incluiria como portadores de DF; além dos 15% em que o exame foi normal.[23] A manometria de alta resolução (MAR), além do diagnóstico dos DME maiores, pode demonstrar áreas de falhas de contração entre as musculaturas lisa e estriada, que algumas vezes têm sido associadas a disfagia.[24] A pH-metria prolongada deve ser empregada para excluir refluxo, mesmo com EMN normal. E, finalmente, a USIAF, principalmente se associada à EMN,[25] pode demonstrar além do espessamento das camadas musculares, a observação do assincronismo de contração entre elas. Embora possa fornecer elementos interessantes, até o momento é método de pesquisa.

IBP por curto espaço de tempo pode ser empregado, na evidência de refluxo eventual. Pacientes com disfagia intermitente podem ser abordados com dilatação instrumental empírica (50-54 F), com relato de benefícios em 68% a 85% deles.[26]

Pirose funcional

Definida como queimação ou desconforto retroesternal refratário ao uso de terapia antissecretora ácida adequada, sem evidência de exposição ácida esofágica anormal na monitorização ambulatorial do refluxo, de DMEs maiores avaliados por manometria esofágica de alta resolução ou alterações da mucosa esofágica, como esofagite erosiva, esôfago de

Barrett ou EEo, em endoscopia digestiva alta com biópsias esofágicas.[1] O diagnóstico atual de pirose funcional permanece focado na ausência de evidências conclusivas para DRGE, na ausência de correlação de sintomas e refluxo e na resposta negativa à terapia supressora de ácido. Estes achados devem alertar o médico para a presença potencial de um distúrbio funcional esofágico.[27]

A incidência e prevalência da pirose funcional são difíceis de serem definidas porque esse diagnóstico está ligado a monitorização ambulatorial do refluxo, com emprego da pHmetria ou impedâncio-pHmetria intraesofágicos, ambos ainda pouco disponíveis globalmente. Estudos apontam que 21%-39% dos pacientes com pirose refratária ao IBP submetidos à monitorização da pH-impedância preenchem critérios para pirose funcional[28,29] e até 25% dos respondedores à terapia antissecretória.[30,31] A história natural, a longo prazo, da pirose funcional não é completamente conhecida. Importante destacar que a DRGE é um distúrbio muito comum, podendo se sobrepor aos distúrbios funcionais do esôfago.

Acredita-se que os sintomas da pirose funcional resultem da hipersensibilidade dos nervos viscerais do esôfago, que pode ser exacerbada por sensibilização central, hipervigilância, estresse e ansiedade.[32] A patogênese também é pouco compreendida, mas pode envolver ativação de mediadores inflamatórios no esôfago, alterações na integridade da mucosa esofágica, aumento da sensação química e de pressão no esôfago, além de sensibilização periférica e central.[33]

O diagnóstico de pirose funcional é feito após cuidadosa anamnese que identifica o desconforto retroesternal em queimação como sintoma dominante, e a avaliação subsequente apoia a ausência de DRGE, EEo ou de DMEs maiores. A maioria dos pacientes é identificada quando a pirose não responde à adequada terapia antissecretora, sendo este, portanto, um componente crucial dos critérios diagnósticos atuais.

De acordo com Roma IV,[1] os critérios diagnósticos para pirose funcional devem estar presentes nos últimos 3 meses, com início dos sintomas pelo menos 6 meses antes do diagnóstico, com frequência de, pelo menos, duas vezes por semana. Deve incluir todos os itens a seguir:

- Desconforto ou dor retroesternal em queimação.
- Nenhum alívio dos sintomas apesar de terapia antissecretora adequada.

- Ausência de evidências de que o refluxo gastroesofágico (exposição anormal ao ácido ou associação positiva de sintomas ao refluxo) ou EEo sejam a causa dos sintomas.
- Ausência de DMEs maiores, tais como acalasia, obstrução funcional da junção esofagogástrica, espasmo esofagiano distal, esôfago em britadeira, aperistalse esofágica.

A EDA geralmente é usada em pacientes que não respondem ao IBP como teste inicial, a fim de avaliar evidências macroscópicas de refluxo, esofagite, esôfago de Barrett de segmento longo ou um diagnóstico alternativo, como EEo ou processos inflamatórios não pépticos. O próximo passo na avaliação determina se o refluxo gastroesofágico patológico está presente, usando-se testes ambulatoriais de refluxo, como a pHmetria prolongada ou impedâncio-pHmetria esofágicos, sem uso de terapia antissecretória. Os pacientes são classificados com pirose funcional se esses testes demonstrarem exposição ácida esofágica normal e ausência de associação de sintomas e refluxo ácido e/ou fracamente ácido. Os pacientes que não respondem à terapia antissecretora no contexto de DRGE comprovada (com base em endoscopia e testes ambulatoriais de refluxo) representam um subgrupo interessante, com vários possíveis cenários fisiopatológicos: refluxo verdadeiramente refratário (se a exposição ao ácido for anormal durante o teste de impedâncio-pHmetria em uso de terapia antissecretora), sobreposição entre pirose funcional e DRGE (se a exposição ácida é normal, sem associação de sintomas de refluxo no teste de impedâncio-pHmetria em uso de terapia antissecretora) ou sobreposição entre hipersensibilidade ao refluxo e DRGE (se a exposição ao ácido for normal com sintoma positivo de associação de refluxo na impedâncio-pHmetria em uso de terapia antissecretora). A definição desses fenótipos pode ser importante e situações de sobreposição funcional podem levar a abordagens terapêuticas diferentes da verdadeira DRGE refratária.[32]

Embora a pirose funcional não curse com complicações a longo prazo, o impacto na qualidade de vida do paciente pode ser substancial e muito limitante. Os objetivos do tratamento da pirose funcional são: (1) melhora e, idealmente, resolução dos sintomas; (2) prevenção da recorrência dos sintomas; (3) melhoria da qualidade de vida relacionada à saúde. As principais modalidades terapêuticas incluem modificações no estilo de vida, farmacoterapia com neuromoduladores,[34] medicina alternativa e complementar e intervenção psicológica (Quadro 3.1).

Quadro 3.1. Neuromoduladores utilizados na pirose funcional

Antidepressivos tricíclicos	
▪ Imipramina ▪ Amitriptilina ▪ Desipramina ▪ Nortriptilina	Dose: 10 mg ao deitar; aumentar em 10 mg a cada 2-4 semanas
Inibidores seletivos da recaptação de serotonina	
▪ Citalopram ▪ Fluoxetina ▪ Sertralina	Iniciar com a dose mais baixa; aumentar após 4-6 semanas
▪ Trazodona	50 mg ao deitar; aumentar 50 mg cada 2-4 semanas
Inibidores e recaptação de serotonina e noradrenalina	
▪ Venlafaxina ▪ Duloxetina	Iniciar com a dose mais baixa; aumentar após 4-6 semanas

Fonte: Adaptado de Gabbard; Vijayvargiya, 2019.[34]

Um subgrupo de pacientes pode necessitar de mais de uma modalidade terapêutica para controle dos sintomas. Cirurgia antirrefluxo ou tratamento endoscópico para DRGE devem ser evitados em pacientes com pirose funcional, sendo a exposição pré-operatória normal ao ácido esofágico um fator de risco para mau resultado à fundoplicatura cirúrgica.[35,36]

Hipersensibilidade ao refluxo

A hipersensibilidade ao refluxo é caracterizada pela presença de sintomas esofágicos (pirose ou dor torácica), sem evidência de achados definidores de DRGE à endoscopia digestiva e ausência de exposição ácida esofágica anormal na monitorização do refluxo,[37] porém com sintomas desencadeados por refluxo fisiológico. Alguns pacientes que preenchem os critérios poderiam responder potencialmente às medidas antirrefluxo, no entanto a patogênese subjacente é mais consistente com a hipersensibilidade esofágica do ponto de vista funcional. Além disso, pode existir sobreposição entre a DRGE e a hipersensibilidade ao refluxo, manifestada como exposição ácida esofágica fisiológica, quando monitorada na vigência de terapia antissecretória ácida, mas com correlação positiva entre eventos de refluxo identificados e episódios de sintomas.[1]

Mais de 50% dos pacientes com sintomas de refluxo em ambientes de atenção primária apresentam endoscopia normal para DRGE,[38,39] e alguns estudos europeus demonstraram que a taxa de pacientes com endoscopia negativa pode ser tão alta quanto 75%.[40,41] Aproximadamente metade dos pacientes que apresentam achados normais à endoscopia também apresentam exposição ácida esofágica normal durante testes de pHmetria.[42] No geral, entre os pacientes com endoscopia e teste de pH normais, 40% têm hipersensibilidade ao refluxo (correlação positiva entre sintomas e eventos de refluxo) e 60%, pirose funcional.[43]

A hipersensibilidade esofágica é análoga à hiperalgesia visceral descrita em outros distúrbios gastrointestinais funcionais e é impulsionada por mecanismos semelhantes de processamento central alterado a estímulos viscerais, atividade autonômica alterada e anormalidades psicológicas. Contudo, devido à similaridade de algumas características da mucosa esofágica e de parâmetros à impedânciometria, como impedância basal noturna e número de refluxos proximais e refluxos fracamente ácidos, alguns autores questionam a classificação da hipersensibilidade esofágica como doença funcional do esôfago, sugerindo ser um fenótipo da DRGE.[44]

Estudos recentes recomendam o uso de questionários, como a escala de hipervigilância e ansiedade esofágica (EHAS, que é uma avaliação cognitivo-afetiva validada de percepção de sintomas esofágicos centralmente mediados) para medir a contribuição da ansiedade e outros transtornos afetivos à percepção de sintomas esofágicos.[45,46]

De acordo com os critérios de Roma IV,[1] o diagnóstico de hipersensibilidade ao refluxo exige que todos os seguintes critérios sejam cumpridos durante os últimos três meses, com início dos sintomas pelo menos 6 meses antes do diagnóstico:

- Sintomas retroesternais, incluindo pirose ou dor no peito.
- Endoscopia normal e ausência de evidência de que a EEo seja a causa dos sintomas.
- Ausência de distúrbios motores esofágicos maiores: acalasia/obstrução funcional da junção esofagogástrica, espasmo esofagiano distal, esôfago em britadeira e aperistalse.
- Evidência de desencadeamento de sintomas por eventos de refluxo, apesar do tempo de exposição ácida esofágica normal na monitorização por pHmetria ou impedâncio-pHmetria (a resposta à terapia antissecretora não exclui o diagnóstico).

Semelhante ao tratamento da pirose funcional, é fundamental que o paciente compreenda a natureza benigna desta condição. O tratamento permanece empírico, mas a resposta à terapia antissecretora pode ser melhor do que em outros distúrbios funcionais do esôfago. Alguns pacientes com hipersensibilidade ao refluxo ácido podem responder aos IBPs em dose padrão ou dobrada.[47] No entanto, pacientes com sintomas desencadeados por refluxo fracamente ácido e não ácido geralmente são refratários aos IBPs.[48] Há evidências muito limitadas sugerindo que pacientes com sintomas refratários ao IBP decorrentes de refluxo ácido ou fracamente ácido possam se beneficiar com procedimentos endoscópicos ou cirúrgicos antirrefluxo.[49] A base do tratamento da hipersensibilidade esofágica é o uso de moduladores da dor, incluindo ADTs, inibidores seletivos da recaptação de serotonina (ISRSs), inibidores seletivos da recaptação de serotonina e noradrenalina (ISRSN)e gabapentenoides.[50,51] Pode haver, em alguns casos, sobreposição entre pirose funcional e hipersensibilidade ao refluxo, sendo necessária sua distinção.[52]

Importante avaliar as condições psicoemocionais desses pacientes, pois muitas vezes elas dificultam a resposta a terapêuticas bem indicadas e conduzidas. Caso identificadas, devem ser adequadamente tratadas, o que contribui substancialmente para a melhora de sua qualidade de vida.

As doenças funcionais do esôfago devem ser reconhecidas para que sejam adequadamente tratadas. O sexo feminino é o mais afetado, porém não são descritas evidências de uma explicação concreta para esta maior prevalência. Mais estudos são necessários.

Referências bibliográficas

1. Aziz Q, Fass R, Gyawaku CP, et al. Functional esophageal disorders. Gastroenterology. 2016;150:1369-79.
2. Fass R, Achem SR. Non-cardiac chest pain:epidemiology, natural course and pathogenesis. J Neurogastroenterol Motil. 2011;17:110-23.
3. Mourad G, Alwin J, Stromberg A et al. Societal costs of non-cardiac chest pain compared with ischemic heart disease – a longitudinal study. BMC Health Serv Research. 2013;13:403-14.
4. Lemme EMO. Contribuição ao estudo da dor torácica de origem esofagiana. Rio de Janeiro. Tese [Doutorado em Medicina] – Universidade Federal do Rio de Janeiro; 1997.
5. Lemme EMO, Moraes-Filho JPP, Domingues G, et al. Manometric findings of esophageal motor disorders in 240 Brazilian patients with non-cardiac chest pain. Dis Esophagus 2000;13:117-21.
6. Achem SR, Amansa C, Krischna M et al. Oesophageal eosinophilic infiltration in patients with noncardiac chest pain. Aliment Pharmacol Ther. 2011;33:1194-1201.
7. Dekel R, Pearson T, Wendel C, et al. Assessment of esophageal motor function with dysphagia or chest pain – the clinical outcomes research initiative experience the clinical outcomes research initiative experience. Aliment Pharmacol Ther. 2003;18:1083-9.

8. Jia Y, Arenas J, Hejazi RA, et al. Frequency of jackhammer esophagus as the extreme phenotypes of esophageal hypercontractility based on the new Chicago classification. J Clin Gastroenterol. 2016;50:615-8.
9. Mittal RK, Padda B, Balla V, et al. Syncrony between circular and longitudinal muscle contraction during peristalsis in normal subjects. Am J Physiol Gastroint Liver Physiol. 2006;290:G431-8.
10. Hershcovici T, Achem SR, Jha LK, et al. Systematic review: the treatment of noncardiac chest pain. Aliment Pharmacol Ther. 2012;35:5-14.
11. Dickman R, Maradey-Tomero C, Fass R. The role of pain modulators in esophageal disorders: no pain, no gain. Neurogastroenterol Motil. 2014;26:603-10.
12. Wejerbrg PW, de Schepper HS, Smout AJ, et al. Effects of antidepressants in patients with functional esophageal disorders or gastroesophageal reflux disease: a systematic review. Clin Gastroenterol Hepatol. 2015:13:251-9.
13. Atluri DK, Chandar AK, Fass R, et al. Systematic review with methanalysis:selective serotonin reuptake inhibitors for noncardiac chest pain. Aliment Pharmacol Ther. 2015;41:167-76.
14. Gasiorowska A, Navarro-Rodriguez T, Dickman R, et al. Clinical Trial: the effect of Johrei on symptoms of patients with functional chest pain. Aliment Pharmacol Ther. 2009;29:126-34.
15. Kissly SR, Capbell LA, Skerritt P, et al. Psychological interventions for symptomatic management of nonspecific chest pain in patients with normal coronary anatomy. Cochrane Database Syst Review. 2010;1:CD 004101.
16. Zerbib F, Rommel N, Pandolfino J, et al. ESNM/ANMS reviews: diagnosis and management of globus sensation: a clinical challenge. Neurogastroenterol Motil. 2020;32(9):e13850.
17. Lemme EMO 2023, Experiência pessoal – avaliação funcional de 136 pacientes com a queixa de globus pharyngis
18. Chen CL, Szczesniak NM, Cook IJ. Evidence for oesophageal visceral hypersensitivity and aberrant symptom referral in patients with globus. Neurogastr& Motility. 2009;21:1142-e96.
19. Hicks DM, Nossa TM, Abelson T, et al. The prevalence of hypopharynx findings associated with gastroesophageal reflux disease in normal volunteers. J Voice. 2002;16:564-79.
20. Jarvenplass P, Arkkila P, Aaltonen LM. Globus pharyngys: a review of etiology, diagnosis and treatment. Eur Arch Otorrinolaryngol. 2018;275:1945-53.
21. Le-Qing Y, Lin J,Jia L, et al. Effect of low-dose amitriptilyne on globus pharyngeous and its side effects. World J Gastorenterol. 2013;14:7455-60.
22. Zhou WC, Jia L, Chen DY ,et al. The effects of paroxetine and amitriptyline on the upper esophageal sphincter (UES) pressure and its natural history of pharyngis globus. Dig Liver Disease. 2017;49:757-63.
23. Domingues GR, Lemme EMO. Diagnóstico diferencial de distúrbios motores do esôfago nas características da disfagia. Arq Gastroenterol. 2001;38:4-8.
24. Ratuapli SK, Hansel SL, Umar SB, et al. Esophageal peristaltic defects in adulls with functional dysphagia. Dysphagia. 2014;29:519-26.
25. Dogan I, Puckett JL, Padda BS, et al. Prevalence of Increased Esophageal Muscle Thickness in Patients with Esophageal Symptoms. Am J Gastroenterol. 2007;102:137-45.
26. Colon VJ, Jovem MA, Ramirez FC. The efficacy short and long time of esophageal empyric dilation in patients with non-obstructive dysphagia. Am J Gastroenterol. 2000;95:910-3.
27. Fass R, Zerbib F, Gyawali CP. AGA Clinical Practice Update on Functional Heartburn: Expert Review. Gastroenterology. 2020;158:2286-93.

28. Savarino E, Marabotto E, Zentilin P, et al. The added value of impedance-pH monitoring to Rome III criteria in distinguishing functional heartburn from non-erosive reflux disease. Dig Liver Dis. 2011;43:542-7.
29. Zerbib F, Belhocine K, Simon M, et al. Clinical, but not oesophageal pH-impedance, profiles predict response to proton pump inhibitors in gastro-oesophageal reflux disease. Gut. 2012;61:501-6.
30. Spechler SJ, Hunter JG, Jones KM, et al. Randomized Trial of Medical versus Surgical Treatment for Refractory Heartburn. N Engl J Med. 2019;381:1513-23.
31. Yamasaki T, Fass R. Reflux hypersensitivity: a new functional esophageal disorder. J Neurogastroenterol Motil. 2017;23:495-503.
32. Kondo T, Miwa H. The role of esophageal hypersensitivity in functional heartburn. J Clin Gastroenterol. 2017;51:571-8.
33. Farmer AD, Ruffle JK, Aziz Q. The role of esophageal hypersensitivity in functional esophageal disorders. J Clin Gastroenterol. 2017;51:91-9.
34. Gabbard S, Vijayvargiya S. Functional heartburn: An underrecognized cause of PPI-refractory symptoms. Cleve Clin J Med. 2019 Dec;86(12):799-806.
35. Khajanchee YS, Hong D, Hansen PD, et al. Outcomes of antireflux surgery in patients with normal preoperative 24-hour pH test results. Am J Surg. 2004;187:599-603.
36. Campos GM, Peters JH, DeMeester TR, et al. Multivariate analysis of factors predicting outcome after laparoscopic Nissen fundoplication. J Gastrointest Surg. 1999;3:292-300.
37. Gyawali CP Yadlapati P, Fass R, et al. Updates to the modern diagnosis of GERD: Lyon consensus 2.0. Gut. 2024;73:361-71.
38. Tefera L, Fein M, Ritter MP, et al. Can the combination of symptoms and endoscopy confirm the presence of gastroesophageal reflux disease? Am Surg. 1997;63:933-6.
39. Johansson KE, Ask P, Boeryd B, et al. Oesophagitis, signs of reflux, and gastric acid secretion in patients with symptoms of gastro-oesophageal reflux disease. Scand J Gastroenterol. 1986;21:837-47.
40. Ronkainen J, Aro P, Storskrubb T, et al. High prevalence of gastroesophageal reflux symptoms and esophagitis with or without symptoms in the general adult Swedish population: a Kalixanda study report. Scand J Gastroenterol. 2005;40:275-85.
41. Zagari RM, Fuccio L, Wallander MA, et al. Gastro-oesophageal reflux symptoms, oesophagitis and Barrett's oesophagus in the general population: the Loiano-Monghidoro study. Gut. 2008;57:1354-9.
42. Martinez SD, Malagon IB, Garewal HS, et al. Non-erosive reflux disease (NERD) – acid reflux and symptom patterns. Aliment Pharmacol Ther. 2003;17:537-45.
43. Fass R. Erosive esophagitis and nonerosive reflux disease (NERD): comparison of epidemiologic, physiologic, and therapeutic characteristics. J Clin Gastroenterol. 2007;41:131-7.
44. Savarino E, Marabotto E, Savarino V. Recent insights on functional heartburn and reflux hypersensitivity. Curr Opin Gastroenterol. 2022 Jul 1;38(4):417-22.
45. Taft TH, Triggs JR, Carlson DA, et al. Validation of the oesophageal hypervigilance and anxiety scale for chronic oesophageal disease. Aliment Pharmacol Ther. 2018;47:1270-7.
46. Wong MW, Liu TT, Yi CH, et al. Oesophageal hypervigilance and visceral anxiety relate to reflux symptom severity and psychological distress but not to acid reflux parameters. Aliment Pharmacol Ther. 2021;54:923-30.
47. Savarino E, Zentilin P, Savarino V. NERD: an umbrella term including heterogeneous subpopulations. Nat Rev Gastroenterol Hepatol. 2013;10:371-80.

48. Weijenborg PW, Cremonini F, Smout AJ, et al. PPI therapy is equally effective in well-defined non-erosive reflux disease and in reflux esophagitis: a meta-analysis. Neurogastroenterol Motil. 2012;24:747-57.
49. Broeders JA, Bredenoord AJ, Hazebroek EJ, et al. Effects of anti-reflux surgery on weakly acidic reflux and belching. Gut. 2011;60:435-41.
50. Viazis N, Keyoglou A, Kanellopoulos AK, et al. Selective serotonin reuptake inhibitors for the treatment of hypersensitive esophagus: a randomized, double-blind, placebo-controlled study. Am J Gastroenterol 2012;107:1662-1667.
51. Broekaert, D, Fischler, B, Sifrim D, et al. Influence of citalopram, a selective serotonin reuptake inhibitor, on oesophageal hypersensitivity: a double-blind, placebo-controlled study. Alimentary Pharmacology & Therapeutics. 2006;23:365-370.
52. Rengarajan A, Pomarat M, Zerbib F, et al. Overlap of functional heartburn and reflux hypersensitivity with proven gastroesophageal reflux disease. Neurogastroenterol Motil. 2021 Jun;33(6):e14056.

capítulo

4 Doença do refluxo gastroesofágico na gestação e hiperêmese gravídica

Gardênia Costa do Carmo
Rafaelle Marques Cavalcante

4.1 Doença do refluxo gastroesofágico

Introdução

A doença do refluxo gastroesofágico (DRGE) é definida como o retorno do conteúdo gástrico através do esfíncter esofágico inferior (EEI) para o esôfago ou orofaringe, causando sintomas e/ou lesões à mucosa.[1] Essa doença possui prevalência mundial estimada de 8% a 33%, envolvendo todas as faixas etárias de ambos os sexos. Os sinais e sintomas da doença estão relacionados à exposição excessiva da mucosa esofágica ao ácido gástrico, como consequência de defeitos anatômicos ou funcionais da junção esofagogástrica, do peristaltismo esofágico e do esvaziamento gástrico. Os sintomas mais típicos da doença são pirose, dor torácica e regurgitação alimentar.[2] Pirose é uma queixa comum durante a gravidez, com sintomas que geralmente ocorrem no primeiro ou no segundo trimestre. É relatada em 30% a 50% das gestantes, afetando até 80% daquelas no terceiro trimestre em algumas populações.[3] Cerca de 17% das mulheres grávidas apresentam pirose e regurgitação simultaneamente.[4]

Fisiopatologia

A fisiopatologia da DRGE na gravidez é complexa, podendo estar associada tanto a fatores hormonais quanto mecânicos. Os efeitos combinados do estrogênio e da progesterona circulantes podem gerar relaxamento do EEI. Esse fenômeno se inicia no primeiro trimestre e, à medida que a gestação avança, a pressão do EEI cai gradualmente para 33%-50% dos valores basais, com nadir observado em 36 semanas. É possível que fatores mecânicos também possam gerar refluxo gastroesofágico anormal na gestação, apesar de os estudos ainda serem controversos em relação a eles. Um deles é o aumento da pressão intra-abdominal gerado pelo útero gravídico, comprimindo o estômago e provocando sintomas de refluxo. Outros estudos sugeriram que fatores como retardo do esvaziamento gástrico ou do trânsito do delgado podem também estar associados.[5]

Apresentação clínica

As manifestações clínicas da DRGE durante a gravidez são semelhantes para às da população adulta em geral. Os sintomas clássicos permanecem os mesmos: pirose e regurgitação. Semelhante ao estado de não gravidez, os sintomas podem ser exacerbados pela ingestão de refeições copiosas e de certos alimentos gatilhos (variável individualmente) ou associados ao decúbito pós-prandial.[6] A maioria das gestantes começa a notar seus sintomas no final do primeiro ou no segundo trimestre. À medida que a gestação avança, a gravidade e a frequência também aumentam, no entanto, geralmente, há uma melhora do quadro logo após o parto. Esofagite erosiva mais significativa e suas complicações, como sangramento ou estenose, são raras e geralmente presentes apenas em pacientes grávidas com doença preexistente.[5] Contudo, na presença de sinais de alarme, como evidências de sangramento, disfagia ou vômitos persistentes, as gestantes devem ser encaminhadas para um gastroenterologista para investigação adicional.

Diagnóstico

Assim como na população adulta em geral, o diagnóstico inicial de DRGE na gravidez pode ser feito apenas com base na presença de sintomas típicos. Logo, outros métodos diagnósticos raramente são necessários. Na presença de sintomas refratários ou sinais de alarme, pode ser indicada a realização de endoscopia digestiva alta (EDA) para avaliação. Quando possível, recomenda-se adiar essa investigação até o segundo trimestre, pois a segurança da EDA durante a gravidez não foi amplamente estudada.[5] Para sedação mais leve, meperidina e fentanil (categoria C) são os medicamentos preferidos. Pequenas doses de midazolam podem ser administradas, mas esse medicamento permanece na categoria D. Para sedação mais profunda com propofol (categoria B), recomenda-se acompanhamento com anestesista.[7]

Em pacientes com sintomas atípicos ou refratários à terapia de supressão ácida, o diagnóstico de DRGE deve se basear em achados endoscópicos (esofagite erosiva graus B-D na classificação de Los Angeles, esôfago de Barrett ou estenose péptica) ou tempo de exposição ácida anormal, medido por meio de pHmetria de 24 horas (> 6%).[2] Embora a manometria esofágica e os estudos de monitorização de pH intraesofágico possam ser realizados com segurança durante a gravidez, eles são necessários apenas em situações excepcionais.

Tratamento

O tratamento da DRGE na gravidez deve ser baseado, inicialmente, em modificações no estilo de vida. Isso inclui fazer refeições pouco volumosas, não deitar por pelo menos 2 horas após se alimentar, elevar a cabeceira da cama, dormir em decúbito lateral esquerdo e evitar alimentos gatilhos. Com essas medidas, os sintomas leves geralmente são aliviados. Naquelas com sintomas persistentes, terapia farmacológica deve ser considerada.[5] Várias intervenções farmacológicas estão disponíveis para o controle dos sintomas de DRGE, mas os riscos potenciais para a gestante e para o feto devem sempre ser discutidos. O período crítico teratogênico durante a gestação varia do 31º (em um ciclo menstrual de 28 dias) até o 71º dia da última menstruação.[4]

Antiácidos são recomendados como intervenção farmacológica inicial para alívio imediato do sintoma de pirose na gravidez. Se o sintoma persistir, os protetores de mucosa e os medicamentos supressores ácidos devem ser considerados. Cerca de 30% a 50% das gestantes conseguem alívio satisfatório da pirose apenas com antiácidos.[4] A maioria dos antiácidos disponíveis comercialmente incluem compostos de sais inorgânicos de hidróxido de alumínio, de cálcio e de magnésio, os quais são todos considerados seguros durante a gravidez. Alguns contêm bicarbonato de sódio e outros incluem combinações desses compostos com alginatos.[5] Aqueles que contêm bicarbonato de sódio não são recomendados na gestação, já que podem gerar sobrecarga hídrica e risco de alcalose metabólica. Já os alginatos são considerados seguros e eficazes para uso na população gestante.[8]

Em pacientes que apresentam sintomas de DRGE refratários ao uso de antiácidos, protetores de mucosa, como o sucralfato, podem ser a próxima opção farmacológica.[4] É um medicamento composto por um dissacarídeo sulfatado e um sal de alumínio, que se dissocia no ambiente ácido do estômago e, quando ingerido por via oral, reage com o ácido clorídrico, formando uma substância viscosa que se liga ao exsudato das erosões e ulcerações. O sucralfato é minimamente absorvido, tornando-o aceitável durante a gravidez, e sua dose recomendada é de 1 g via oral, 3 vezes ao dia (categoria B).

Nos casos de DRGE na gestante refratários às medidas citadas anteriormente, dois tipos de supressores ácidos são recomendados: os antagonistas dos receptores histamínicos-2 (ARH2s) e os inibidores de bomba de prótons (IBPs). Todos os ARH2s são categoria B e têm sido frequentemente utilizados, em associação com antiácidos ou isoladamente, para tratar pirose e sintomas dispépticos durante a gestação. Cimetidina, ranitidina, famotidina e nizatidina são os ARH2s disponíveis atualmente. A ranitidina é o único ARH2 que tem estudos direcionados durante a gravidez, tornando-o o preferido dessa classe para DRGE gestacional.[5] No entanto, o uso da ranitidina tem tido restrições recentes devido à detecção de impurezas potencialmente danosas no insumo farmacêutico.

Os IBPs são agentes que suprimem a secreção de ácido gástrico por inibição direta na célula parietal. Atualmente, eles são considerados terapia de primeira linha no tratamento da DRGE, com ótima eficácia na cicatrização da esofagite erosiva e de outras doenças ácido-relacionadas. E, embora sejam também considerados os medicamentos mais eficazes no tratamento da DRGE na gestação, eles são reservados para pacientes que não respondem a medidas conservadoras, como mudanças no estilo de vida ou tratamento farmacológico, com antiácidos ou ARH2. As formulações disponíveis incluem omeprazol, lansoprazol, pantoprazol, esomeprazol, rabeprazol e dexlansoprazol. Em termos de segurança, o omeprazol é considerado um medicamento de categoria C devido à potencial toxicidade fetal (com base em evidências de estudos com animais), enquanto outros IBPs são categoria B.[4] Segundo informações atuais disponíveis, os mais novos agentes (esomeprazol, rabeprazol e dexlansoprazol) mostraram-se seguros em vários estudos com animais. No entanto, devido aos dados limitados durante a gestação, recomenda-se usar os outros medicamentos dessa classe. Embora os IBPs possam ser utilizados com segurança durante a gravidez, há alguns estudos recentes que apontam poder haver associação de desenvolvimento de alergia e de asma na infância com a exposição à terapia de supressão ácida durante o período gestacional.[9]

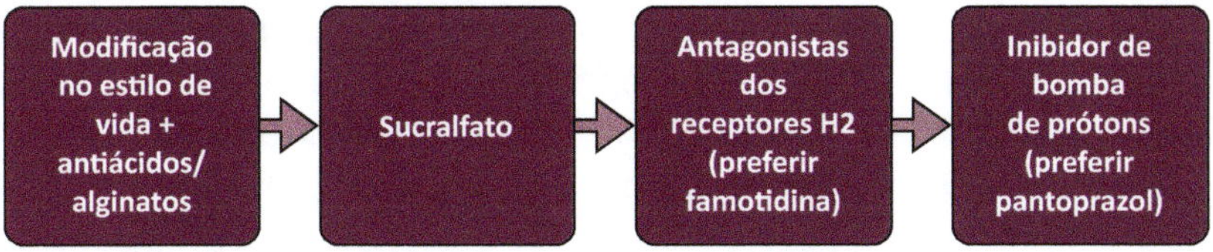

Figura 4.1.1. Algoritmo de tratamento proposto para DRGE durante a gravidez, de acordo com evidências atuais.[10]

Por fim, é importante citar uma nova classe de drogas supressoras ácidas: os bloqueadores ácidos competitivos de potássio (PCABs), pelo menos tão eficaz quanto os IBPs no controle clínico da DRGE. Os PCABs têm a vantagem de serem rapidamente absorvidos e atingirem níveis plasmáticos elevados, gerando um início de ação mais rápido que os IBPs. No Brasil, temos disponível a vonoprazana para uso no tratamento da DRGE e outras doenças ácido-relacionadas, no entanto, até o momento, não há estudos desse medicamento em gestantes. Logo, não deve ser prescrito a mulheres grávidas, a menos que o benefício terapêutico esperado supere qualquer possível risco.[10]

Dessa forma, o plano de tratamento para DRGE na gestação deve seguir uma abordagem gradual, com as orientações quanto a modificações no estilo de vida sendo o primeiro passo. Se a pirose for mais intensa e refratária às medidas iniciais, tratamento medicamentoso com antiácidos, seguido por protetores de mucosa e antissecretores ácidos deve ser iniciado progressivamente (Figura 4.1.1).

4.2 Hiperêmese gravídica

Introdução

Náuseas e vômitos são comuns no início da gravidez, mas quando esses sintomas são prolongados ou severos, a situação pode ser referida como hiperêmese gravídica (HG). No entanto, não há um consenso internacional que defina claramente essa condição. O grupo de Windsor propõe que a HG seja definida como um evento que começa no início da gravidez, antes das 16 semanas de idade gestacional, sendo caracterizada por náuseas e vômitos intensos, incapacidade de ingestão de água e/ou alimentos normalmente, limitando as atividades diárias.[11]

A HG não é comum, com sua incidência podendo chegar a quase 4% e, devido à ausência de critérios diagnósticos bem definidos, há limitação de dados na literatura. Em estudo descritivo brasileiro, utilizando critérios mais restritivos de definição, a incidência chegou a 0,39%.[12]

Fisiopatologia e fatores de risco

O principal mecanismo implicado na gênese da HG está relacionado à hipersensibilidade ao fator de diferenciação de crescimento do hormônio do vômito-15 (GDF15). Esse hormônio ativa o centro do vômito no cérebro, sendo observado níveis circulantes mais elevados de GDF15 em pacientes com HG hospitalizadas, com vômitos no segundo trimestre, que fazem uso de antieméticos e carregam feto do sexo feminino. Tanto o hormônio gonadotrofina coriônica humana (hCG) quanto o GDF15 são produzidos quando genes na placenta são ativados, havendo um pico dos níveis circulantes na primeira metade da gestação, mas nenhuma variante genética no hCG foi identificada como associada à HG. Portanto, é improvável que hCG esteja implicado na gênese da doença.[11,13]

Como fatores de risco são sugeridas gestações de fetos do sexo feminino, múltiplas, mulheres com sobrepeso e com história prévia de HG,[14] além de gravidez molar, doença trofoblástica e anomalias fetais (triploidia, trissomia do 21 e hidropsia fetal).[15]

A infecção pelo *Helicobacter pylori* também pode estar relacionada, conforme aponta metanálise que mostrou risco significativamente maior de HG.[16]

Laboratório

Alterações eletrolíticas mais comuns são a hiponatremia e hipocalemia. Cetonúria com alcalose metabólica hipoclorêmica pode se estabelecer e, nos casos mais graves, acidose metabólica. Outros achados laboratoriais são baixos níveis de ureia, aumento de hematócrito, T4 livre elevado com hormônio tireoestimulante (TSH) normal.[13]

Alterações hepáticas são observadas em 50% a 60% dos casos, sendo mais frequentes elevações discretas nos níveis de aspartato aminotransferase (AST) e alanina aminotransferase (ALT), porém, podendo ocorrer elevações bem mais significativas em algumas pacientes. O mecanismo pelo qual esses achados acontecem não é claro, sendo proposto o envolvimento de lesão das células hepáticas secundária a múltiplos fatores, como desidratação, desnutrição e citocinas derivadas da placenta, incluindo fator de necrose tumoral alfa. Os níveis das enzimas hepáticas retornam para níveis normais após a resolução da HG e, portanto, não há sequelas a longo prazo da HG com relação à função hepática.[17]

Tratamento

Mulheres não desidratadas podem ser tratadas de forma ambulatorial com antieméticos, hidratação oral e medidas dietéticas, como alimentação em menores porções e fracionadas. Os antieméticos podem e devem ser oferecidos, pois são seguros, havendo necessidade de combinação deles (Tabela 4.2.1).

Em casos de vômitos persistentes, outras vias de administração além da oral devem ser avaliadas, como sublingual, endovenosa, subcutânea ou intramuscular. Corticoides intravenosos só devem ser usados quando houver falha da terapia convencional. Uma vez cessados os sintomas, a conversão para 40 mg de prednisona via oral deve ser instituída, reduzindo-se a dose gradualmente (5-10 mg por semana) até o alcance da menor dose para manutenção. Em casos extremos, é necessário mantê-la até o parto.[13]

Complicações

Embora a mortalidade materna seja incomum, existem complicações potencialmente graves tanto para a mãe como para o feto, como prematuridade, baixo peso e pequeno tamanho para idade gestacional. Havendo ainda impacto econômico, pois a HG é a principal causa de hospitalização no início da gravidez.[18]

Tabela 4.2.1 Recomendações de terapias antieméticas

Antiemético		Dose
1ª linha	Dimenidrinato 50 mg + Piridoxina 10 mg	1 comprimido à noite, podendo aumentar até para 3x/dia
	Ciclizina 50 mg	8/8 horas
	Prometazina 25 mg	8/8 horas
	Clorpromazina 25 mg	6/6 horas
2ª linha	Metoclopramida 10 mg	8/8 horas
	Domperidona 10 mg	8/8 horas
	Ondansetrona 4 mg ou 8 mg	8/8 horas ou 12/12 horas
3ª linha	Hidrocortisona 100 mg	12/12 horas

Fonte: Nelson-Piercy et al., 2024.[13]

Em casos de refratariedade dos sintomas, não há critérios definidos para iniciar nutrição enteral ou parenteral. Essa última deve ser considerada apenas quando todas as outras abordagens falharem. Gastrojejunostomia endoscópica percutânea pode ser segura, efetiva e bem tolerada, colocada sob anestesia geral no segundo trimestre e removida após o parto.[13]

Encefalopatia de Wernicke é a complicação neurológica mais frequente da HG, com vários relatos de casos na literatura, podendo ser prevenida com reposição de tiamina. A deficiência de vitamina K é uma complicação da desnutrição e da disfunção hepática podendo levar a sangramentos tanto maternos como fetais.[19]

As alterações hepáticas que acontecem na gravidez podem ser categorizadas em três grupos principais: (1) doenças hepáticas específicas da gravidez; (2) doenças hepáticas e biliares que ocorrem durante a gravidez; (3) gravidez em pacientes com doença hepática crônica preexistente.[20] A HG é uma condição que se enquadra no primeiro grupo. A insuficiência hepática aguda (IHA), caracterizada por início súbito de coagulopatia (INR) ≥ 1,5 e encefalopatia, pode ocorrer durante a gravidez, quer como etiologia associada à gravidez, quer como lesão hepática não relacionada e coincidente. Em estudo americano multicêntrico, avaliou-se pacientes com IHA ou lesão hepática sem encefalopatia, e das 70 mulheres selecionadas, em 50% dos casos, a etiologia estava relacionada à gravidez, como a síndrome HELLP (hemólise, elevação de enzimas hepáticas, plaquetopenia) e esteatose hepática aguda da gravidez. Nenhum relato sobre HG.[21]

Embora as náuseas e os vômitos sejam frequentemente considerados resolvidos após o primeiro trimestre, estudos mostraram que esses sintomas constantemente persistem e podem chegar até o parto. Nurmi et al. demonstraram que, em um terço das gestações, a necessidade de cuidados devido à HG continuou após o primeiro trimestre e em quase um décimo das gestações no terceiro trimestre, destacando o valor da preparação para o tratamento de longo prazo da HG.[22]

Referências bibliográficas

1. Vakil N, Van Zanten SV, Kahrilas P, et al. The Montreal definition and classification of gastroesophageal reflux disease: a global evidence-based consensus. Am J Gastroenterol. 2006;101(8):1900-20.
2. Gyawali CP, Yadlapati R, Fass R, et al. Updates to the modern diagnosis of GERD: Lyon consensus 2.0. Gut. 2024;73(2):361-71. Disponível em: https://www.ncbi.nlm.nih.gov/pmc/articles/PMC10846564/.

3. Richter JE. Gastroesophageal reflux disease during pregnancy. Gastroenterol Clin North Am. 2003;32(1):235-61.
4. Altuwaijri M. Evidence-based treatment recommendations for gastroesophageal reflux disease during pregnancy: A review. Medicine (Baltimore). 2022;101(35):e30487.
5. Thélin CS, Richter JE. the management of heartburn during pregnancy and lactation. Aliment Pharmacol Ther. 2020;51(4):421-34.
6. Ali RAR, Egan LJ. Gastroesophageal reflux disease in pregnancy. Best Pract Res Clin Gastroenterol. 2007;21(5):793-806.
7. Shergill AK, Ben-Menachem T, Chandrasekhara V, et al. Guidelines for endoscopy in pregnant and lactating women. Gastrointest Endosc. 2012;76(1):18-24.
8. Lindow S, Regnell P, Sykes J, et al. An open-label, multicentre study to assess the safety and efficacy of a novel reflux suppressant (Gaviscon Advance®) in the treatment of heartburn during pregnancy. Int J Clin Pract. 2003;57(3):175-9.
9. Majithia R, Johnson DA. Are proton pump inhibitors safe during pregnancy and lactation? Evidence to date. Drugs. 2012;72:171-9.
10. Ali RAR, Hassan J, Egan LJ. Review of recent evidence on the management of heartburn in pregnant and breastfeeding women. BMC gastroenterol. 2022;22(1):219.
11. Jansen L, Koot M, Van't Hooft J, et al. The windsor definition for hyperemesis gravidarum: A multistakeholder international consensus definition. Eur J Obstet Gynecol Reprod Biol. 2021;266:15-22.
12. Galletta MAK, Demo MdO, Pinto ALT, Francisco RPV, Zugaib M. Demographic, Clinical, and Obstetrical Characterization of Women with Hyperemesis Gravidarum Using a More Restrictive Diagnosis. Clin Exp Obstet Gynecol. 2022;49(10):231.
13. Nelson-Piercy C, Dean C, Shehmar M, Gadsby R, O'Hara M, Hodson K, et al. The Management of Nausea and Vomiting in Pregnancy and Hyperemesis Gravidarum (Green-top Guideline No. 69). BJOG. 2024;131(7):e1-e30.
14. Duarsa ABS, Widiyanto A, Arjita IPD, et al. Risk factors of hyperemesis gravidarum: meta-analysis from retrospective cohort studies. Malaysian Journal of Public Health Medicine. 2022;22(3):296-309.
15. Tran TT, Ahn J, Reau NS. ACG clinical guideline: liver disease and pregnancy. Am J Gastroenterol. 2016;111(2):176-94.
16. Tang Y, Yang Y, Lv Z. Adverse pregnancy outcomes and Helicobacter pylori infection: A meta-analysis. Int J Clin Pract. 2021;75(10):e14588.
17. Brady CW. Liver disease in pregnancy: what's new. Hepatol Commun. 2020;4(2):145-56.
18. Vinnars MT, Forslund M, Claesson IM, Hedman A, Peira N, Olofsson H, et al. Treatments for hyperemesis gravidarum: A systematic review. Acta Obstet Gynecol Scand. 2024;103(1):13-29.
19. Popa SL, Barsan M, Caziuc A, et al. Life-threatening complications of hyperemesis gravidarum. Exp Ther Med. 2021;21(6):1-13.
20. Guarino M, Cossiga V, Morisco F. The interpretation of liver function tests in pregnancy. Best Pract Res Clin Gastroenterol. 2020;44:101667.
21. Casey LC, Fontana RJ, Aday A, et al. Acute liver failure (ALF) in pregnancy: how much is pregnancy related? Hepatology. 2020;72(4):1366-77.
22. Nurmi M, Rautava P, Gissler M, et al. Readmissions due to hyperemesis gravidarum: a nation-wide Finnish register study. Arch Gynecol Obstet. 2022;306(5):1519-29.

capítulo

5 Dispepsia funcional

Abadia Gilda Buso Matoso

Introdução

Dispepsia é a dor ou desconforto em andar superior do abdome. A síndrome dispéptica inclui sintomas de dor ou queimação epigástrica, empachamento, má digestão e saciedade precoce. As doenças pépticas representam a principal causa de dispepsia, mas afecções pancreáticas, biliares e intestinais também podem apresentar sintomas semelhantes. Quando exames laboratoriais e de imagem conseguem definir uma patologia específica, a dispepsia é denominada orgânica. Entretanto, cerca de 80% dos pacientes dispépticos apresentam exames completamente normais e são então diagnosticados com dispepsia funcional.[1]

A dispepsia funcional é muito frequente na prática clínica, correspondendo a até 5% das consultas ao médico generalista e 20% das avaliações em consultórios de gastroenterologistas. Esses pacientes apresentam evolução crônica e recorrente, fisiopatologia complexa e tratamento que, além de medicamentos e mudança de hábitos de vida, precisa ser baseado em empática relação médico-paciente.[2]

Mulheres têm frequência maior de dispepsia funcional, buscam mais assistência médica e sofrem maior impacto na qualidade de vida. Aspectos pregressos de abuso sexual e físico, ansiedade e depressão também são mais frequentes nas mulheres com doenças funcionais do aparelho digestivo.[3]

Nesse cenário, discutir dispepsia funcional com enfoque no universo da mulher pode tornar o profissional de saúde mais apto a lidar de forma assertiva com o problema.

Critérios diagnósticos e classificação

Nos últimos 30 anos, a definição de dispepsia passou de um conceito amplo que incluía dor, desconforto em andar superior do abdome, pirose, náuseas e vômitos para o reconhecimento de que dor ou queimação epigástrica, plenitude pós-prandial, empachamento e saciedade precoce são os sintomas cardinais da dispepsia. A pirose fica atribuída a síndrome do refluxo gastroesofágico e vômitos e distensão abdominal são classificados em outros grupos de doenças funcionais, as quais podem se sobrepor a dispepsia.[1,4]

A presença desses sintomas cardinais permite afirmar que o paciente apresenta dispepsia não investigada. Após exclusão de doenças orgânicas, metabólicas ou sistêmicas, define-se dispepsia funcional, que é responsável por 80% dos quadros dispépticos não investigados.[1,4]

Os critérios de Roma IV para definição da dispepsia funcional foram originalmente descritos em 2016.[1] Revisões desses critérios têm sugerido que o termo doença funcional do aparelho digestivo seja substituído por distúrbios da interação do eixo cérebro-intestino. O tempo e a frequência de sintomas necessários para a definição da doença também foram revistos. Inicialmente, os sintomas precisavam estar presentes nos 3 últimos meses com início há pelo menos 6 meses. Em pesquisas, esse requisito torna o diagnóstico mais específico, mas, na prática clínica, sintomas presentes durante 4 semanas são suficientes para preencher critérios de dispepsia.[5] Esses critérios atualizados estão demonstrados na Tabela 5.1.

Para facilitar a investigação e o tratamento, a dispepsia funcional é dividida nos subtipos: dor epigástrica e desconforto pós-prandial. Embora essa classificação seja útil para direcionar a conduta, há sobreposição de sintomas em cerca de um terço dos pacientes.[1,4]

Epidemiologia

Vários estudos de revisão e metanálise buscam avaliar a prevalência da dispepsia funcional, mas essa definição torna-se imprecisa, pois os critérios têm mudado ao longo dos anos.[6]

Quando se usa um conceito mais amplo de dispepsia, a prevalência parece ser em torno de 30% da população adulta. Levantamentos com base nos critérios de Roma IV para dispepsia funcional estimam prevalência de 7%, variando entre 2,5% em países como o Japão e até 12,5% no Egito.[7]

Tabela 5.1. Critérios de Roma IV para diagnóstico de dispepsia funcional

B. Distúrbios gastroduodenais
B1. Dispepsia funcional 1. Critérios para o diagnóstico clínico* *Um ou mais dos seguintes critérios:* a) Plenitude pós-prandial b) Saciedade precoce c) Dor epigástrica d) Queimação epigástrica E 2. Nenhuma evidência de doença orgânica (inclusive após realização de endoscopia digestiva alta) que justifique os sintomas. *Critérios presentes nas últimas 8 semanas.
B1a. Síndrome do desconforto pós-prandial Critérios para o diagnóstico clínico (um ou mais sintomas por pelo menos 3 dias/semana).* 1. Plenitude pós-prandial (compromete atividades habituais) 2. Saciedade precoce (impede o término de refeições de tamanho normal) Nenhuma evidência de doença orgânica, metabólica ou sistêmica que justifique os sintomas em investigação clínica rotineira (que inclui endoscopia digestiva alta). *Critérios presentes nas últimas 8 semanas. *Critérios que complementam o diagnóstico:* 1. Dor epigástrica, queimação, distensão de abdome, eructações excessivas e náuseas podem estar presentes 2. Vômitos frequentes precisam de investigações adicionais 3. Pirose não faz parte da síndrome dispéptica, mas pode coexistir 4. Sintomas que aliviam com a defecação ou com a eliminação de gases não são considerados parte da dispepsia 5. Outros sintomas de doenças do aparelho digestivo podem coexistir
B1b. Síndrome da dor epigástrica Critérios para o diagnóstico clínico (um ou mais sintomas por pelo menos 1 dia/semana):* 1. Dor epigástrica (compromete as atividades habituais) 2. Queimação epigástrica (compromete as atividades habituais) Nenhuma evidência de doença orgânica, metabólica ou sistêmica que justifique os sintomas em investigação clínica rotineira (que inclui endoscopia digestiva alta). *Critérios presentes nas últimas 8 semanas. *Critérios que complementam o diagnóstico:* 1. A dor pode ser induzida ou aliviada pela dieta ou pode ocorrer em jejum 2. Eructações, distensão de abdome e náuseas podem estar presentes 3. Vômitos persistentes sugerem outra doença 4. Pirose não faz parte da síndrome dispéptica, mas pode coexistir 5. A dor não pode ter características de dor biliar 6. Sintomas que aliviam com a defecação ou com a eliminação de gases não são considerados parte da dispepsia 7. Outros sintomas de doenças do aparelho digestivo podem coexistir

Fonte: Traduzida de Drossman; Tack, 2022.[5]

São fatores de risco para dispepsia funcional: pacientes jovens, mulheres, tabagismo, uso de anti-inflamatórios não esteroidais e infecção por *H. pylori*, embora esse último seja modesto.[6] Sobreposição entre dispepsia funcional e outras doenças do eixo cérebro-intestino são frequentes.[8]

Fatores psicológicos, particularmente ansiedade e depressão, estão associados a início de sintomas dispépticos.[9] Alguns autores têm demonstrado que história pregressa de abusos é mais comum em pacientes com dispepsia funcional que na população geral.[10] De forma semelhante, síndrome do intestino irritável e infecção intestinal prévia têm sido associadas ao início de sintomas dispépticos.[4]

Avaliação por sexo demonstra que a prevalência de dispepsia não investigada e dispepsia funcional é maior em mulheres do que em homens, particularmente nas fumantes e naquelas com relato de abuso na infância.[3,11]

Dispepsia funcional é crônica e recorrente em mais de um terço dos pacientes, é benigna e não impacta em mortalidade, mas compromete a qualidade de vida, sendo responsável por importantes gastos no sistema de saúde e causa de muitas faltas ao trabalho, escola e atividades sociais.[4]

A avaliação da qualidade de vida em homens e mulheres dispépticos pelo questionário SF-36 mostra que mulheres têm piores pontuações nos domínios de limitações funcionais, saúde mental e emocional, dor, vitalidade, atividades sociais e percepção geral de saúde.[11]

Fisiopatologia

A dispepsia funcional é um distúrbio do eixo cérebro-intestino associado a alterações de motilidade gástrica, incluindo retardo do esvaziamento ou deficiência da acomodação do fundo gástrico, hipersensibilidade visceral a estímulos físicos ou químicos, alterações no processamento dos estímulos no sistema nervoso central, psicopatologias, modificações da microbiota, da permeabilidade intestinal ou da resposta imune local e genética. Um ou mais fatores podem estar presentes em cada paciente.[4]

Alteração da função motora do estômago

Retardo do esvaziamento gástrico, deficiência na acomodação do fundo gástrico são alterações motoras melhor descritas na dispepsia funcional. Não há correlação entre esses achados com o subtipo específico de dor epigástrica ou desconforto pós-prandial.[12] Também foram descritas hipomotilidade antral e duodenal.[4]

Alteração da sensibilidade visceral

A sensibilidade gástrica a estímulos físicos (como a distensão) e químicos (como ácido endógeno ou exógeno) é maior em pacientes dispépticos do que em voluntários saudáveis.[13]

Sistema nervoso central

Na dispepsia funcional, podem ocorrer alterações estruturais ou funcionais em áreas cerebrais responsáveis pela modulação da dor e das emoções.[4]

Alterações psicológicas

Estresse e ansiedade estão frequentemente associados a dispepsia funcional, porém a relação causal não está completamente definida. O estresse pode alterar o eixo hipotálamo-hipófise, aumentando a secreção de hormônio liberador de corticotrofina que altera a resposta imune, bem como a microbiota e a permeabilidade intestinais. Variações emocionais também alteram as respostas do sistema nervoso autônomo interferindo na motilidade e nas secreções do trato gastrointestinal.[4]

Sistema imune, inflamação e permeabilidade intestinal

Inflamação de baixo grau, especialmente no duodeno, tem sido relacionada à fisiopatologia da dispepsia funcional em ambos os subtipos. Aumento de eosinófilos e mastócitos duodenais está associado ao aumento de permeabilidade intestinal e alterações estruturais e funcionais nos neurônios da submucosa.[14]

Microbiota

Conhecimentos recentes mostram que disbiose esofágica, gástrica e duodenal estão associadas a dispepsia funcional. Essas modificações na microbiota podem levar a distúrbios de motilidade e da sensibilidade visceral através de alteração da permeabilidade intestinal, e das atividades neuronal e imunoinflamatória.[15]

Genética

Estudos iniciais apontam para uma predisposição genética para a dispepsia funcional, mas genes específicos não foram identificados. Estudos nesse sentido são difíceis porque existem muitos elementos fisiopatológicos envolvidos e muita sobreposição com outras doenças dos distúrbios do eixo cérebro-intestino ou sistêmicas.[4]

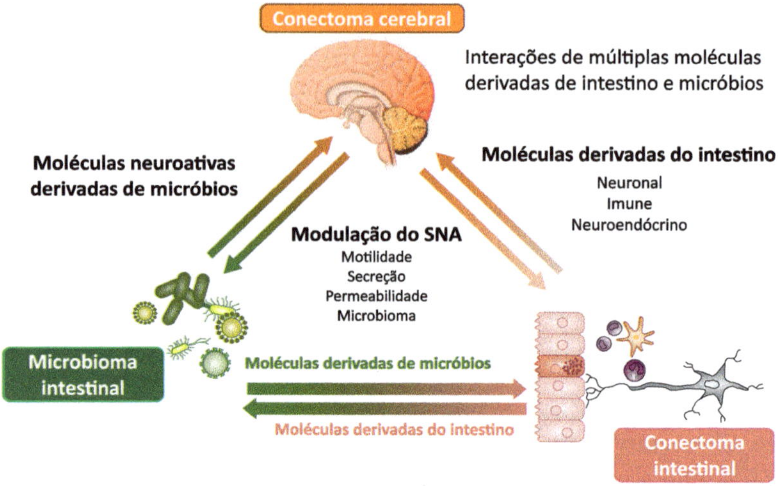

Figura 5.1. Modelo biológico que postula as comunicações circulares entre o cérebro, o intestino e o microbioma intestinal nas doenças do eixo cérebro-intestino. Fonte: Adaptada de Mayer et al., 2022.[16]

A Figura 5.1 resume o modelo biológico que postula as comunicações circulares entre o cérebro, o intestino e o microbioma intestinal.[16]

Dos fatores envolvidos com a fisiopatologia da dispepsia funcional, dois têm particularidades na mulher: a microbiota e as alterações psicológicas. Há uma diversidade da microbiota intestinal entre o sexo feminino e masculino relacionada provavelmente a questões hormonais, imunológicas e emocionais. Da mesma forma, mulheres em diferentes faixas etárias e condições fisiológicas como gestação ou menopausa também têm microbiotas distintas.[17] Ansiedade e depressão, as duas condições psicológicas mais frequentemente associadas a dispepsia funcional, são mais frequentes na mulher.[9] Ainda não está clara a forma pela qual essas particularidades fisiológicas e fisiopatológicas femininas influenciam na maior frequência e em características específicas da dispepsia funcional nessas pacientes.

Diagnóstico

A história clínica e o exame físico devem ser detalhados, acolhedores e empáticos. A dispepsia funcional é crônica e recorrente, tem frequente sobreposição com outras doenças associadas ao eixo cérebro-intestino e a transtornos psicológicos.[2,4]

A investigação deve iniciar com a caracterização e cronologia dos sintomas, além de compreender se há predomínio de dor/queimação epigástrica ou sintomas de desconforto pós-prandial, como empachamento, má digestão e saciedade precoce, para classificação clínica do subtipo da dispepsia segundo os critérios de Roma IV. Na prática clínica, a presença de sintomas por 4 semanas já será suficiente para investigação.[4,5] A existência de outros sintomas associados ou não ao sistema digestivo complementa a anamnese. Pirose e regurgitação são sugestivos de doença do refluxo gastroesofágico associado. Existe um grupo de pacientes em que uma infecção do trato gastrointestinal ou um trauma psicológico marcam pontualmente o início da doença e questionamento objetivo nesse sentido deve ser feito. Atenção especial a presença de sinais de alarme, como perda ponderal, anemia, sangramento digestivo e massas abdominais palpáveis. Avaliar história familiar especialmente de câncer e doença celíaca, bem como uso de medicamentos e drogas.[4] A Tabela 5.1, anteriormente, descreve os critérios diagnósticos para dispepsia funcional e para seus subtipos clínicos de dor epigástrica ou desconforto pós-prandial.

Dos pacientes classificados clinicamente como portadores de síndrome dispéptica, 80% terão dispepsia funcional. Para essa constatação, é necessária a exclusão de causas orgânicas. Exames laboratoriais básicos (hemograma, avaliação de função renal e íons, hepatograma, proteína C reativa) devem ser realizados, particularmente em pacientes com mais de 55 anos ou com sinais de alarme.[4] Sorologia para doença celíaca é importante naquelas pacientes com sobreposição de sintomas de síndrome do intestino irritável.[18] No Brasil é importante realizar exame parasitológico de fezes, uma vez que protozoários e helmintos ainda são frequentes e podem ser causa de dispepsia.[19]

A dispepsia causada pelo *H. pylori* responde por cerca de 5% ou mais dos casos e deve ser avaliada antes do diagnóstico de dispepsia funcional. Testes não invasivos para diagnóstico da infeção como pesquisa de antígeno fecal e teste respiratório devem ser oferecidos às pacientes (conduta "teste e trate"). No Brasil, esses testes não têm ampla disponibilidade e o exame de endoscopia digestiva alta deve ser realizado com o objetivo de descartar doenças orgânicas e avaliar a infecção pelo *H. pylori* por teste de urease ou biópsias. A endoscopia deve ser imediata em pacientes com mais de 55 ou com sinais de alarme.[4]

Dessa forma, a maioria dos pacientes com dispepsia terão diagnóstico de dispepsia funcional com base na inclusão de sintomas nos critérios de Roma IV e avaliação da infecção pelo *H. pylori*[1] (Figura 5.2).

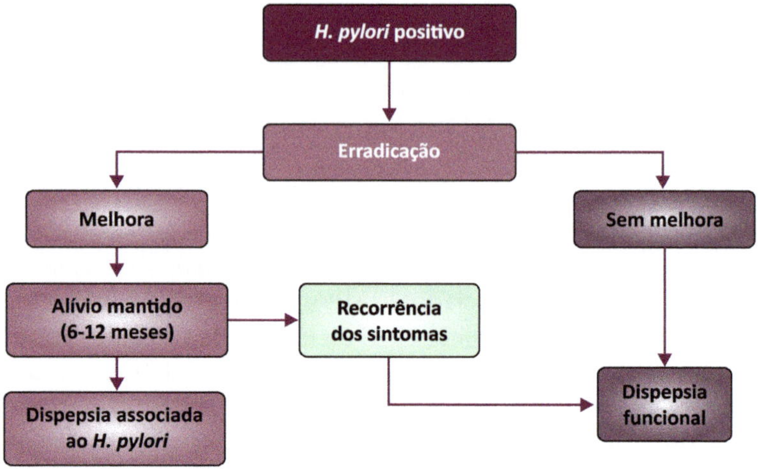

Figura 5.2. Dispepsia associada ao *H. pylori*. Fonte: Adaptada de Stanghellini et al., 2016.[1]

Pacientes com dor semelhante à cólica biliar devem realizar ultrassonografia de abdome e as que têm dor abdominal e perda ponderal, tomografia computadorizada de abdome. A maioria das pacientes não precisarão de outras investigações para o diagnóstico de dispepsia funcional.[4]

Alguns estudos mostram que homens têm dispepsia com mais sintomas de dor epigástrica, enquanto mulheres apresentam maior frequência do subtipo de desconforto pós-prandial. Além disso, os sintomas nas mulheres tendem a ser mais prolongados e com maior repercussão psicossocial, bem como a sobreposição de doenças associadas as alterações do eixo cérebro-intestino são mais frequentes no sexo feminino.[3]

Tratamento

O primeiro passo na abordagem da dispepsia funcional é a empatia e o esclarecimento, fazer um diagnóstico positivo, tranquilizar sobre a benignidade da doença, explicar o caráter crônico e recorrente e, de forma simples, situar o problema no eixo cérebro-intestino. A avaliação dos tratamentos prévios de cada paciente, a discussão compartilhada sobre o plano terapêutico e o engajamento do paciente são essenciais para o sucesso, que será definido pela melhora dos sintomas e da qualidade de vida.[4]

A Figura 5.3 apresenta um fluxograma didático para o tratamento da dispepsia funcional e a seguir detalhamos cada uma das opções.

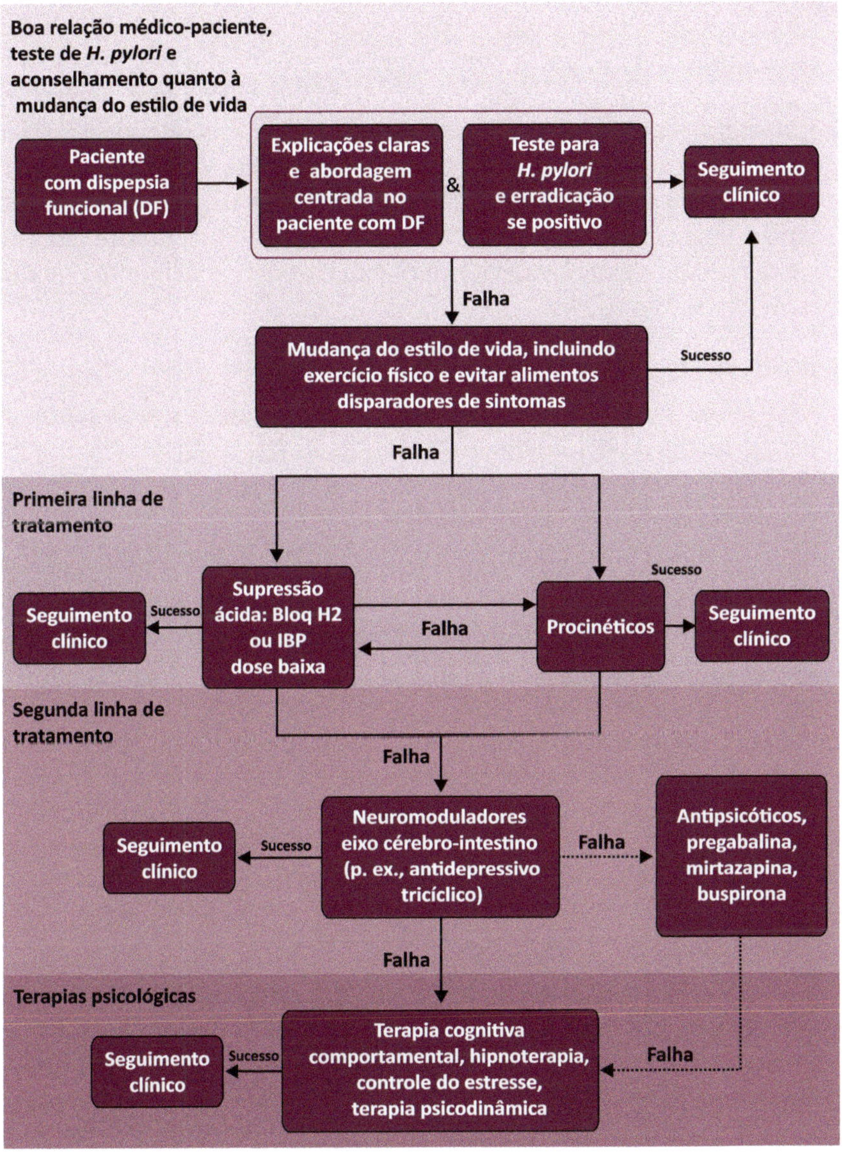

Figura 5.3. Algoritmo para abordagem terapêutica da dispepsia funcional. Fonte: Adaptada do Consenso da Sociedade Britânica de Gastroenterogia, 2022.[4]

Dieta

A maioria dos pacientes com dispepsia funcional apresentam sintomas desencadeados por dieta, mas os trabalhos ainda têm poucas evidências para suportar restrições dietéticas específicas. Alguns alimentos podem modificar a acomodação gástrica, a motilidade duodenal e a microbiota ou mesmo desencadear um fenômeno de hipersensibilidade visceral e resposta imunológica. Nenhuma restrição ampla está indicada, sendo a melhor alternativa evitar individualmente os alimentos que desencadeiam sintomas.[20]

Atividade física

Apesar de poucos estudos, atividade física regular parece melhorar a qualidade de vida dos pacientes com dispepsia funcional.[21]

Medicamentos antissecretores de ácido

Não há dados que suportem o uso de antiácidos, alginato, sucralfato e bismuto, mas alguns pacientes podem relatar melhora dos sintomas dispépticos com uso desses medicamentos. Tanto os bloqueadores dos receptores de histamina (bloq H2) quanto os inibidores da bomba de prótons (IBPs) se mostraram um pouco mais efetivos que o placebo em pacientes com dispepsia funcional independente do subtipo avaliado. O efeito dos IBPs não é dose-dependente, portanto a menor dose que mantém o paciente bem deve ser preferida.[22] Em estudos preliminares, bloqueadores dos canais de potássio como a **vonoprazana** também mostraram efetividade no tratamento da dispepsia funcional.[23]

Procinéticos

A qualidade de evidências para o efeito de **domperidona, bromoprida** e **metoclopramida** é baixa, mas a maior parte dos estudos mostram que esses medicamentos melhoram sintomas em pacientes com dispepsia funcional. Atenção especial deve ser dada a efeitos colaterais como distonia e síndrome parkinsoniana com metoclopramida, e aumento do intervalo QT e arritmias com domperidona.[22]

Neuromoduladores do eixo cérebro-intestino

Hipersensibilidade, alterações de transmissão de impulsos no eixo cérebro-intestino e processamento central anormal da dor estão bem definidos na fisiopatologia da dispepsia funcional. Portanto, é racional o uso de medicamentos como antidepressivos tricíclicos em baixas doses porque modulam a resposta a dor e modificam a motilidade do trato gastrointestinal. Estudos que compararam neuromoduladores e placebo mostram evidências que favorecem o uso dos **antidepressivos tricíclicos** como a **nortriptilina** em baixas doses (10 mg como dose inicial titulada, até o máximo de 50 mg, à noite). Os **antipsicóticos** como a **sulpirida** na dose de 100 mg, quatro vezes ao dia, se mostraram benéficos como tratamento de segunda linha para pacientes com dispepsia funcional. Ainda não há evidências que suportem o uso de inibidores da recaptação de serotonina ou inibidores da recaptação de serotonina e noradrenalina na dispepsia funcional.[22] **Pregabalina** 75 mg à noite se mostrou eficiente no alívio dos sintomas e na qualidade de vida, especialmente de pacientes com dispepsia subtipo dor epigástrica.[24] Em estudo de boa metodologia, a **mirtazapina** 15 mg ao dia não reduziu a dor de pacientes com dispepsia funcional, mas melhorou significativamente a saciedade precoce e a qualidade de vida. De forma semelhante, a **buspirona** 10 mg, três vezes ao dia, também melhorou empachamento, saciedade precoce e critérios de qualidade de vida.[4] Quando esses medicamentos forem prescritos, é preciso que os pacientes sejam orientados quanto ao seu mecanismo de ação nessa patologia específica e quanto aos possíveis efeitos colaterais para evitar descontinuação do tratamento.[4]

Existem várias propostas de algoritmos para o tratamento da dispepsia funcional, mas uma abordagem escalonada como no Consenso da Sociedade Britânica de Gastroenterologia pode facilitar a condução desses pacientes. Em uma primeira linha de tratamento está o estabelecimento da relação médico-paciente, a orientação dietética e de hábitos de vida e uma abordagem medicamentosa baseada em bloq H2, IBP e/ou procinéticos. Esse tratamento é feito por 4 a 8 semanas e, se houver resposta clínica, os medicamentos são reduzidos e posteriormente suspensos, devendo o paciente seguir em acompanhamento. Em uma segunda linha de abordagem, após falha da primeira, indica-se neuromoduladores do eixo cérebro-intestino, especialmente os antidepressivos tricíclicos. Aqui também há opção para antipsicóticos, pregabalina ou buspirona. Se houver melhora clínica, recomenda-se manutenção do tratamento por 6 a 12 meses[4] (Figura 5.3).

Para pacientes que não melhoram com abordagens de primeira e segunda linha, recomenda-se abordagem multidisciplinar dos problemas psicológicos que estão associados em 15% a 80% dos casos. As quatro modalidades mais estudadas são terapia psicodinâmica, terapia cognitiva comportamental, hipnoterapia e terapias de controle do estresse, como meditação.[4] Essas intervenções foram melhor e mais recentemente estudadas em outras doenças do eixo cérebro-intestino como a síndrome do intestino irritável, mas, devido a fisiopatologia semelhante, provavelmente resultados igualmente semelhantes poderão ser esperados na dispepsia funcional.[25]

Conclusão

Considerando o universo feminino, a abordagem da dispepsia apresenta desafio ainda maior. Como visto anteriormente, a fisiopatologia e a apresentação clínica têm alguns aspectos específicos nessa população. Assim como a resposta ao tratamento, as recorrências e o impacto na qualidade de vida são diferentes no sexo feminino.[3] A compreensão dessas particularidades e a abordagem dessas pacientes de forma acolhedora, transparente e empática são essenciais para uma evolução clínica mais satisfatória.

Referências bibliográficas

1. Stanghellini V, Chan FK, Hasler WL, et al. Gastroduodenal disorders. Gastroenterology. 2016;150(6):1380-92.
2. Oshima T, Miwa H. Epidemiology of Functional Gastrointestinal Disorders in Japan and in the World. J Neurogastroenterol Motil. 2015;21(3):320-9.
3. Kim YS, Kim N. Functional dyspepsia: a narrative review with a focus on sex-gender differences. J Neurogastroenterol Motil. 2020;26(3):322-34.
4. Black CJ, Paine PA, Agrawal A, et al. British Society of Gastroenterology guidelines on the management of functional dyspepsia. Gut. 2022;71(9):1697-1723.
5. Drossman DA, Tack J. Rome Foundation clinical diagnostic criteria for disorders of gut-brain interaction. Gastroenterology 2022; 162:675-9.
6. Ford A, Marwaha A, Sood R, et al. Global prevalence of, and risk factors for, uninvestigated dyspepsia: a meta-analysis. Gut. 2015; 64(7):1049-57.
7. Sperber AD, Bangdiwala SI, Drossman DA, et al. Worldwide prevalence and burden of functional gastrointestinal disorders, results of Rome Foundation global study. Gastroenterology. 2021;160:99-114.
8. Aziz I, Palsson OS, Törnblom H, et al. Epidemiology, clinical characteristics, and associations for symptom-based Rome IV functional dyspepsia in adults in the USA, Canada, and the UK: a cross-sectional population-based study. Lancet Gastroenterol Hepatol. 2018;3(4):252-62.
9. Aro P, Talley NJ, Johansson S-E, et al. Anxiety is linked to new-onset dyspepsia in the Swedish population: a 10-year follow-up study. Gastroenterology. 2015;148:928-37.
10. Talley NJ, Fett SL, Zinsmeister AR, et al. Gastrointestinal tract symptoms and selfreported abuse: a population-based study. Gastroenterology. 1994;107(4):1040-9.
11. Napthali K, Koloski N, Walker MM, et al. Women and functional dyspepsia. Womens Health (Lond). 2016;12(2):241-50.

12. Vanheel H, Carbone F, Valvekens L, et al. Pathophysiological abnormalities in functional dyspepsia subgroups according to the Rome III criteria. Am J Gastroenterol. 2017;112:132-40.
13. Simrén M, Törnblom H, Palsson OS, et al. Visceral hypersensitivity is associated with GI symptom severity in functional GI disorders: consistent findings from five different patient cohorts. Gut. 2018;67:255-62.
14. Du L, Chen B, Kim JJ, et al. Micro-inflammation in functional dyspepsia: a systematic review and meta-analysis. J Neurogastroenterol Motil. 2018;30(4):e13304.
15. Jung H-K, Talley NJ. Role of the duodenum in the pathogenesis of functional dyspepsia: a paradigm shift. J Neurogastroenterol Motil. 2018;24:345-54.
16. Mayer EA, Nance K, Chen S. The gut-brain axis. Annu Rev Med. 2022;73:439-53.
17. Marano G, Traversi G, Gaetani E, et al. Gut microbiota in women: The secret of psychological and physical well-being. World J Gastroenterol. 2023;29(45):5945-52.
18. Irvine AJ, Chey WD, Ford AC. Screening for celiac disease in irritable bowel syndrome: an updated systematic review and meta-analysis. Am J Gastroenterol. 2017;112:65-76.
19. Silva SF, Viana DJS, Seabra APA, et al. Frequência de parasitoses intestinais em pacientes atendidos em um laboratório privado da cidade de Diamantina (Minas Gerais, Brasil): Frequency of intestinal parasites in patients seen in 2016 and 2020 in a private laboratory in the city of Diamantina (Minas Gerais, Brazil). Health and Biosciences. 2022;3(1):59-73.
20. Duncanson KR, Talley NJ, Walker MM, et al. Food and functional dyspepsia: a systematic review. J Hum Nutr Diet. 2018;31:390-407.
21. Rane SV, Asgaonkar B, Rathi P, et al. Effect of moderate aerobic exercises on symptoms of functional dyspepsia. Indian J Gastroenterol. 2021;40:189-97.
22. Ford AC, Moayyedi P, Black CJ, et al. Systematic review and network meta-analysis: efficacy of drugs for functional dyspepsia. Aliment Pharmacol Ther. 2021;53:8-21.
23. Shinozaki S, Osawa H, Hayashi Y. Vonoprazan Therapy is as Effective for Functional Dyspepsia without Heartburn as Acotiamide Therapy. J Gastrointestin Liver Dis. 2023;32(1):23-9.
24. Kotikula I, Thinrungroj N, Pinyopornpanish K, et al. Randomised clinical trial: the effects of pregabalin vs placebo on functional dyspepsia. Aliment Pharmacol Ther. 2021;54(8):1026-32.
25. Black CJ, Thakur ER, Houghton LA, et al. Efficacy of psychological therapies for irritable bowel syndrome: systematic review and network meta-analysis. Gut. 2020;69:1441-51.

capítulo 6

Intolerância e transtornos alimentares nas mulheres

Adélia Carmen Silva de Jesus
Vera Lucia Ângelo Andrade

Introdução

As **reações aos alimentos** são epidemiologicamente muito frequentes. Elas podem ser divididas em duas categorias: tóxicas e não tóxicas.[1,2] As reações tóxicas são definidas por reação indesejável após ingestão de aditivos ou alimentos. As reações não tóxicas, por sua vez, são aquelas que dependem de susceptibilidade individual, e são classificadas em: imunomediadas (hipersensibilidade alimentar ou alergia alimentar) e não imunomediadas (intolerância alimentar). De acordo com as recomendações da Academia Americana de Alergia, Asma e Imunologia, existem diferenças conceituais entre intolerância alimentar (IA) e alergia alimentar (AA).[1,3]

Os ingredientes dos alimentos (em geral, proteínas, mas às vezes haptenos químicos) são reconhecidos por células imunológicas precisas e provocam uma reação imunológica específica, resultando em sintomas característicos. Alguns alimentos, geralmente frutas e vegetais, podem causar reações alérgicas, principalmente se consumidos crus. No entanto, a maioria dos alérgenos alimentares ainda pode causar reações, mesmo depois de cozidos ou após serem digeridos no trato gastrointestinal. Além disso, pode ocorrer um fenômeno denominado reatividade cruzada, quando um anticorpo reage não apenas ao alérgeno original, mas aos outros com características semelhantes. Na AA, a reatividade cruzada ocorre quando um alérgeno alimentar compartilha semelhança estrutural ou de sequência com um alérgeno alimentar ou aeroalérgeno diferente, o que pode desencadear uma reação adversa semelhante àquela desencadeada pelo alérgeno alimentar original. A reatividade cruzada é comum, por exemplo, entre diferentes mariscos e nozes, entre algumas frutas e o látex, ou entre diferentes leites animais, como o leite de vaca e de cabra. Os óleos alimentares – como soja, milho, amendoim e sésamo – variam desde uma alergenicidade muito baixa até muito elevada (se pouca proteína alimentar for removida no processamento).[3] A AA deve ser diferenciada da IA, cujo mecanismo não envolve reação imunológica.[1,5]

A **IA** é a resposta do organismo à digestão incompleta de determinados alimentos, como lactose, frutose, podendo levar a sintomas intestinais, tais como diarreia e inchaço abdominal. Ela é resultado da deficiência ou ausência de enzimas responsáveis pela quebra de moléculas maiores em menores. Na ausência de intolerância, essas pequenas moléculas são absorvidas no trato gastrointestinal e o paciente não apresentará sintomas.[1,3] O Quadro 6.1 resume os termos e características relacionados a IA e a AA.

Quadro 6.1. Termos e características relacionados a intolerância alimentar e alergia alimentar

Termo	Características
Alergia alimentar	Resposta imunomediada ou não mediada por IgE a um determinado alimento; os sintomas devem ocorrer toda vez que o alimento for ingerido.
Sensibilização	Detecção de IgE específica através de picada na pele ou exame de sangue para um alimento específico. Sintomas previsíveis não ocorrem toda vez que o alimento é ingerido.
Alergia alimentar IgE mediada	Quando um IgE anticorpo específico de um alimento é formado e se liga às células alérgicas em todo o corpo. Toda vez que o alimento é ingerido, causa sintomas de início imediato (dos sistemas cutâneo, respiratório, cardiovascular, neurológico e gastrointestinal), geralmente dentro de minutos ou em até 3 horas após a ingestão. A picada na pele ou o teste de IgE específico do sangue provavelmente serão positivos para esse alimento.
Alergia alimentar não IgE mediada	Alergia alimentar não IgE mediada é uma reação imunomediada não IgE de início retardado a um alimento específico. Os sintomas gastrointestinais mais comuns incluem vômito, dor de estômago, diarreia ou sangue nas fezes. O teste de IgE específico no sangue é negativo.
Intolerância	Resposta não imunológica a alimentos e não inclui outras reações sistêmicas de IgE. Na maioria das vezes inclui sintomas gastrointestinais, como dor abdominal, distensão abdominal e diarreia.

Fonte: Adaptado de Hon; Gupta, 2021.[1]

Alergia × intolerância alimentar

Intolerância e alergia alimentar podem causar sintomas semelhantes, mas as diferenças entre ambos são fundamentais para o diagnóstico e tratamento.[1,3] Uma resposta do tipo IA ocorre no sistema digestivo quando não ocorre adequada decomposição dos alimentos, consequência de deficiências enzimáticas, sensibilidade a aditivos ou reações a produtos químicos naturais. Na IA, frequentemente, é possível a ingestão de pequenas quantidades do alimento sem o surgimento de sintomas. Por outro lado, a AA pode causar uma reação grave ou potencialmente fatal após o indivíduo ingerir, inalar ou mesmo tocar uma quantidade mínima de determinado alimento.

Os sintomas das reações alérgicas a alimentos são geralmente observados na pele (urticária, coceira, inchaço). Os sintomas gastrointestinais podem incluir vômitos e diarreia. Os sintomas respiratórios podem acompanhar os sintomas cutâneos e gastrointestinais, mas geralmente não ocorrem sozinhos. A reação alérgica mais urgente e grave é a anafilaxia, caracterizada por sintomas graves, progressivos e de início rápido, envolvendo mais de um sistema orgânico que pode ocorrer com alergia alimentar mediada por IgE[1] que inclui edema de glote e síncope.[3] Compreender essas diferenças é fundamental para fornecer diagnósticos e tratamentos precisos. Os profissionais de saúde devem avaliar cuidadosamente o histórico clínico do paciente e realizar testes específicos para diferenciar a IA da AA.[3]

A prevalência mundial e a distribuição etária da IA e da AA são diferentes. A IA é mais prevalente do que a AA em todas as faixas etárias. Em contrapartida, a AA relacionada com uma resposta imunológica anormal é mais prevalente em crianças e a prevalência de AA em adultos pode persistir em fases posteriores da vida de alguns indivíduos.[6] Estima-se que as reações adversas aos alimentos ocorram em até um quinto da população. A IA é relatada por 15% a 20% da população mundial, mais frequentemente do que a alergia alimentar,[5] e é mais comum entre pacientes com distúrbios gastrointestinais funcionais, como a síndrome do intestino irritável, com 50% a 80% apresentando problemas consistentes com alimentos específicos.[6] Etiologicamente, os alérgenos alimentares mais comuns são leite de vaca, ovo, amendoim, nozes, soja, mariscos e peixes de barbatana, sendo os mais envolvidos são os dois primeiros.[5] Por outro lado, os sintomas da IA podem ser semelhantes aos de outras condições patológicas do trato gastrointestinal.[6]

Intolerância alimentar a carboidratos

Caracterizada pela incapacidade de digestão de determinados carboidratos devido à falta de enzimas intestinais com presença de sintomas como diarreia, distensão abdominal e flatulência. Estima-se que a intolerância alimentar a carboidratos (IAC) afete até 20% da população. A deficiência de dissacaridase é uma condição subdiagnosticada em adultos com sintomas gastrointestinais crônicos. A prevalência de IAC autorrelatada entre os americanos é de 24,8%.[7]

As causas da má absorção de carboidratos são:

- **Primária:** deficiência congênita de lactase, sacarase-isomaltose, maltase-glucoamilase, trealase, cotransportador de sódio/glicose SGLT1.
- **Secundária:** insuficiência ou ressecção pancreática, diminuição da atividade da lactase relacionada à idade, doenças da mucosa entérica (doença celíaca, doença de Crohn), perda de área de absorção (ressecção ou *bypass* intestinal), supercrescimento bacteriano do intestino delgado, lesão por radiação ou por medicamento/toxina.

Os carboidratos não absorvidos são fermentados por bactérias anaeróbicas no cólon, levando à produção de ácido láctico e acetato de ácidos graxos de cadeia curta, propionato e butirato e gases hidrogênio, metano e dióxido de carbono. Os acetatos de ácidos graxos de cadeia curta exercem uma variedade de efeitos na motilidade e na secreção intestinal, podendo causar dor, cólica abdominal e/ou diarreia. A deficiência de enzimas que clivam as dissacaridases pode resultar no aumento da carga osmótica de açúcares mal absorvidos no intestino delgado e levar aos sintomas.[8]

A IAC mais prevalente é a intolerância à lactose, mas outras também são frequentes, tais como frutose, frutano e sacarose. A seguir, serão abordadas as intolerâncias epidemiologicamente mais prevalentes em nosso meio.

Intolerância à lactose

A lactose é um dissacarídeo formado por moléculas de galactose e glicose ligadas por uma ligação glicosídica β-1,4. A enzima lactase é responsável por clivar lactose, um açúcar encontrado no leite, em glicose e galactose, facilitando sua absorção no intestino delgado. A intolerância à lactose ou deficiência de lactase ou ainda hipolactasia é a incapacidade de digerir lactose, do próprio leite e, em menor grau, dos produtos lácteos derivados dele.

A prevalência e gravidade reais da intolerância à lactose não estão estabelecidas, mas estima-se que 75% dos adultos em todo o mundo experimentam alguma diminuição na atividade da lactase durante a idade adulta.[9,10]

Etiopatogênese

Etiologicamente, as causas primárias podem ser devidas à deficiência congênita de lactase ou deficiência ontogenética de lactase, que é a hipolactasia adulta. As secundárias podem ser devido a danos nos enterócitos, por exemplo enterite infecciosa, parasitária, induzida por medicamentos, doença inflamatória intestinal e crescimento excessivo de bactérias ou fungos.[11]

A lactose ingerida é hidrolisada em glicose e galactose pela enzima lactase, sendo esse dissacarídeo absorvido pela mucosa intestinal. Na mucosa intestinal, a concentração da enzima lactase varia, sendo esta 40% menor no duodeno do que no jejuno. A lactose não hidrolisada não será absorvida no intestino delgado, passando para o cólon, onde será convertida em ácidos graxos de cadeia curta pelas bactérias da microbiota intestinal, produzindo propionato, acetato e butirato.[12]

Quadro clínico

Muitos pacientes são assintomáticos ou oligossintomáticos. Os sintomas após a ingestão de lactose podem incluir dor ou distensão abdominal, flatulência, náuseas, vômitos, borborigmo e/ou diarreia. O grau de sintomatologia depende da carga de lactose, quantidade de lactose não fermentada, tempo de esvaziamento gástrico ou trânsito do intestino delgado, capacidade colônica de absorção de água, fermentação bacteriana e/ou sensibilidade visceral.[11]

Diagnóstico complementar

O diagnóstico da intolerância à lactose pode ser realizado por meio de exame genético, exame sanguíneo, teste de hidrogênio expirado (THE) ou ainda por diagnóstico clínico baseado nos sintomas. Embora não exista nenhum teste considerado "padrão-ouro", o THE é o mais recomendado por ser de fácil execução, não invasivo e apresentar bons percentuais de sensibilidade e especificidade. O teste é realizado com 1 g/kg/peso de lactose, com dose máxima de 25 g, diluída em 250 mL de água. A determinação do hidrogênio (H_2) expirado é realizada a cada 30 minutos, até 180 minutos. Para evitar resultados falso-positivos, um teste para excluir o supercrescimento bacteriano do intestino delgado (SIBO) deve ser realizado previamente.[13,14]

Tratamento

Intolerantes à lactose devem ser orientados a reduzir ou eliminar a ingestão de lactose, substituir a lactose ou administrar substitutos enzimáticos. A maioria dos intolerantes à lactose tolera 12 gramas de lactose em uma refeição e cerca de 18 gramas de lactose distribuídas ao longo do dia. Por outro lado, o consumo de 25 gramas de lactose provoca má digestão na maioria da população. Os pacientes devem ser orientados sobre o teor de lactose dos alimentos, para que possam fazer escolhas alimentares adequadas. Iogurtes fermentados e queijos mais duros apresentam menor teor de lactose. Em contrapartida, o leite em pó contém quase 50% de lactose. Preparações de enzima lactase podem ser prescritas. A apresentação farmacêutica pode ser cápsula ou sachê na dose de 4.000 a 10.000 UI utilizadas antes das refeições lácteas.[15]

Intolerância à frutose

A frutose é um monossacarídeo de seis carbonos, com três apresentações: monossacarídeo puro, dissacarídeo (sacarose = glicose + frutose) e polimerizado como oligossacarídeos. A frutose é absorvida por transporte facilitado independente de glicose ou por cotransporte dependente de glicose. A difusão facilitada é mediada pela proteína GLUT-5. A atividade da proteína transportadora determinará a absorção de frutose. Após a absorção, a frutose sai do enterócito transportado pelo GLUT-2 localizado na membrana basolateral, atingindo a circulação portal que a transporta até o fígado, onde é primariamente metabolizada (Figura 6.1).[16]

A epidemiologia da intolerância à frutose ainda não é conhecida, mas estima-se que tenha alta prevalência em pacientes com síndrome do intestino irritável, em torno de 50%.[16] Com o envelhecimento, muitas pessoas tornam-se intolerantes aos carboidratos, incluindo a frutose.

Diagnóstico clínico

Baseia-se na história clínica, relacionada à ingestão de alimentos ricos em frutose, com sintomas como dor e distensão abdominal, flatulência, náuseas, vômitos, diarreia ou constipação intestinal. A quantidade e o tipo de alimento devem ser considerados na coleta de dados. A frutose não é encontrada apenas em frutas, mas em vegetais, cereais, mel, xarope de milho, refrigerantes, sucos e molhos embalados.[16]

Outra condição que deve ser investigada em intolerantes à frutose é a depressão. A relação entre essa intolerância e a depressão já está estabelecida na literatura e isso ocorre devido ao fato de a frutose não absorvida se acumular e se ligar ao triptofano, formando um complexo frutose-triptofano.

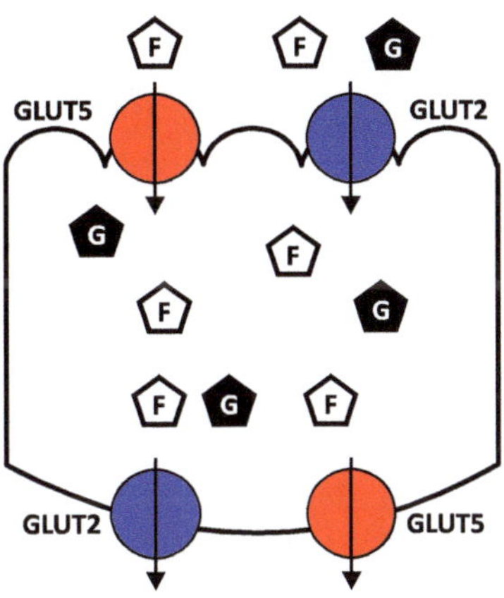

Figura 6.1. Fisiologia da absorção de frutose. F: frutose; G: glicose; GLUT5: transportador de frutose; GLUT2: transportador facilitado de glicose independente de sódio. Fonte: Reproduzida com autorização de Santos Júnior.[16]

Com isso, o triptofano, precursor da serotonina, fica menos disponível com consequente redução da biossíntese desse neurotransmissor, o que contribui para o aparecimento de sintomas depressivos. Com a retirada da frutose da dieta, pode ocorrer melhora nos sintomas depressivos após 4 semanas.[16-18]

Diagnóstico complementar

O padrão-ouro para o diagnóstico de intolerância à frutose é o THE, realizado com 1 g/kg/peso de frutose, com dose máxima de 25 g, diluída em 250 mL de água. A determinação do H_2 expirado é realizada a cada 30 minutos, até 180 minutos. Para evitar resultados falso-positivos, um teste para excluir o SIBO deve ser realizado antecipadamente.[19] O tratamento do SIBO pode levar à melhora de 80% das intolerâncias à frutose.[13]

Tratamento

Considerando que a frutose é um monossacarídeo, não existe nenhuma enzima que possa ser prescrita em analogia à lactase na intolerância à lactose. A melhor opção terapêutica é a exclusão de alimentos ricos em frutose (Quadro 6.2) e, posteriormente, a reintrodução deles, avaliando a tolerância individual. Quando a frutose é administrada em combinação com glicose, a capacidade de absorção é melhorada (GLUT-2), no entanto existe um limite para a quantidade total de frutose que pode ser absorvida.[17]

Quadro 6.2. Lista de alimentos *in natura* ricos em frutose

Teores acima de 10 g/100 g ou 100 mL de alimento	
Bolo de frutas	11,0
Mel	58,1
Xarope de milho	29,5
Teores entre 5 e 9,9 g/100 mL de alimento	
Banana	6,2
Caqui sem casca	7,8
Cereja preta em calda	6,6
Kiwi sem casca	5,7
Lichia sem casca	7,6
Maçã com casca	7,6
Maçã verde	5,8
Maionese *light*	5,7
Molho de pimenta comercial	6,6
Molho de tomate comercial	7,9
Pêra com casca	7,0
Suco de laranja concentrado	8,4
Suco de pêra	7,4
Suco de uva	7,2
Uva moscatel	9,5
Uva thompson	7,8

Fonte: Adaptado de ABESO, 2024.[18]

Intolerância ao frutano

O frutano é um polissacarídeo composto por frutose. Os fruto-oligossacarídeos são frutanos com cadeia curta. O corpo humano tem capacidade limitada de hidrolisar frutanos e a ausência de hidrolases das ligações frutose-frutose pode causar má absorção e sintomas.[19]

Diagnóstico clínico

Indivíduos com sintomas gastrointestinais inexplicáveis (distensão abdominal, flatulência) e com exames que mostram absorção normal de lactose e frutose podem apresentar má absorção de frutanos. Pacientes que se declaram intolerantes ao glúten podem, na verdade, ser intolerantes a frutanos. Os frutanos têm maior probabilidade de induzir sintomas em pessoas que relatam sensibilidade ao trigo, centeio e cevada.[20]

Diagnóstico complementar

O diagnóstico definitivo é feito pelo teste respiratório, realizado com 1 g/kg/peso de frutano, na dose máxima de 10 g, diluído em 100 mL de água. O teste de inulina também pode ser realizado. A determinação do H_2 expirado é realizada a cada 30 minutos, até 180 minutos. Para evitar resultados falso-positivos, o teste de exclusão do SIBO deve ser realizado previamente.[13]

Tratamento

Não existem diretrizes terapêuticas na abordagem nutricional da intolerância aos frutanos. Deve-se orientar o paciente a realizar um diário alimentar e, após análise detalhada, excluir alimentos ricos em frutanos (Quadro 6.3).

Intolerância à rafinose – carboidratos complexos

São oligossacarídeos da família das rafinoses (rafinose, estaquinose e verbascose). A rafinose é um trissacarídeo que consiste em uma molécula de galactose, uma de glicose e uma de frutose. A estaquiose é um tetrassacarídeo que contém duas moléculas de galactose, uma de glicose e outra de frutose. Verbascose é um pentassacarídeo composto por três moléculas de galactose, uma de glicose e uma de frutose. A proporção desses carboidratos complexos varia de acordo com o grau de maturação da planta e as condições de cultivo, como composição do solo e temperatura.

Quadro 6.3. Lista de alimentos ricos em frutano

Grupo de alimentos	Exemplos
Cereais	Trigo, centeio e cevada
Frutas	Melancia, nectarina, toranja, caqui, romã, ameixa, banana madura, tâmaras e ameixas secas
Vegetais	Alho, alho-poró, aspargos, beterraba, couve e ervilha
Legumes	Feijão e ervilha
Frutas secas	Castanha-de-caju e pistache

Fonte: Baseado de Andrade (2020)[13] e Gutierrez (2016).[21]

A hidrólise da rafinose ocorre através da atividade da alfagalactosidase, enzima que cliva a ligação alfa-1-6, liberando galactose e sacarose. A ausência da enzima α-galactosidase no trato gastrointestinal faz com que os oligossacarídeos se acumulem no intestino delgado. Os carboidratos, quando não absorvidos adequadamente, permanecem no intestino e podem ser fermentados e exercer efeito osmótico. O resultado final da fermentação é água, ácidos e gases H_2, metano e gás carbônico. Os gases são eliminados através de flatos ou absorvidos e excretados pela respiração.[22]

Diagnóstico clínico

Intolerantes à rafinose podem apresentar sintomas semelhantes a qualquer outra intolerância a carboidratos ou SIBO. A anamnese com diário alimentar detalhado neste caso é fundamental. Não existem exames complementares para auxiliar no diagnóstico clínico.[22,23]

Tratamento

A orientação nutricional deve ser a redução da ingestão de alimentos ricos em rafinose (Quadro 6.4).

A alfagalactosidase comercial é produzida a partir de *Aspergilhus niger*. A alfagalactosidase 1.200 GalU pode ser colocada diretamente nos alimentos ricos em rafinose. A apresentação farmacêutica de comprimidos mastigáveis também está disponível comercialmente.[22,23]

Intolerância à sacarose

A sacarose é um composto formado por uma molécula de frutose e uma de glicose, podendo ser extraídos da cana-de-açúcar e da beterraba. A intolerância à sacarose parece ser mais prevalente do que se acreditava. Ela é causada por deficiência de sacarase - isomaltase no intestino delgado, podendo ser congênita ou adquirida.[24,25]

Quadro 6.4. Lista de alimentos ricos em rafinose

Grupo de alimentos	Exemplos
Vegetais crucíferos	Brócolis, couve-flor, couve
Legumes	Feijão, grãos, soja, grão-de-bico
Frutas	Maçã, banana, uva
Outros	Aspargos, batatas e mandioca

Fonte: Santos (2022),[16] Kumar (2022).

Diagnóstico clínico

O paciente pode apresentar cólicas pós-prandiais, distensão abdominal, gases e/ou diarreia, sintomas estes que podem ocorrer em outros distúrbios gastrointestinais funcionais, como síndrome do intestino irritável.[24,25]

Diagnóstico complementar

Pacientes adultos com intolerância à sacarose podem apresentar sintomas semelhantes aos da síndrome do intestino irritável.

O teste padrão-ouro para diagnosticar a deficiência de sacarase é um ensaio enzimático de sacarase de biópsias duodenais obtidas por endoscopia. Os testes respiratórios ou ^{13}C-sacarose são métodos não invasivos para rastrear má absorção de sacarose, sendo os mais usados na prática clínica.[13]

Tratamento

Não há diretrizes terapêuticas para intolerância à sacarose. Os pacientes devem excluir alimentos ricos em sacarose, incluindo açúcar e industrializados, como doces, bolos, biscoitos, refrigerantes, carnes processadas, cereais matinais e ketchup.[24,25]

Transtornos alimentares

Os transtornos alimentares (TAs) são distúrbios persistentes do comportamento alimentar ou relacionados à alimentação, que resultam em consumo ou absorção alterada de alimentos. Consequentemente, há prejuízo intenso da saúde física ou acometimento psicossocial. Os TAs são classificados na 5ª edição do Manual Diagnóstico e Estatístico de Transtornos Mentais (DSM-5) e na 11ª edição da Classificação Internacional de Doenças (CID-11), mostrando a relevância do tema. As três principais categorias de TAs em adultos são: transtorno restritivo/evitativo (TARE), anorexia nervosa (AN) e a bulimia nervosa (BN).[26] Os efeitos psicossociais e os efeitos médicos já foram aventados e uma proposta de modelo conceitual desses transtornos e sua interseção com sintomas gastrointestinais está sumarizada na Figura 6.2.[27]

Os gastroenterologistas devem estar aptos para identificar, tratar e potencialmente desempenhar um papel na prevenção de distúrbios alimentares. A seguir, serão apresentados os principais transtornos alimentares.

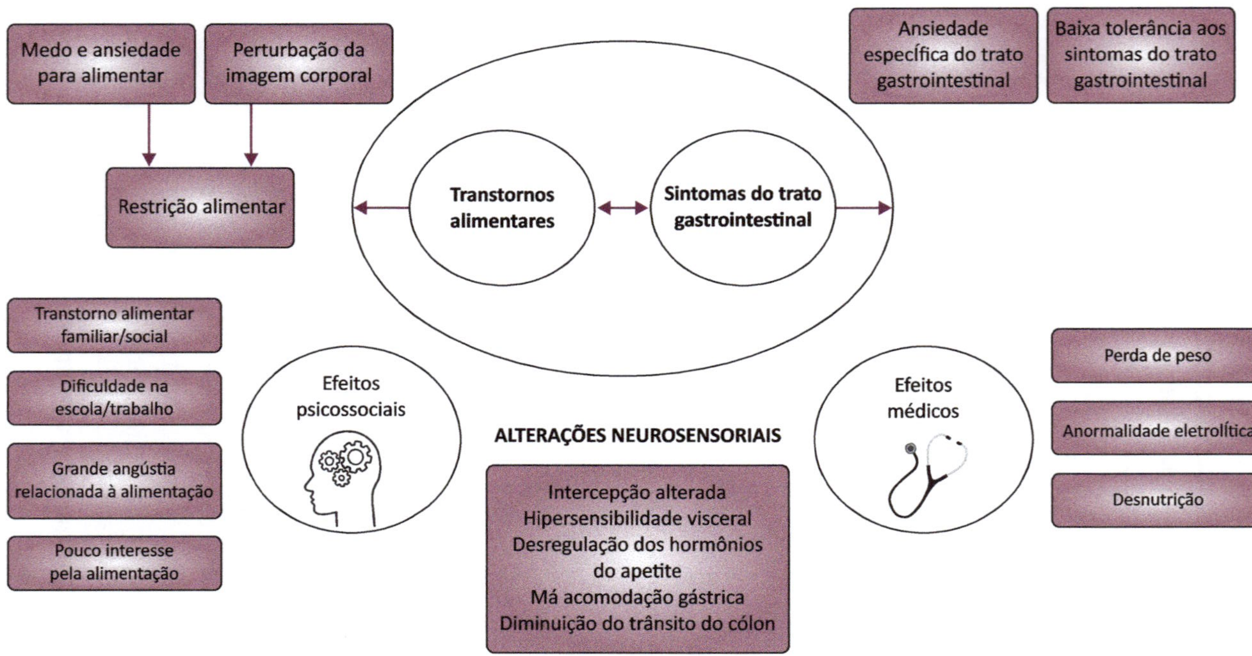

Figura 6.2. Modelo conceitual dos transtornos alimentares e sua interseção com sintomas gastrointestinais.[27]

Transtorno alimentar restritivo/evitativo

O transtorno alimentar restritivo/evitativo (TARE) acomete pacientes de qualquer idade, com comportamento alimentar anormal, que não comem por medo, por fatores neurossensoriais e/ou por falta de apetite, condição patológica altamente relevante devido às suas taxas de morbidade (13%-40%).[26,28] É importante diferenciar o TARE da anorexia nervosa, uma vez que em ambos há restrição alimentar. Porém, no TARE a restrição é decorrente de fatores como características sensoriais dos alimentos, medo das consequências de ingerir o alimento e/ou falta de interesse na ingestão, enquanto na anorexia nervosa a restrição alimentar se dá pelo medo de engordar.[29]

Diagnóstico clínico

Na TARE, há incapacidade em satisfazer as necessidades nutricionais e/ou energéticas associadas a um ou mais dos quatro itens:[28]

- Deficiência nutricional significativa.
- Dependência de alimentação enteral ou suplementos nutricionais.
- Interferência no funcionamento psicossocial.
- Perda de peso significativa.

Os pacientes têm consciência do baixo peso e, em muitos casos, há, ainda, o desejo de ganho de peso corporal. Este TA é muito frequentemente associado ao transtorno do espectro autista (TEA) e ao transtorno do déficit de atenção e hiperatividade (TDAH). Existem três subgrupos com características distintas:

- Recusa alimentar por hiporexia ou desinteresse alimentar e limitada variedade alimentar (menos que 12 alimentos).
- Recusa alimentar devido às propriedades sensoriais do alimento (cor, textura, sabor e cheiro do alimento), com associação frequente de TEA e TDAH.
- Recusa alimentar por medo das consequências negativas, assemelha-se a uma fobia alimentar - vomitar, engasgar-se ou contaminar-se com o alimento.[28]

Há altas taxas de sobreposição entre distúrbios da interação intestino-cérebro (DGBI) e TAs, em especial TARE. A comorbidade significativa entre DGBI e TARE destaca sua importância, com 13%-40% dos pacientes com DGBI atendendo a todos os critérios ou apresentando sintomas clinicamente significativos de TARE.[30]

Tratamento

Por ser uma entidade patológica recente, ainda não há um esquema terapêutico estabelecido. Sugere-se enfatizar a questão do sofrimento emocional, preferir alimentos saudáveis e solicitar quando necessário avaliação multiprofissional (fonoaudiólogo, nutricionista, psicólogo).[28]

Anorexia nervosa

Anorexia nervosa (AN) é caracterizada por peso corporal anormalmente baixo, medo intenso de ganhar peso e percepção distorcida do peso e da forma corporal. Esses critérios diagnósticos permaneceram inalterados ao longo dos 150 anos desde que a AN foi descrita pela primeira vez. A AN afeta principalmente adolescentes do sexo feminio e mulheres jovens. Tem uma taxa de mortalidade entre as mais altas de todos os transtornos psiquiátricos.[26,31]

Diagnóstico clínico

A AN pode ser de dois tipos:

- **Restritivo:** há restrição do consumo de alimentos. Não há compulsão alimentar ou comportamentos purgativos. Pode se associar a ortorexia.
- **Compulsão alimentar/purgativo:** após libação, pacientes induzem vômitos ou usam laxantes, diuréticos ou enemas.

É fundamental diferenciar as entidades patológicas AN e TARE, sendo este um transtorno alimentar recém-descrito.[26] Há poucos dados comparando-as na literatura. TARE está relacionado a sensibilidade sensorial, medo de consequências aversivas e/ou falta de interesse em comer, e a AN, em geral, é motivada por preocupações com forma/peso. Por outro lado, ansiedade e transtornos do neurodesenvolvimento parecem mais comuns no TARE. Este ocorre em pacientes mais jovens e acredita-se que esteja relacionado com o desenvolvimento/ativação no cérebro dos hormônios puberais e mudanças relacionadas à idade nas influências psicossociais. Estudo mostrou que o suicídio é três vezes menos comum no TARE do que na AN, independentemente de idade. No entanto, as diferenças observadas em outras comorbidades psiquiátricas podem refletir idade relativamente mais jovem dos pacientes com TARE em comparação com AN. Não houve diferença na frequência dos transtornos de ansiedade entre ambos.[31]

Tratamento

O tratamento dependerá da gravidade do caso. Nos casos com desnutrição intensa, pode ser necessária até internação hospitalar. Orientação e acompanhamento nutricional e medicamentoso podem ser utilizados.

Bulimia nervosa

A bulimia nervosa (BN) é caracterizada por episódios recorrentes de compulsão alimentar e comportamentos compensatórios inadequados e tem patogênese não conhecida. No entanto, estudos sugerem que fatores comportamentais, interpessoais e biológicos podem estar envolvidos. Os fatores que podem contribuir para o aparecimento da BN incluem os seguintes:

- **Genéticos:** vários genes com pequenos efeitos podem contribuir para a doença, e aumentar com a idade.
- **Adversidades e maus-tratos na infância:** são fatores de risco reconhecidos por estudos.

Diagnóstico clínico

O diagnóstico baseia-se em critérios que ocorrem, em média, pelo menos uma vez por semana durante três meses e são:

- Compulsão alimentar. Comer grande quantidade de comida em pequeno espaço de tempo. Os pacientes sentem que não têm controle sobre sua alimentação.
- Comportamento compensatório inadequado para evitar ganho de peso, como vômito autoinduzido; uso indevido de medicamentos, como laxantes, diuréticos, insulina ou hormônio tireoidiano. Jejum ou exercício exagerado.
- Preocupação excessiva com o peso e a forma corporal.

A disforia também pode ocorrer após libação alimentar, junto com remorso e autoaversão. O comprometimento psicossocial (interferência nas atividades diárias normais, nas relações interpessoais ou no cumprimento de responsabilidades), os transtornos psiquiátricos (depressão, ansiedade e drogadição) e a ideação suicida são elevados, enquanto o funcionamento neurocognitivo está prejudicado em pacientes com BN. Pode ocorrer autolesão impulsiva ou compulsiva não suicida, como cortar a pele, cutucá-la ou queimar-se com um cigarro. O peso corporal na BN geralmente está dentro ou acima da faixa normal.

Tratamento

A abordagem terapêutica da BN deve ser realizada por especialista e inclui terapia cognitivo-comportamental e antidepressivos.

Referências bibliográficas

1. Hon E, Gupta SK. Gastrointestinal Food Allergies and Intolerances. Gastroenterol Clin North Am. 2021;50(1):41-57.
2. Ruiz Sánchez JG, Palma Milla S, Pelegrina Cortés B, et al. A global vision of adverse reactions to foods: food allergy and food intolerance. Nutricion Hospitalaria. 2018;35(Spec No4):102-8.
3. American Academy of Allergy A, and Immunology. Food Allergy and Intolerance. Retrieved from https://www.aaaai.org/conditions-and-treatments/allergies/food-intolerance.2022. Acesso em: 20/02/2024.
4. Drakouli AE, Kontele I, Poulimeneas D, et al. Food Allergies and Quality of Life among School-Aged Children and Adolescents: A Systematic Review. Children (Basel, Switzerland). 2023;10(3):433.
5. Turnbull JL, Adams HN, Gorard DA. Review article: the diagnosis and management of food allergy and food intolerances. Aliment Pharmacol Ther. 2015;41(1):3-25.
6. UpToDate. Food Intolerance and Food Allergy: Differences in Prevalence and Age Distribution. Retrieved from https://www.uptodate.com/contents/food-intolerance-and-food-allergy-differences-in-prevalence-and-age-distribution2022 [updated 25jun23].
7. American Academy of Allergy A, and Immunology. Food Allergy and Intolerance. Retrieved from Hammer HF, Hammer J and Fox M. Mistakes in the management of carbohydrate intolerance and how to avoid them. UEG Education 2019; 19:9-14 [updated 25jul23].
8. Viswanathan L, Rao SSC, Kennedy K, et al. Prevalence of Disaccharidase Deficiency in adults with unexplained gastrointestinal symptoms. J Neurogastroenterol Motil. 2020;26(3):384-90.
9. Fassio F, Facioni MS, Guagnini F. Lactose maldigestion, malabsorption, and intolerance: a comprehensive review with a focus on current management and future perspectives. Nutrients. 2018; 10(11):1599.
10. Micic D, Rao VL, Rubin DT. Clinical Approach to Lactose Intolerance. JAMA. 2019;322(16):1600-01.
11. Fox M. Mistakes in management of carbohydrate intolerance and how to avoid them. UEG Education 2019;9-14. https://ueg.eu/a/150. Acesso em: agosto 2023.
12. Mattar R, Mazo DF de C. Intolerância à lactose: mudança de paradigmas com a biologia molecular. Rev Assoc Med Bras [Internet]. 2010;56(2):230-6. Disponível em: https://doi.org/10.1590/S0104-42302010000200025.
13. Andrade VLA, Carvalho NS, Carvalho PJPC, et al. Manual prático do teste respiratório do Hidrogênio expirado: Intolerâncias a carboidratos e supercrescimento bacteriano do intestino delgado. Rio de Janeiro: Rubio; 2020.
14. Erdrich S, Tan ECK, Hawrelak JA, et al. Hydrogen-methane breath testing results influenced by oral hygiene. Sci Rep. 2021;11(1):26. doi: 10.1038/s41598-020-79554-x.
15. Ghafoor A, Karunaratne T, Rao SSC. Bacterial overgrowth and lactose intolerance: how to best assess. Curr Opin Clin Nutr Metab Care. 2022;25(5):334-40.

16. Santos Júnior JR, Cecília NCS, Matheus NA, et al. Interface da má absorção da frutose e depressão: revisão sistemática da literatura. Int Journal Nutr. 2022;8(2):30-8.
17. Benardout M, Le Gresley A, ElShaer A, et al. Frutose malabsorption: causes, diagnosis and treatment. Br J Nutr. 2022;127(4):481-9.
18. Associação Brasileira para Estudo da Obesidade. (ABESO). Consumo de frutose. https://pt.scribd.com/document/318029002/143-Tabela-Frutose-Abeso-5-pdf Acesso em: 24/02/2024.
19. Donahoe R, Attaluri A, Schneider M, et al. W1370 Absorptive Capacity of Fructans in Healthy Humans: A Dose Response Study. Gastroenterology. 2010;138(5) DOI: 10.1016/S0016-5085(10)63261-1.
20. Skodje GI, Sarna VK, Minelle IH, et al. Fructan, Rather Than Gluten, Induces Symptoms in Patients With Self-Reported Non-Celiac Gluten Sensitivity. Gastroenterology 2018;154:529-39.
21. Gutierrez XJR, Galvez-Rios S, Amieva-Balmori M, et. al. Intolerance and Hypersensitivity During and After an Inulin (Fructan) Breath Test. A Study in Irritable Bowel Syndrome and Healthy Controls. Gastroenterology._2016, 150(4):S738.
22. Santos LQ, Andrade VLA. Intolerância a carboidratos. In: Andrade VLA (Org.). Casos Comentados de Gastrenterologia e Hepatologia. Rio de Janeiro: Rubio; 2021. Caso 51. p. 337-342.
23. Kumar S, Sasi M, Bishi S, et al. Role of Probiotic α-galactosidases in the Reduction of Flatulence Causing Raffinose Oligosaccharides (RFOs). BioResToday [Internet]. 2022 Sep. 18 [cited 2024 Jul. 18];4(9):640-2. Available from: https://www.biospub.com/index.php/biorestoday/article/view/1650.
24. Frissora CL, Rao SSC. Sucrose intolerance in adults with common functional gastrointestinal symptoms. Proc (Bayl Univ Med Cent). 2022;35(6):790-3.
25. Zingone F, Bertin L, Maniero D, et al. Myths and Facts about Food Intolerance: A Narrative Review. Nutrients. 2023;15(23):4969.
26. Hiluy J, Nunes FT, Pedrosa MAA, et al. Os transtornos alimentares nos sistemas classificatórios atuais: DSM-5 e CID-11. Debates em Psiquiatria [Internet]. 30 de setembro de 2019 [citado 24º de fevereiro de 2024];9(3):6-13. Disponível em: https://revistardp.org.br/revista/article/view/49.
27. Murray BH, Calabrese S. Identification and Management of Eating Disorders (including ARFID) in GI Patients. Gastroenterology clinics of North America. 2022 Dec; 51:765-83.
28. Kambanis PE, Harshman SG, Kuhnle MC, et al. Differential comorbidity profiles in avoidant/restrictive food intake disorder and anorexia nervosa: Does age play a role? Int J Eat Disord. 2022;55(10):1397-403.
29. Weeks I, Abber SR, Thomas JJ, et al. The Intersection of Disorders of Gut-Brain Interaction With Avoidant/Restrictive Food Intake Disorder. J Clin Gastroenterol. 2023;57(7):651-62.
30. Walsh BT, Hagan KE, Lockwood C. A systematic review comparing atypical anorexia nervosa and anorexia nervosa. Int J Eat Disord. 2023;56(4):798-820.
31. Engel S, Steffen K, Mitchell J. Bulimia nervosa in adults: Clinical features, course of illness, assessment, and diagnosis. UpToDate, Waltham, MA. Disponível em: https://medilib.ir/uptodate/show/14709. Publicação: 28/03/23. Acesso em: 02/03/2024.

capítulo

7 Doença celíaca: da infância à senilidade

Lorete Maria da Silva Kotze
Danielle de Castro Kiatkoski

Introdução

A doença celíaca (DC) é uma afecção imunomediada, multifatorial, crônica e permanente, deflagrada pela exposição ao glúten encontrado no trigo, centeio e cevada, em indivíduos geneticamente predispostos. Primariamente afeta o intestino delgado, mas é considerada multissistêmica devido às suas características clínicas.[1-3] Estima-se a sua prevalência em cerca de 1% da população, ocorrendo aumento significativo segundo relatos atuais.[4] É mais diagnosticada em mulheres do que em homens (2 a 3/1) e afeta indivíduos em todas as idades, incluindo idosos (20% após 65 anos). Há dificuldade estatística devido a muito mais casos não diagnosticados que diagnosticados.[1-3] O risco aumenta para 10% em familiares de 1º grau, portadores de diabetes *mellitus* tipo 1 (DM1), síndrome de Down e outras afecções autoimunes. Tal fato demonstra a importância do rastreamento familiar para essa doença e para patologias associadas.[5]

O glúten é uma proteína de armazenamento encontrada nos grãos de cereais como trigo, centeio e cevada. Tem glutaminas e prolinas que não são completamente digeridas por peptidases gástricas, pancreáticas e da borda estriada do intestino delgado, resultando em peptídeos grandes. No intestino delgado, esses peptídeos deflagram uma reação (TG2) gerando o autoantígeno predominante da DC. Deaminação aumenta a imunogenicidade das frações gliadina, facilitando a adesão às moléculas HLA DQ2 ou DQ8. Os peptídeos da gliadina são então apresentados às células T, levando à produção de anticorpos antitransglutaminase tipo 2 (anti-tTG), citocinas pró-inflamatórias, infiltração linfocítica com subsequente injúria tecidual, o que acarreta hiperplasia das criptas e atrofia vilositária.[1] A enteropatia celíaca varia desde aumento isolado de linfócitos intraepiteliais (LIE) em vilosidades aparentemente normais (tipo 1) até atrofia da mucosa associada a hipertrofia de criptas (tipos 2 ou 3), segundo Marsh.[6]

Ressalta-se, portanto, a importância da investigação por diversos especialistas. A minoria dos pacientes apresenta má-absorção, e os sintomáticos têm risco aumentado de complicações.[1-3] Há diferenças em relação a gênero e idade.[1-3] Neste capítulo serão apresentados quadro clínico e diagnóstico em conformidade com cada grupo etário,[7] finalizando com considerações sobre tratamento e acompanhamento dos pacientes.

Doença celíaca na infância

Quadro clínico

Primeira infância

1. Sintomas gastrointestinais: diarreia crônica, constipação, vômitos, distensão abdominal, dor abdominal e flatulência.
2. Déficit de crescimento e baixo peso por dificuldade na absorção de nutrientes (Figura 7.1A).
3. Má-absorção de cálcio com alterações do esmalte dentário (manchas brancas opacas, superfície enrugada ou depressões); atraso na erupção dentária (Figura 7.1B);[9] osteopenia/osteoporose (Figura 7.1E).[10]
4. Anemia ferropriva e deficiência de ácido fólico e/ou vitamina B12 (Figura 7.1C).
5. Distúrbios neurológicos, alteração do padrão de sono, irritabilidade, mudanças de humor e falta de energia.[8]

A DC pode se manifestar de maneira diferente em cada criança e, em alguns casos, os sintomas podem ser sutis ou atípicos. Se houver suspeita de DC nessa faixa etária, é fundamental alertar o pediatra ou encaminhar a gastroenterologista pediátrico para uma avaliação adequada.

Idade escolar

Além dos sintomas descritos anteriormente, outros podem estar presentes nessa fase: aftas recorrentes, ansiedade, dificuldade de concentração e aprendizagem, artralgias e mialgias, e cefaleia frequente.

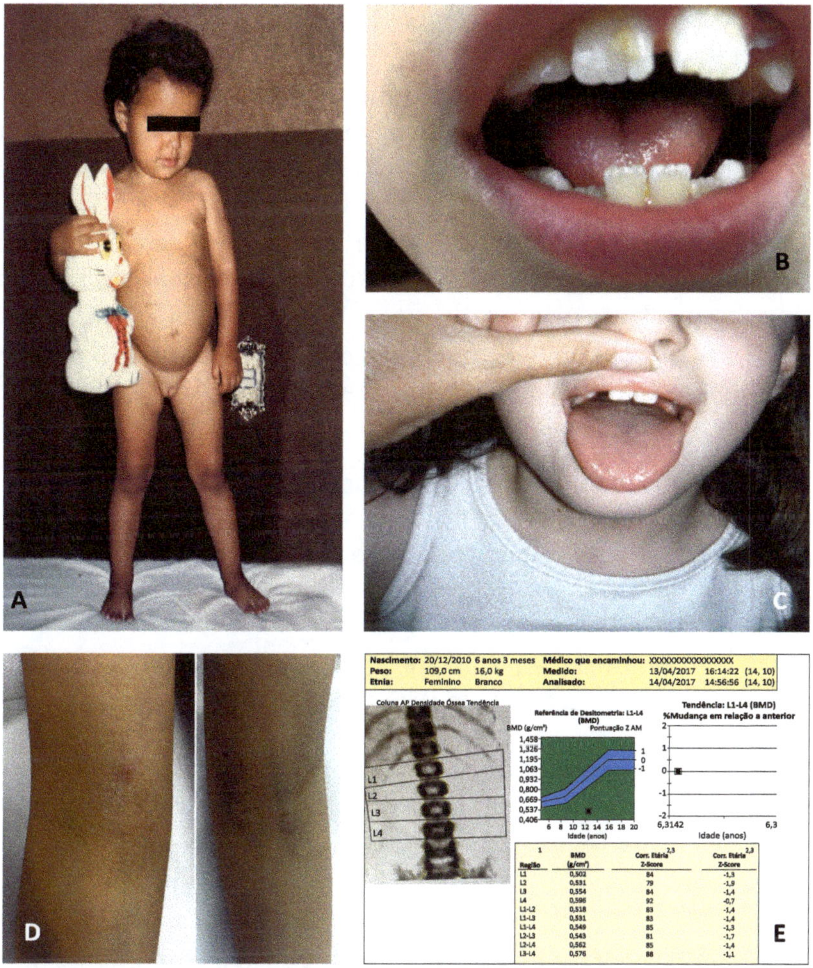

Região[1]	BMD (g/cm²)	Corr. Etária[2,3] Z-Score	Corr. Etária[2,3] Z-Score
L1	0,502	84	-1,3
L2	0,531	79	-1,9
L3	0,554	84	-1,4
L4	0,596	92	-0,7
L1-L2	0,518	83	-1,4
L1-L3	0,531	83	-1,4
L1-L4	0,549	85	-1,3
L2-L3	0,543	81	-1,7
L2-L4	0,562	85	-1,4
L3-L4	0,576	88	-1,1

Figura 7.1. Infância. (**A**) 3 anos, déficit de crescimento, diarreia crônica, distensão abdominal (hábito celíaco). (**B**) 7 anos, troca de dentição, defeitos no esmalte dentário (opacidades, ranhuras verticais). (**C**) 6 anos, déficit de crescimento, língua descorada e despapilada, anemia. (**D**) 9 anos, lesões bolhosos e pruriginosas em membros inferiores, sugestivas de dermatite herpetiforme. (**E**) 6 anos e 8 meses, densitometria óssea revelando osteoporose de coluna vertebral.

A DC em crianças em idade escolar pode apresentar desafios devido ao contexto social e ao ambiente escolar.

1. Adesão à dieta sem glúten (DSG): pressão dos colegas, festas escolares, refeições na cantina e possíveis contaminações cruzadas. Portanto, é essencial educar os professores, funcionários da escola

e colegas sobre a importância de evitar glúten na alimentação da criança.

2. Planejamento de refeições escolares: desenvolvimento de um plano de refeições personalizado, fornecimento de lanches e refeições extras pela família e orientação sobre alimentos seguros sem glúten.
3. Garantia da segurança alimentar por meio da conscientização e educação para evitar a exclusão social e possibilitar a participação em atividades extraclasse.
4. É importante oferecer apoio psicológico e incentivar o desenvolvimento da autoconfiança e autoestima da criança para lidar com os desafios que possam surgir.

Embora a maioria das crianças celíacas esteja com peso normal ou abaixo do esperado ao diagnóstico, 3,5% a 20% delas, com idades entre os 6 e os 17 anos, se apresentam com sobrepeso ou já são obesas.[8,11]

Diagnóstico

Para o diagnóstico, é necessário que a criança esteja consumindo glúten regularmente. Exames em DSG podem levar a falso-negativo, postergando o diagnóstico e aumentando a possibilidade de futuras complicações. Anamnese e exame físico são fundamentais, norteiam o diagnóstico, porém não desconsiderar a possibilidade de outras patologias com sintomas semelhantes à DC.[1-3]

Determinação de autoanticorpos

- **Crianças menores de 2 anos:** dosagens de IgA, de antitransglutaminase IgA (anti-tTG IgA) e de antigliadina deaminada IgG.
- **Crianças maiores de 2 anos:** dosagens de IgA e de anti-tTG IgA.

Se houver DEFICIÊNCIA de IgA: dosagens de antitransglutaminase IgG (anti-tTG IgG) e de antigliadina deaminada IgG.[1-3]

Endoscopia digestiva alta com biópsias duodenais

A biópsia é considerada "padrão-ouro" para diagnóstico da DC, devendo ser realizada de acordo com o protocolo.[3,12] É muito importante que a inclusão seja orientada adequadamente pelo patologista. À macroscopia, diminuição do pregueamento mucoso, bordos serrilhados das pregas, aspecto em mosaico e vasos submucosos visíveis são sugestivos de DC.

- **Biópsias no bulbo duodenal:** 2 a 4 fragmentos. Alguns celíacos apresentam alterações somente no bulbo duodenal, configurando a **DC ultracurta (DCUC)**, caracterizada por vilosidades achatadas no bulbo duodenal com ausência de danos mucosos no duodeno distal. A sorologia é positiva.[13]
- **Biópsias no duodeno distal:** 4 ou mais fragmentos. As lesões podem ser focais, daí a coleta de material em várias localizações para aumentar a acurácia diagnóstica.[3,12] Magnificação de imagem e cromoscopia podem ser aliadas importantes.

Histologia com material corado por hematoxilina-eosina é classificada segundo Marsh.[6] Crianças com aumento de anti-tTG ≥ 10 U/L e com antiendomísio positivo podem ser dispensadas das biópsias e serem tratadas como celíacas.[14] Na opinião das autoras, deve-se realizar endoscopia com biópsias para monitorar falta de resposta à DSG e diagnóstico diferencial com outras entidades.

HLA DQ2 e DQ8 estão associados à DC. Sua presença é necessária, mas insuficiente para diagnóstico. Cerca de 30% da população é positiva para HLA DQ2/DQ8, mas somente 1% desenvolverá DC ao longo da vida. Tal determinação deve ser indicada em casos selecionados, como discrepâncias entre dados clínicos, sorológicos e/ou histológicos; rastreamento familiar; paciente já em DSG à consulta.[3]

Exames complementares

São solicitados para avaliação do estado nutricional, desenvolvimento pôndero-estatural, avaliação das funções tireoidiana e hepática e comorbidades.[1-3] Comorbidades mais frequentes neste grupo etário são: hipotireoidismo, DM tipo 1, síndrome de Down.

Densitometria óssea (DEXA): solicitada para avaliação da saúde óssea (Figura 7.1E).[10]

Doença celíaca na adolescência

Na adolescência, os sintomas podem ser brandos, não significando ausência de doença ou complicações futuras. Nesta fase, quando há maior socialização sem supervisão, inicia-se pressão para se encaixar nos padrões alimentares comuns, fatores que devem ser considerados.

Muitos adolescentes se afastam do convívio com amigos por negação da sua doença ou por dificuldade em se alimentar fora dos padrões por eles referidos. Portanto, o objetivo do suporte nessa fase é ensinar a "independência alimentar", orientar escolhas seguras e possibilitar a interação social. A análise de risco é fundamental e deve ser amplamente discutida. Educação sobre a DC, autocuidado e responsabilidade são questões a serem abordadas durante as consultas de rotina. Desafios:

1. Organização alimentar e gerenciamento da dieta fora de casa para garantir a segurança.
2. Impacto sobre a saúde mental: estresse, ansiedade, depressão e até distúrbios alimentares devido às restrições impostas pela DSG e às dificuldades de adaptação social.
3. Transição para a vida adulta, estimulando a autonomia.
4. Educação sexual adequada: ansiedade frente aos encontros pela possibilidade de glúten e preservativos, beijo em parceiros que tomam cerveja.
5. Risco de distúrbios alimentares nos adolescentes devido ao ganho de peso após DSG por melhorar a absorção de nutrientes, e a ideia de que podem perder peso por retirar o glúten.[11]

Quadro clínico

Além dos sinais e sintomas na infância já citados[8,15] e apresentados na Figura 7.1A, podem estar presentes, atraso puberal, déficit de crescimento evidente, menarca tardia e amenorreia secundária.

Diagnóstico: a ser realizado em paciente ingerindo glúten regularmente.[1-3]

Determinação de autoanticorpos: dosagens de IgA e de anti-tTG IgA. Se houver deficiência de IgA, dosagem de antigliadina deaminada IgG.

Pode ocorrer a forma de **DC soronegativa (DCSN):** negatividade dos autoanticorpos (sem deficiência de IgA), atrofia das vilosidades, positividade dos antígenos HLA DQ2/DQ8, melhora clínica e histológica após DSG.[13]

Adolescentes com aumento de anti-tTG $\geq$ 10 U e com antiendomísio positivo podem ser dispensados das biópsias e serem tratados como celíacos.[14] Na opinião das autoras, deve-se realizar endoscopia com biópsias, para monitorar falta de resposta à DSG e diagnóstico diferencial com outras entidades.

Endoscopia digestiva alta com biópsias duodenais

Seguem as mesmas considerações referidas para o exame na infância.[3,12]

- Biópsias no bulbo duodenal: 2 a 4 fragmentos. **DC ultracurta (DCUC):** vilosidades achatadas no bulbo duodenal com ausência de danos mucosos no duodeno distal. A sorologia é positiva.[13]
- Biópsias no duodeno distal: 4 ou mais fragmentos.

Histologia: adolescentes com aumento de anti-tTG ≥ 10 UVL e com antiendomísio positivo podem ser dispensados das biópsias e serem tratados como celíacos,[14] mas, na opinião das autoras, deve-se realizar endoscopia com biópsias para monitorar resposta à DSG e diagnóstico diferencial com outras entidades.

HLA DQ2/DQ8, exames complementares e densitometria óssea (Figura 7.2E) seguem as mesmas orientações da DC na infância.

Transição clínica: na maioria dos adolescentes e adultos jovens não há necessidade de reconfirmar o diagnóstico de DC com nova biópsia, desde que tenha sido feito o diagnóstico com os critérios necessários. O encaminhamento, dos 12 aos 15 anos ou após os 18 anos, deve ser para gastroenterologista de adulto com experiência em DC, com todos os dados pertinentes. O adolescente deve ser educado a gradativamente assumir seu protagonismo no controle da doença. O maior problema a ser discutido é o da adesão à DSG, ressaltando as consequências decorrentes das transgressões.

Doença celíaca na idade adulta

Quadro clínico

Requer alto índice de suspeição com anamnese detalhada e exame físico completo. História pessoal e familiar para comorbidades com doenças imunomediadas deve ser registrada.[1-3]

Sinais e sintomas digestivos

Aftas (Figura 7.3D), alterações do esmalte dentário (Figura 7.3C), refluxo gastroesofágico, dor epigástrica, náusea, vômito, má digestão, flatulência, distensão abdominal, borborigmos, dor abdominal, diarreia, esteatorreia, constipação.

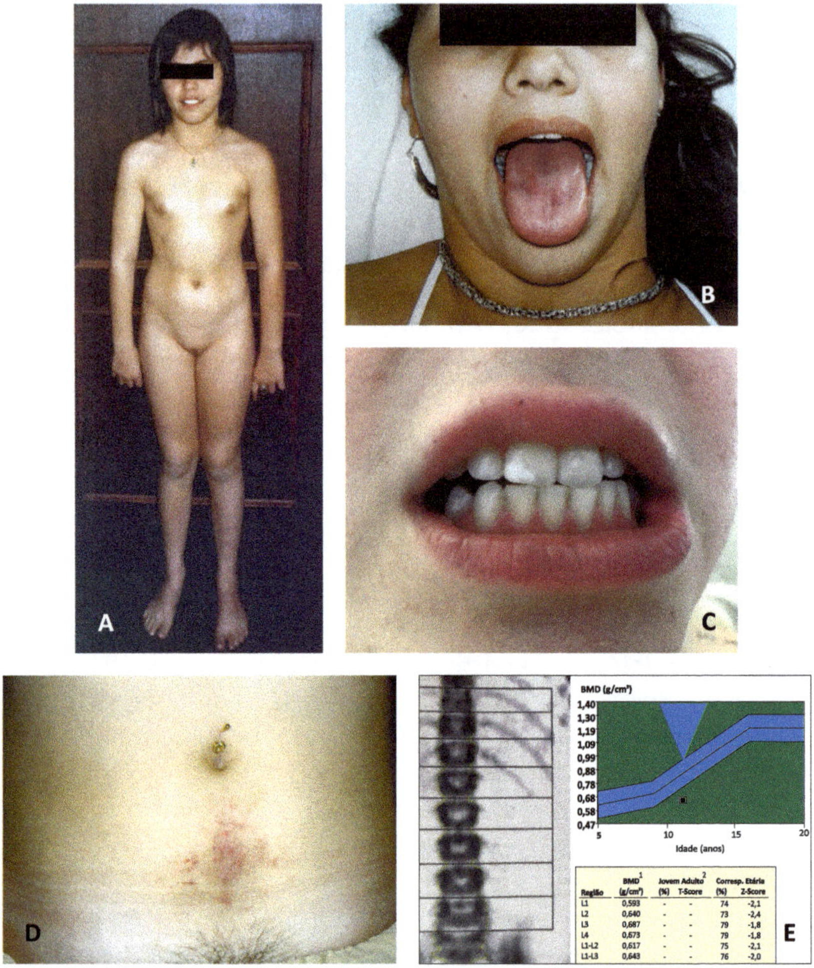

Figura 7.2. Adolescência. (**A**) 15 anos, ausência de caracteres sexuais secundários e menarca. (**B**) 16 anos, diarreia crônica, língua geográfica e glossite. (**C**) 15 anos, diarreia crônica, manchas esbranquiçadas no esmalte dentário. (**D**) 15 anos, caracteres sexuais secundários e menarca, lesões pruriginosas, bolhosas em hipogástrio, diagnósticas de dermatite herpetiforme. (**E**) 12 anos, densitometria óssea revelando osteoporose de coluna vertebral.

Sinais e sintomas extradigestivos

- **Gerais:** cansaço, fadiga, perda de peso involuntária, edema.
- **Bioquímicos:** hipocalcemia, redução de fosfatase alcalina, elevação de enzimas hepáticas.

- **Gineco-obstétricos:** distúrbios menstruais, menarca atrasada, amenorreia secundária, infertilidade, abortos de repetição, menopausa precoce.
- **Hematológicos:** anemia (deficiência de ferro, ácido fólico e vitamina B12 (Figura 7.3B).
- **Neurológicos:** cefaleia, enxaqueca, insônia, neuropatia periférica.
- **Psiquiátricos:** alterações de humor, ansiedade, depressão, fobia social, alterações alimentares, déficit de atenção, apatia.
- **Musculoesqueléticos:** câimbras, parestesia, dores musculares, artralgias, fraturas.
- **Dermatológicos:** dermatite herpetiforme (Figura 7.3E), hiperpigmentação.

Diagnóstico: a ser realizado em paciente ingerindo glúten regularmente.[1-3]

Determinação de autoanticorpos: dosagens de IgA, anti-tTG IgA (1ª linha) e antiendomísio IgA (2ª linha). Na deficiência de IgA, antigliadina deaminada IgG.

Pode ocorrer **DC soronegativa (DCSN)** já referida: negatividade dos autoanticorpos (sem deficiência de IgA), atrofia das vilosidades, positividade dos antígenos HLA DQ2/DQ8, melhora clínica e histológica após DSG.[13]

Endoscopia digestiva alta com biópsias duodenais seguem as mesmas considerações apontadas para infância e adolescência quanto à macroscopia e seguimento de protocolo para coleta de fragmentos: Biópsias no bulbo duodenal: 2 a 4 fragmentos; biópsias no duodeno distal: 4 ou mais fragmentos em várias localizações (mucosa *patchy*).[3,12]

Histologia: em material corado com hematoxilina-eosina é classificado segundo Marsh.[6]

Em casos selecionados, pacientes adultos com anti-tTG $\geq 10 \times$ (VR) podem ser dispensados de biópsias,[17] mas tais considerações ainda geram muitas controvérsias. Opinião das autoras é realizar biópsias para monitorar tratamento e diagnóstico diferencial com outras entidades comuns nesta faixa etária: infecção por *H. pylori*, medicamentos (olmesartana), aumento de LIE sem atrofia da mucosa (intolerâncias alimentares) e complicações (linfoma, jejunite ulcerativa).[3]

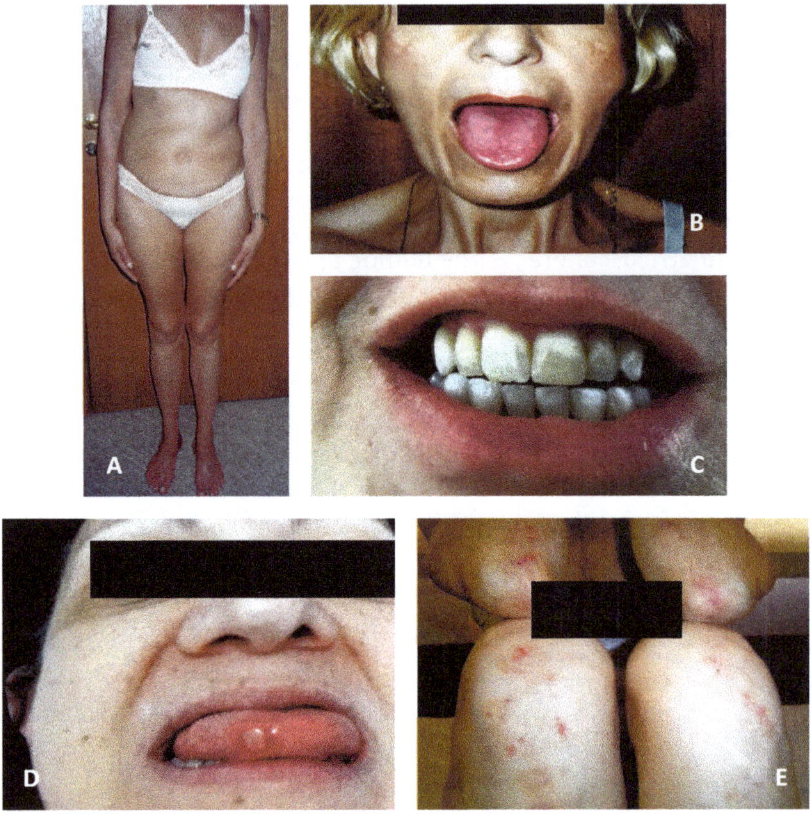

Figura 7.3. Maturidade. (**A**) 27 anos, exame físico normal, queixas sugestivas de doença do refluxo gastroesofágico, diagnóstico de DC por endoscopia e biópsia (Marsh III). (**B**) 43 anos, emagrecimento, diarreia crônica, glossite. (**C**) 50 anos, distensão abdominal, constipação, anemia, alterações no esmalte dentário (manchas esbranquiçadas). (**D**) 44 anos, diarreia crônica, emagrecimento, aftas de repetição. (**E**) 51 anos, constipação, anemia, lesões bolhosas e pruriginosas em face externa de cotovelos e joelhos, locais característicos de dermatite herpetiforme.

Pode surgir a forma de **DC não responsiva** (DCNR): sinais e sintomas persistentes, anormalidades laboratoriais ou alterações histológicas típicas de DC, a despeito de pelo menos 6 a 12 meses de presumível adesão à DSG. Procurar um segundo diagnóstico (condições associadas responsáveis pelos sintomas) e fazer o respectivo tratamento. As condições mais citadas são: intolerância à lactose ou frutose, insuficiência exócrina do pâncreas, colite microscópica, síndrome do intestino irritável, supercrescimento bacteriano, infecção por *H. pylori,* medicações (olmesartana), doença inflamatória intestinal, já as complicações, linfoma ou jejunite ulcerativa.[18]

DC refratária (DCR): sinais e sintomas recorrentes de má-absorção com atrofia vilositária, a despeito da adesão estrita à DSG por pelo menos 12 meses. Subdividida em DCR tipo I (DCR1), mais comum, e DCR tipo 2 (DCR2), com base na expansão anormal dos LIEs detectada por imuno-histoquímica.[1-3]

HLA DQ2/DQ8 – exames complementares: seguem as orientações já referidas nos outros grupos.[1-3]

Densitometria óssea: mulheres na pré ou em menopausa tem risco de osteopenia/osteoporose o que pode ser agravado na presença da doença celíaca (Figura 7.3D).[1-3]

Outros exames endoscópicos: cápsula endoscópica, enteroscopia ou colonoscopia, bem como **exames de imagem** (tomografia computadorizada ou ressonância magnética) são indicados na suspeita de complicações (jejunite, adenocarcinoma intestino delgado, linfoma).[19]

Doença celíaca na senilidade

Quadro clínico

Requer alto índice de suspeição: 25% dos celíacos são diagnosticados acima de 60 anos e 10% acima de 70 anos.[20] Anamnese detalhada e exame físico completo são fundamentais, bem como história pessoal e familiar para comorbidade com doenças imunomediadas.[1-3]

Sinais e sintomas digestivos

Afta, refluxo gastroesofágico, dor epigástrica, náusea, vômito, má digestão, flatulência, distensão abdominal, borborigmos, dor abdominal, diarreia, esteatorreia, constipação.

Sinais e sintomas extradigestivos

- **Gerais:** cansaço, fadiga, perda do apetite, perda de peso involuntária (Figura 7.4A), edema.
- **Bioquímicos:** hipocalcemia, redução de fosfatase alcalina, elevação de enzimas hepáticas.
- **Cardiovasculares:** hipertensão.
- **Endocrinológicos:** diabetes *mellitus*, hipotireoidismo.

- **Hematológicos:** anemia (deficiência de ferro, ácido fólico e/ou vitamina B12).
- **Neurológicos:** neurocognitivos, cefaleia, enxaqueca, insônia, neuropatia periférica.
- **Psiquiátricos:** apatia, irritabilidade, alterações de humor, ansiedade, depressão, demência.
- **Musculoesqueléticos:** câimbras, parestesia, dores musculares, artralgias, fraturas.
- **Gineco-obstétricos:** história de distúrbios menstruais, menarca atrasada, amenorreia secundária, infertilidade, abortos de repetição, menopausa precoce, fogachos.
- **Dermatológicos:** dermatite herpetiforme (Figura 7.4E), hiperpigmentações.

Diagnóstico: a ser realizado em paciente ingerindo glúten regularmente.[1-3]

Determinação de autoanticorpos: dosagens de IgA, anti-tTG IgA (1ª linha) antiendomísio IgA ou IgG (2ª linha). Raramente em deficiência de IgA, dosagem de antigliadina deaminada IgG.

Ressalta-se que a positividade de autoanticorpos é mais baixa que em indivíduos jovens.[21]

DC soronegativa (DCSN) já referida.[13]

Endoscopia digestiva alta com biópsias duodenais: seguem as mesmas considerações apontadas para idade adulta quanto à macroscopia e seguimento de protocolo para coleta de fragmentos. Biópsias no bulbo duodenal: 2 a 4 fragmentos; biópsias no duodeno distal: 4 ou mais fragmentos. Raramente há contraindicações para endoscopia com biópsias nos idosos.[3,12]

Histologia: segue as mesmas orientações dos grupos etários anteriores, mas pode surgir a forma de **DC não responsiva** (DCNR) já salientada.[3,18] Em casos selecionados, pacientes adultos com anti-tTG $\geq 10 \times$ ULN podem ser dispensados de biópsias,[17] mas tais considerações geram muitas controvérsias, estudos só em idosos não foram referidos. As autoras deste capítulo não dispensam tal exame porque a **DC refratária** assume muita importância neste grupo etário. Embora seja baixa a sua prevalência, a idade avançada é fator de risco, devido ao longo tempo da doença que não foi tratada (Figura 7.4C). Alto risco também para mortalidade.[22]

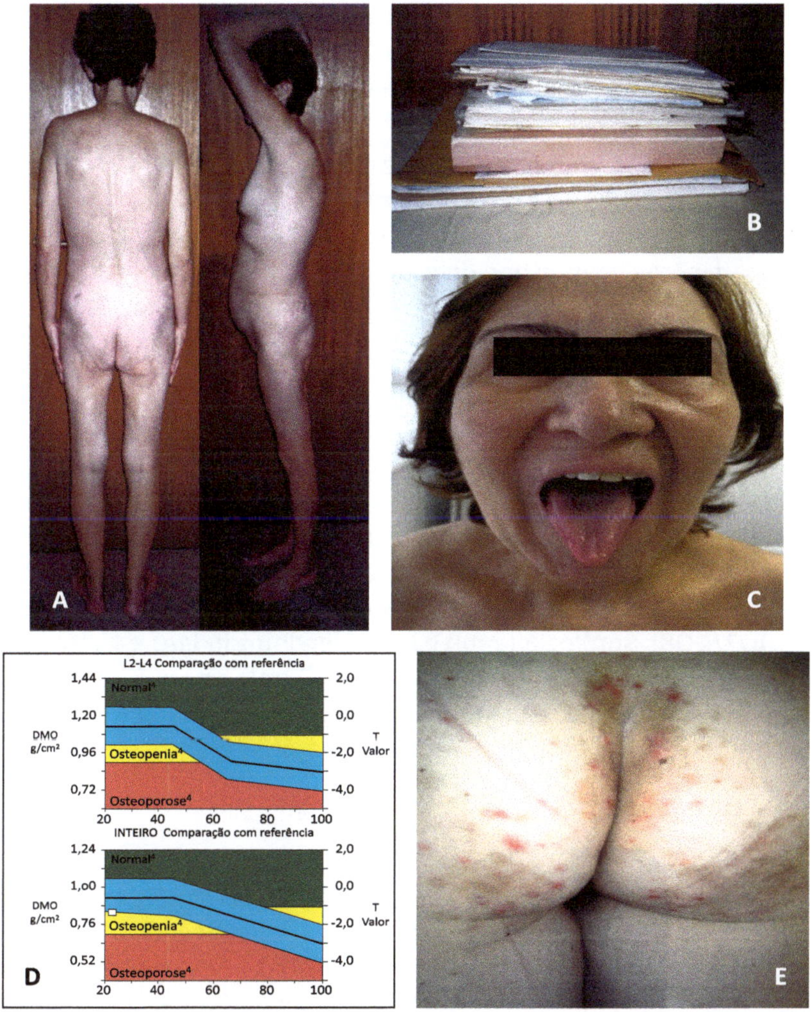

Figura 7.4. Senilidade. (**A**) 67 anos, diarreia crônica por muitos anos, emagrecimento acentuado, queixas neuropsiquiátricas. (**B**) Exemplo de exames realizados na investigação, sem diagnóstico correto. (**C**) 69 anos, diarreia aguda intensa, desnutrição e internação hospitalar, anemia, diagnóstico de crise celíaca, biópsias diagnósticas de DC refratária tipo 1. (**D**) 65 anos, densitometria óssea mostrando osteoporose de coluna e osteopenia de fêmur, sem história de fraturas. (**E**) 70 anos, diagnóstico de DC há 10 anos, adesão parcial à dieta sem glúten, lesões em glúteos e dorso características de dermatite herpetiforme.

HLA DQ2/DQ8 e exames complementares: seguem as instruções já referidas. **Densitometria óssea** (DEXA): avaliação da saúde óssea é de suma importância pois pode haver osteoporose e o tratamento é especializado para evitar fraturas. [3]

Outros exames endoscópicos: cápsula endoscópica, enteroscopia ou colonoscopia, bem como **exames de imagem** (tomografia computadorizada ou ressonância magnética), são indicados na suspeita de complicações (adenocarcinoma do intestino delgado, linfoma) ou para diagnóstico diferencial com outras neoplasias, como já referido para adultos.[19]

Dermatite herpetiforme

A dermatite herpetiforme (DH) é considerada DC da pele. Caracteriza-se por lesões bolhosas, pruriginosas, de distribuição simétrica, mais encontradas nas superfícies extensoras dos cotovelos e joelhos, com sintomas digestivos de maior ou menor monta. Surge em qualquer idade (Figuras 7.1D, 7.2D, 7.3E e 7.4E). O diagnóstico é confirmado por imunofluorescência com depósitos de IgA na pele que envolve o *rash.* Genética (HLA DQ2/DQ8), sorologia (anti-tTG e antiendomísio IgA) e histologia intestinal (Marsh 1 a 3) são semelhantes à DC. O tratamento é a DSG permanentemente. O *rash* cutâneo é sensível ao glúten. Dapsona é usada como adjuvante se a resposta à DSG não for satisfatória.[23,24]

Tratamento para todas as formas de apresentação da DC em todas as idades

Os objetivos do tratamento são a resolução dos sintomas, a normalização do peso com prevenção do sobrepeso, a soroconversão dos autoanticorpos, a cicatrização da mucosa (em média ± 3 anos para recuperação) e a prevenção de complicações (vacinações, detecção precoce de doenças imunomediadas, prevenção de osteoporose).[3]

Dieta sem glúten (DSG): permanentemente sem trigo, centeio e cevada. A aveia é permitida somente com conhecimento da procedência (contaminação de terrenos, armazenamento). Pode haver pacientes com intolerância à aveia.[1-3,24]

Considerar **pontos-chave no tratamento**:

- DSG por toda a vida.
- Ingestão de alguns nutrientes tendem a ser mais baixos que o normal, particularmente fibras, ferro, cálcio e folatos, devendo ser cui-

dadosamente monitorados. Dieta não balanceada pode ocasionar subnutrição ou até sobrepeso e obesidade.[24]

- Atenção redobrada para a ingestão inadvertida de glúten em alimentos, suplementos e medicações.
- Evitar contaminação de alimentos em ambientes familiares e sociais.
- Não subestimar as implicações sociais de viver permanentemente em DSG.
- Pacientes devem ser seguidos pela vida toda, preferencialmente em clínicas especializadas, com monitoramento da adesão à dieta por nutricionista, atendimento psicossocial e diagnóstico precoce de doenças associadas ou complicações.

A DSG ocasiona mudanças intensas no estilo de vida, pois 86% dos pacientes deixam de comer fora de casa, 82% deixam de viajar, 67% deixam de visitar família/amigos, 41% relatam problemas no trabalho/carreira. Em relação às crianças, 72% ficam zangadas pela dieta, 69% sentem-se diferentes dos amigos, 61% ficam fora de algumas atividades escolares e festas, 51% têm vergonha de levar comida de casa.[24]

Possíveis razões de não adesão à DSG: restrições impostas diariamente ao estilo de vida; dificuldade de manutenção da DSG quando em viagens, alimentação fora de casa, refeições com amigos ou em férias; para adolescentes, pressão e sensação de ser diferente dos amigos; glúten pode ser ingerido sem produzir sintomas nos adolescentes; preço elevado dos alimentos sem glúten.

Medicamentos: vitaminas e sais minerais devem sempre ser dosados ao diagnóstico e no acompanhamento e as reposições devem ser feitas. A DSG traz benefícios, mas pode demorar. Sempre lembrar que alguns produtos contêm glúten nas formulações. **Enzimas pancreáticas** podem ser necessárias por insuficiência exócrina do pâncreas, detectada pela dosagem da elastase fecal, por isso devem ser administradas de acordo com cada caso e monitoradas durante o tratamento com DSG. **Probióticos** têm uso controverso. A disbiose seria consequência da doença, associação frequente ou fator causal?[1-3] **Antibióticos** só são indicados quando houver supercrescimento bacteriano concomitante à DC. **Corticosteroides**, principalmente budesonida, têm seu uso reservado para casos de DC refratárias ou concomitância de doenças imunomediadas. **Imunossupressores** são indicados em DCR tipo 1 e contraindicados na tipo 2. Podem ser usados em dermatite herpetiforme não responsiva à DSG e dapsona. **Novas potenciais terapias** variam desde modificação dos grãos até imunobiológicos. Há vários medicamentos em diferentes fases de estudo. Entretanto, nenhum ainda lançado para a prática clínica.[1-3,24]

Medidas preventivas: vacinas são recomendadas contra *Haemophilus influenzae,* meningococo e pneumococos para todas as idades.[1-3] Rever a efetividade da vacina para hepatite B.

Monitoramento do tratamento: pequenas porções de glúten podem deflagrar sintomas e causar danos à mucosa. Diferentes táticas estão disponíveis para monitorar a adesão à DSG, como questionários por nutricionista *expert* em DC. **Detecção de peptídeos imunogênicos do glúten na urina e/ou fezes** (métodos não disponíveis no Brasil) é indicada em casos com ou sem sintomas e testes sorológicos negativos para verificar recuperação da mucosa. Ou casos de não resposta à DSG mas com suspeita de ingestão de glúten. Tem baixo nível de evidência. A sua acurácia ainda está sob estudos até que seja implementada na prática diária.[1] A **detecção de glúten em alimentos** através de vários testes não disponíveis no Brasil (p. ex., Gluntentox, Egluten, NIMA sensor) não é indicada como rotina.[3] O monitoramento pode ser feito por consultas presenciais ou por telemedicina em tempo a ser definido caso a caso, ou quando houver sinal/sintoma sugestivo de comorbidade ou complicação.[2] Usar os recursos de maneira eficiente (smartphones, vídeos etc.) para melhorar a adesão à DSG e reduzir visitas ambulatoriais. Cuidados com informações vistas na internet, errôneas, incompletas ou confusas. Salienta-se enfaticamente a importância das **Associações de Celíacos** para suporte e esclarecimentos.

Considerações durante o acompanhamento: anticorpo antitransglutaminase normal não significa recuperação da mucosa; endoscopia com biópsias não deve ser feita como rotina, sendo indicada sua realização somente 12 a 24 meses após diagnóstico; só repetir endoscopia em caso de sintomas persistentes, aparecimento de alterações laboratoriais, sorologia positiva para autoanticorpos ou exames de imagem: diagnóstico diferencial com DCR (solicitar imuno-histoquímica); ou solicitação do paciente. Se houver persistência de atrofia à histologia, contaminação cruzada, respondedor lento, comorbidades ou drogas.[2]

Pontos-chave para reverter a baixa qualidade de vida: manutenção de adesão total à DSG, reposição das carências em vitaminas e sais minerais, tratamento das comorbidades, avaliação e tratamento de aspectos psicoemocionais.[25]

Prognóstico: após DSG, o desaparecimento dos sintomas é rápido e a recuperação nutricional gradativa, melhorando a qualidade de vida. Crianças e adolescentes retornam ao seu desenvolvimento previsto. A fertilidade volta ao normal. Casos já com osteoporose devem receber tratamento especializado.

Malignidade e mortalidade: além do risco de linfomas, há maior risco de adenocarcinoma do esôfago, intestino delgado, cólons, fígado e pâncreas. Não há relação com a persistência de atrofia da mucosa com malignidade e nem com outras entidades. A mortalidade descrita é semelhante à da população geral. Diagnóstico precoce e estrita adesão à DSG são fatores protetores.[2,19]

Triagem de DC em familiares: devido à suscetibilidade genética, familiares de primeiro grau de celíacos apresentam alto risco de desenvolver a doença em comparação à população geral. A prevalência varia largamente na literatura (1,6% a 38%). No Brasil, Kotze et al., na região Sul, encontraram 15,65% em familiares de primeiro grau e em 6,67% nos de segundo grau, sendo mais frequente em familiares do sexo feminino (mães, irmãs e filhas). Indica-se rastreamento de familiares principalmente nos que apresentam algum sintoma digestivo ou extradigestivo que possa sugerir DC.[24]

Como a mulher celíaca encara o seu dia a dia?

Roos et al. relataram que o impacto na vida das pessoas com DC é muito grande porque sua rotina diária tem que ser alterada. As mulheres expressaram sensação de solidão e invisibilidade, especialmente quando socializaram com outros. A dieta pode ser um amigo, inimigo, obstáculo ou oportunidade em termos de conseguir uma vida boa.[26] Dar suporte a mulheres diagnosticadas como celíacas pode ser a maior tarefa para uma equipe multidisciplinar (médicos, nutricionistas, psicólogos). Em resumo, acompanhar adequadamente sua paciente. Lembrar que muitas são mães de crianças/adolescentes celíacas e que, portanto, têm um papel de suma importância na manutenção da estabilidade das famílias.

Conclusão

A doença celíaca passou por grande metamorfose em sua apresentação, daí ser considerada como um "camaleão clínico". Seu diagnóstico depende muito da perspicácia do médico em todas as áreas de atendimento: pediatras, clínicos, gastroenterologistas, geriatras, especialistas e, principalmente, em atenção primária à saúde onde geralmente acontece o primeiro contato com o profissional.

Referências bibliográficas

1. Elli L, Leffler D, Cellier C, et al. Guidelines for best practices in monitoring established coeliac disease in adult patients. Nat Rev Gastroenterol Hepatol. 2024 Mar;21(3):198-215. doi: 10.1038/s41575-023-00872-2. Epub 2023 Dec 18. PMID: 38110546.
2. Mulder CJJ, Elli L, Lebwohl B, Makharia GK, et al. Follow-up of celiac disease in adults: "When, what, who, and where". Nutrients. 2023;15:2048.
3. Rubio-Tapia A, Hill ID, Semrad C, et al. American College of Gastroenterology Guidelines Update: Diagnosis and Management of Celiac Disease. Am J Gastroenterol. 2023;118:59-76.
4. Makharia GK, Singh P, Catassi C, et al. The global burden of coeliac disease: opportunities and challenges. Nat Rev Gastroenterol Hepatol. 2022;19:313-27.
5. Singh P, Singh AD, Ahuja V, et al. How to screen for celiac disease. World J Gastroenterol. 2022;28:4493-4507.
6. Marsh MN. Mucosal pathology in gluten sensitivity. In: Coeliac disease. Oxford: Blackwell Scientific Publications; 1992. p. 136-191.
7. Ciccocioppo R, Kruzliak P, Cangemi GC, et al. The spectrum of differences between childhood and adulthood celiac disease. Nutrients. 2015;7:8733-51.
8. Mearin ML, Agardh D, Antunes H, et al. ESPGHAN Special Interest Group on Celiac Disease. ESPGHAN position paper on management and follow-up of children and adolescents with celiac disease. J Pediatr Gastroenterol Nutr. 2022;75:369-86.
9. Wieser H, Amato M, Caggiano M, et al. Dental manifestations and celiac disease-An overview. J Clin Med. 2023;12:2801. doi: 10.3390/jcm12082801.
10. Fedewa MV, Bentley JL, Higgins S, et al. Celiac disease and bone health in children and adolescents: A systematic review and meta-analysis. J Clin Densitom. 2020;23:200-11.
11. De Giuseppe R, Bergomas F, Loperfido F, Giampieri F, Preatoni G, Calcaterra V, et al. Could celiac disease and overweight/obesity coexist in school-aged children and adolescents? A Systematic Review. Child Obes. 2024;20:48-67.
12. Lebwohl B, Kapeç RC, Neugut AL, et al. Adherence to biopsy guidelines increases celiac disease diagnosis. Gastrointestinal Endoscopy. 2011;74:103-9. doi: 10.1016/j.gie.2011.03.1236.
13. Volta U, Rostami K, Auricchio R, et al. Diagnosis of seronegative and ultrashort celiac disease. Gastroenterology. 2024;S0016-5085(24)00067-2.
14. Husby S, Murray JA, Katzka DA. AGA Clinical practice update on diagnosis and monitoring of celiac disease-Changing utility of serology and histologic measures: Expert Review. Gastroenterology. 2019;156:885-9.
15. Kotze LMS, Mallmann A, Miecznikowski RC, et al. Reproductive aspects in Brazilian celiac women. Arq Gastroenterol. 2020;57:107-9.
16. Singh SK, Srivastava A. Transition of care in celiac disease. Indian J Pediatr. 2023;90:1142-8.
17. Shiha MG, Nandi N, Raju SA, et al. Accuracy of the no-biopsy approach for the diagnosis of coeliac disease in adults: a systematic review and meta-analysis. Gastroenterology. 2024:S0016-5085(23)05688-3.
18. Penny HA, Baggus EMR, Rej A, et al. Non responsive coeliac disease: A comprehensive review from the NHS England National Centre for Refractory Coeliac Disease. Nutrients. 2020;12:216.
19. Packova B, Kohout P, Dastych M, et al. Malignant complications of celiac disease: a case series and review of the literature. J Med Case Rep. 2022; 16(1):460.

20. Kotze LMDS, Kotze LR, Arcie GM, et al. Clinical profile of Brazilian patients aged over 50 years at the diagnosis of celiac disease. Rev Assoc Med Bras. (1992) 2023; 69:e0221332.
21. Ching CK, Lebwohl B. Celiac disease in the elderly. Curr Treat Options Gastroenterol. 2022;20:238-49.
22. Fernández-Bañares F, Farrais S, Planella M, et al. Coeliac disease in elderly patients: Value of coeliac lymphogram for diagnosis. Nutrients. 2021;13:2984.
23. Kotze LMDS, Kotze LR, Purim KSM, et al. The management of dermatitis herpetiformis by the gastroenterologist. A series of cases. Arq Gastroenterol. 2021; 58:429-432.
24. Kotze LMS, Utiyama SRR, Kotze LR, Nisihara R. Doenças relacionadas do glúten. In: Zaterka S, Passos MCF, Chinzon D. Tratado de Gastroenterologia. Da graduação à Pós-Graduação. 3. ed. Rio de Janeiro: Atheneu; 2023. p. 681-712.
25. Simón E, Molero-Luis M, Fueyo-Díaz R, et al. The gluten-free diet for celiac disease: Critical insights to better understand clinical outcomes. Nutrients. 2023;15:4013.
26. Roos S, Hellström I, Hallert C, et al. Everyday life for women with celiac disease. Gastroenterol Nurs. 2013;36:266-73.

capítulo

8 Constipação crônica e dissinergia pélvica

Heltia Duarte de Sena Pinto
Lúcia Libanez Bessa Campelo Braga

8.1 Constipação crônica

Introdução

A constipação intestinal é definida como movimentos intestinais infrequentes, dificuldade na passagem das fezes ou ambos e abrange sintomas como esforço excessivo nas evacuações, dor abdominal e inchaço, sensação de evacuação incompleta, tentativas demoradas (ou falhadas) de defecar, uso de manobras digitais para evacuar e consistência dura das fezes.[1] Considera-se constipação crônica quando esses sintomas estão presentes por um período superior a 3 meses.

A constipação crônica é uma condição clínica comum com impacto significativo na qualidade de vida, resultando em utilização substancial dos recursos destinados aos cuidados de saúde, afetando trabalho, produtividade, frequência escolar e bem-estar psicológico. Sua prevalência global é de 14% e está frequentemente associada com o sexo feminino, idade avançada, e baixa condição socioeconômica.[1]

Classificação

A constipação pode ser decorrente de causas secundárias, ocasionada por doenças orgânicas ou uso de medicamentos, ou de origem primária, sendo considerada como constipação idiopática crônica.

A constipação primária pode ser dividida em três subtipos:[1]

- Dissinergia pélvica.
- Constipação de trânsito normal (tipo mais comum, que inclui a constipação funcional).
- Constipação de trânsito lento.

Esses tipos não são mutuamente exclusivos e pode existir sobreposição entre eles. Na Figura 8.1.1, são demonstradas as causas e a classificação da constipação crônica.

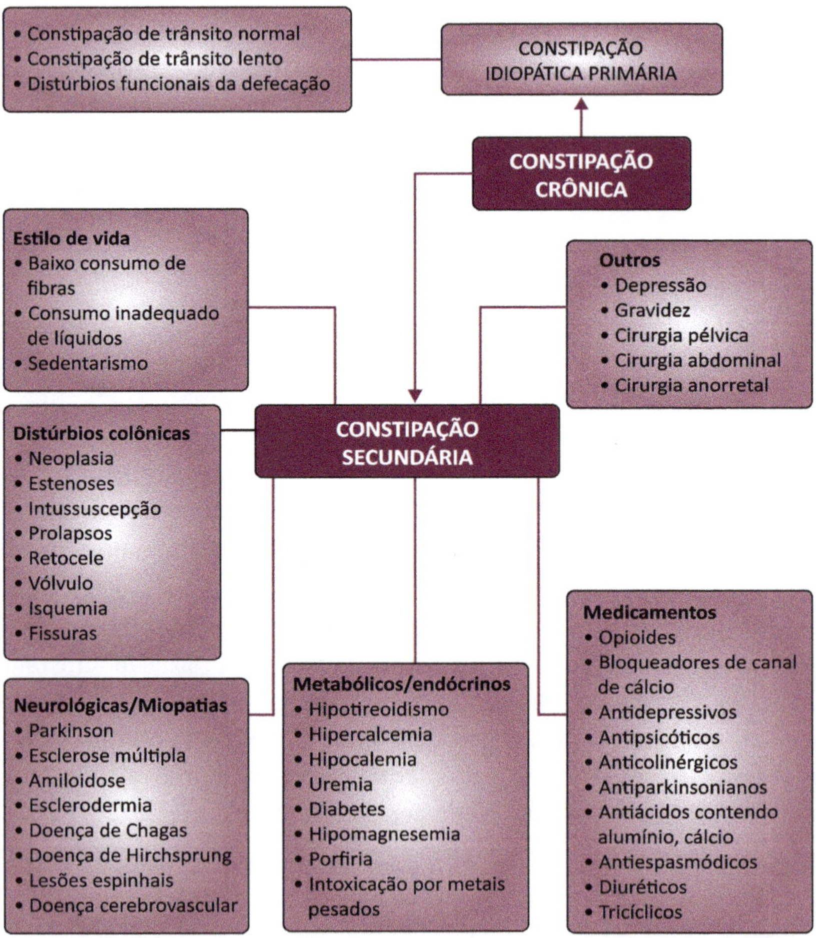

Figura 8.1.1 Causas de constipação crônica. Fonte: Adaptada de Passos et al., 2022; Bharucha et al., 2020.[1,2]

Fisiopatologia

A causa da constipação idiopática crônica (CIC) é multifatorial. Os principais fatores envolvidos são os distúrbios de motilidade colônica e as disfunções do assoalho pélvico. Podem contribuir também dieta, estilo de vida, alterações da microbiota, fatores psicológicos, medicamentos e alterações anatômicas. A constipação idiopática crônica pode ser resultado de distúrbios da evacuação retal, sendo a causa mais comum a dissinergia pélvica.[2]

Avaliação clínica

De acordo com os critérios de Roma IV, a CIC é diagnosticada com a presença de dois ou mais dos seguintes sintomas nos últimos 3 meses, em mais de 25% das evacuações, com início pelo menos 6 meses antes:[3]

- Esforço excessivo para evacuar.
- Fezes em grumos ou ressecadas.
- Sensação de evacuação incompleta.
- Sensação de obstrução anorretal.
- Realização de manobras manuais.
- Menos de três movimentos intestinais espontâneos por semana.
- Ausência de fezes líquidas ou malformadas.
- Critérios insuficientes para síndrome do intestino irritável tipo constipação.

Uma história clínica detalhada é importante, incluindo o tempo de início dos sintomas, característica das fezes, investigação nutricional (quantidade e características da ingestão alimentar e de fibras), estilo de vida, prática de atividade física, hábitos de ida ao banheiro, condições médicas, medicamentos em uso, antecedentes de cirurgias, eventos obstétricos, história de algum abuso físico ou sexual (comum em pacientes com CIC) e questionamento de algum sinal de alarme, como perda de peso, dor abdominal, presença de sangue nas fezes e história familiar de câncer colorretal, e deve-se diferenciar da síndrome do intestino irritável tipo constipação.

O exame retal é muito útil para identificar distúrbios estruturais, como fissuras anais, hemorroidas, impactação fecal, estenose anal ou massa retal, assim como auxilia na suspeição de dissinergia pélvica, através do exame do períneo em repouso e após esforços com contração do músculo puborretal e/ou esfíncter anal ao simular uma evacuação.

Diagnóstico complementar

Exames complementares podem ser necessários em alguns casos. Hemograma completo, dosagem de hormônios tireoidianos e de cálcio e pesquisa de doença de Chagas em áreas endêmicas costumam ser suficientes.

A colonoscopia é recomendada em pacientes com idade a partir de 45 a 50 anos para rastreamento de câncer colorretal (mesmo sem sintomas) ou, em qualquer idade, se houver presença de sinal ou sintoma de alarme, tais como: presença de sangue nas fezes (ou pesquisa de sangue oculto positiva); anemia; perda de peso não intencional; massa abdominal palpável; constipação grave refratária; história familiar de polipose intestinal ou de câncer colorretal e história própria ou familiar de doença inflamatória intestinal.

Estudos radiológicos podem ser usados para avaliar o trânsito colônico, por métodos diferentes,[1,2] como teste com marcador radiopaco (cápsula com 24 marcadores radiopacos e radiografia abdominal entre 5 e 6 dias depois para determinar o número de marcadores restantes). É considerado alterado se mais de 5 marcadores (> 20%) ficarem retidos no cólon. Além desse teste, a cintilografia colônica, ou estudo de motilidade com cápsula colônica sem fio, consegue fornecer informações sobre todo o intestino.

A manometria anorretal associada ao teste de expulsão do balão é indicada em casos de falha no tratamento com laxantes, na suspeita de dissinergia pélvica, sendo o teste mais confiável para o seu diagnóstico.[4,5]

A defecografia (contrastada com bário ou por ressonância magnética) é recomendada pela Associação Americana de Gastroenterologia (AGA) quando a manometria anorretal e o teste de expulsão do balão não são conclusivos. O exame fornece informações sobre a função e a anatomia anorretal. A defecografia por ressonância também avalia a integridade das estruturas anorretais e do assoalho pélvico.

Tratamento

Farmacológico e/ou não farmacológico individualizado.

Tratamento não farmacológico

Medidas como aumento da atividade física, do consumo de fibras e da ingestão de líquidos, interrupção ou redução do uso de medicamentos que possam causar ou agravar o quadro e treinamento quanto ao uso do vaso sanitário podem ser adotadas de forma geral para os pacientes com constipação crônica.[6]

O treinamento do uso do vaso sanitário inclui:

- Não ignorar a vontade de evacuar.
- Usar a postura correta no vaso – sentar-se no vaso e inclinar o tronco para frente, com os joelhos mais altos que os quadris e os pés apoiados em um banquinho, promovendo uma diminuição do ângulo anorretal.
- Evitar ficar sentado no vaso por períodos prolongados (> 10 minutos).

O uso de fibras alimentares solúveis e insolúveis é recomendado pelo Colégio Americano de Gastroenterologia (ACG) e a experiência na prática clínica mostra bons resultados,[1,7] especialmente nos casos de dieta pobre em fibras. As fibras mais usadas, em geral, são farelo de trigo, inulina, meticelulose, *psyllium*, policarbofilia cálcica, na dose máxima de 25 a 30 g por dia. É importante a ingesta hídrica adequada para o bom resultado da suplementação.

Tratamento farmacológico

Laxantes osmóticos[7]

São moléculas mal absorvidas que levam a retenção de água no lúmen intestinal, criando um gradiente osmótico, que resulta em melhora na consistência das fezes e no trânsito intestinal. São tratamento de escolha em pacientes com ingestão adequada de fibras e que permanecem constipados.

- Polietilenoglicol – no Brasil, apresentação de PEG 3350:
  - Dose: 1 sachê diluído em 200 mL de água, 1 a 2×/dia.
  - Efeitos colaterais: flatulência, distensão abdominal, dor abdominal, náuseas e diarreia.
- Óxido de magnésio:
  - Dose: 400 a 500 mg/dia (iniciar com dose baixa e aumentar se necessário).
  - Efeitos colaterais: diarreia e hipermagnesemia (risco maior em gestantes e portadores de insuficiência renal).
- Lactulose:
  - Dose: 15 a 40 mL/dia.
  - Efeitos colaterais: frequente flatulência e distensão abdominal (dose dependente).
  - Pode ser usado em gestantes.

Laxantes estimulantes[7]

São indicados em adultos com constipação intestinal para uso a curto prazo (por até 4 semanas) ou como terapia de resgate devido ao rápido início de ação. Podem causar dor abdominal, cólicas e diarreia e o uso prolongado pode levar a *melanosis coli* e cólon catártico. São eles:

- Bisacodil: 5 a 10 mg ao dia (1 a 2 comprimidos).
- Sene: 8 a 17 mg ao dia (1 a 3 cápsulas contendo 500 mg cada).
- Picossulfato de sódio: 5 a 10 mg ao dia (5 a 10 gotas ao dia, na apresentação em solução oral de 7,5 mg/mL).

Secretagogos[7]

Seus representantes são: lubiprostona (8 a 24 mcg, 2×/dia), linaclotida (72 a 290 mcg ao dia) e plecanatida (3 mg ao dia). Essas medicações estimulam a secreção luminal de cloreto (todas) e bicarbonato (no caso da linaclotida e plecanatida), aumentando o fluido intestinal e acelerando o trânsito gastrointestinal. Têm como vantagem melhorar a dor abdominal, sendo também usadas como terapia na síndrome do intestino irritável tipo constipação, porém não estão disponíveis no mercado brasileiro até a publicação deste capítulo.

Procinéticos[7]

Os medicamentos utilizados são agentes serotoninérgicos agonistas do receptor 5-HT4. A prucaloprida é a apresentação disponível no Brasil. A neuromodulação promovida por esse agente resulta na estimulação do reflexo peristáltico, das secreções intestinais e da motilidade gastrointestinal, assim como induz e aumenta a propagação das contrações colônicas de alta amplitude.

- Dose: 2 mg ao dia (1 mg em portadores de insuficiência renal grave).
- Efeitos colaterais: cefaleia, dor abdominal, náuseas e diarreia. Pode causar alteração no humor, demandando monitoramento para depressão e ideação suicida.

Contraindicado em pacientes com perfuração ou obstrução intestinal, doença de Crohn, retocolite ulcerativa e megacólon tóxico.

Probióticos

Os probióticos exercem diversas funções na microbiota intestinal, podendo propiciar o aumento da secreção de líquidos para o lúmen e melhora da motilidade intestinal. Embora estudos relatem esses benefícios, sua utilidade para o tratamento da constipação, cepas indicadas, doses e tempo de uso ainda não são claros.[8]

Cirurgia[1]

A cirurgia é geralmente indicada como último recurso e reservada para pacientes com sintomas debilitantes derivados de constipação grave e refratária, sendo obrigatória uma avaliação funcional, incluindo avaliação da motilidade do trato gastrointestinal superior. Podem ser feitas: colostomia terminal em sigmoide (quando há disfunção pélvica grave e refratária com trânsito colônico normal); ileostomia (naqueles com trânsito colônico lento e disfunção pélvica); e colectomia total com anastomose ileorretal (última opção).

8.2 Dissinergia pélvica

Introdução

A dissinergia pélvica ou dissinergia da evacuação é uma condição comum, encontrada em 25% dos pacientes com constipação idiopática crônica.[2] Caracteriza-se pela incapacidade de coordenar os músculos do assoalho pélvico e do abdome para eliminar as fezes. Observa-se aumento funcional da resistência à evacuação associada ou não à redução da força propulsiva retal.

O aumento funcional da resistência se caracteriza por alta pressão de repouso do esfíncter anal (conhecido como *anismus*), pela contração paradoxal e menos de 20% de relaxamento da pressão de repouso. Esses achados são observados na manometria anorretal (exame de escolha para o diagnóstico) e na defecografia.[9]

A dissinergia pélvica geralmente resulta de hábitos disfuncionais de uso do vaso, sendo considerada um problema comportamental. História de abuso (físico e sexual) está frequentemente presente, com 32% das mulheres relatando abuso físico e 22%, abuso sexual. Problemas funcionais na evacuação podem coexistir com causas estruturais.[10] Os sintomas são:

- Necessidade de esforço excessivo ao evacuar.
- Sensação de evacuação incompleta.

- Sensação de ânus fechado ou de obstrução anorretal.
- Necessidade de manobras para evacuar.

A manometria anorretal avalia o tônus do esfíncter em repouso e na contração, os reflexos retoanais, as sensações retais e as mudanças na pressão durante o esforço evacuatório. Com a manometria de alta resolução, a obtenção das imagens é mais rápida e mais completa, possibilitando a análise simultânea dos eventos pressóricos do reto baixo e do canal anal.[10]

O teste de expulsão do balão é usado para identificar esses pacientes com uma especificidade alta (80%-90%), mas com baixa sensibilidade (50%).[1] É realizado inserindo-se um balão com 50 mL de água no reto e avaliando-se o tempo necessário para a expulsão desse balão. Para indivíduos saudáveis, o tempo de expulsão é inferior a 1 minuto.[4]

Os critérios para o diagnóstico de dissinergia pélvica são:

- Incapacidade de expelir o balão inflado com 50 mL de água em 1 a 2 minutos.
- Incapacidade de evacuar ou apresentar ≥ 50% de retenção de bário na defecografia.
- Tempo de trânsito colônico apresentando mais de 5 marcadores na radiografia de 120 horas (técnica aplicada com cápsula contendo 24 marcadores radiopacos).

O tratamento consiste em uso de fibras, como o *psyllium*, e a terapia de *biofeedback*. Esta visa restaurar comportamentos disfuncionais que podem causar a constipação, enfatizando a coordenação adequada do movimento abdominal e do assoalho pélvico durante a evacuação e melhorando a sensibilidade retal nos pacientes com queixa de evacuação incompleta. As taxas de sucesso são de 40% a 80%, porém requer que o paciente colabore, mantendo-se motivado a fazer os exercícios e seguir as orientações recomendadas.[7] A Figura 8.2.1 mostra um organograma com o racional para os exames diagnósticos e sequência de tratamento conforme sugerido pela AGA em conjunto com o ACG.

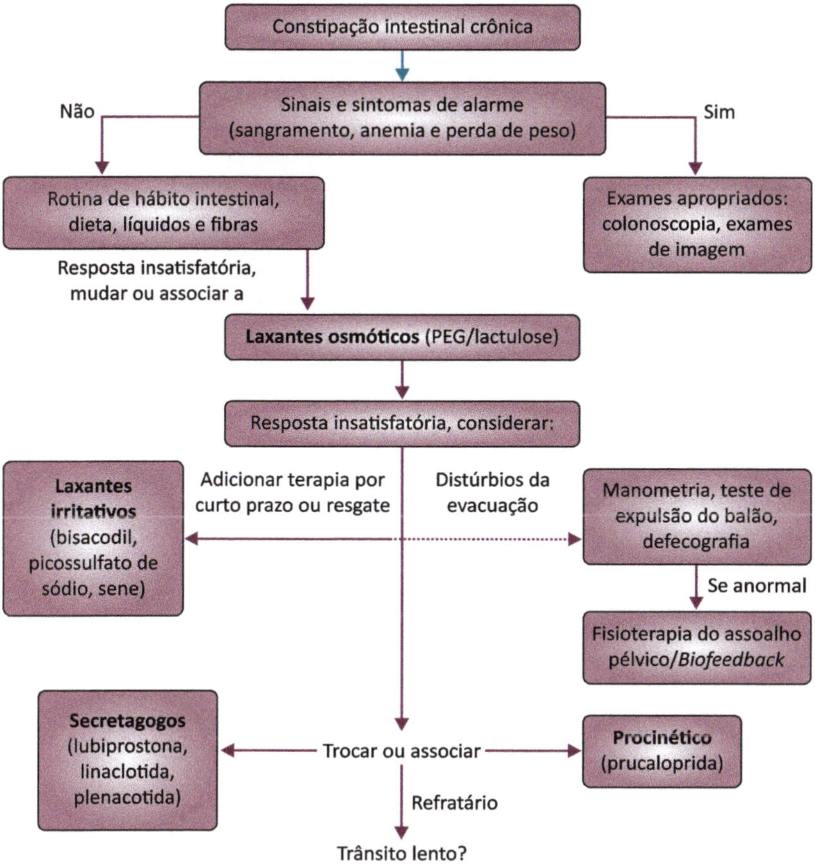

Figura 8.2.1 Organograma de apoio ao manejo clínico da constipação intestinal crônica. Fonte: Adaptada de Chang et al., 2023.[7]

Referências bibliográficas

1. Passos MCF, Alvariz RC, Andre EA, et al. Diagnosis and management of chronic idiopathic constipation: a narrative review from a Brazilian expert task force. Arq Gastroenterol. 2022;59(1):137-44.
2. Bharucha AE, Lacy BE. Mechanisms, evaluation and management of chronic constipation. Gastroenterology. 2020;158(5):1232-49.e3.
3. Drossman DA, Ed S, Chang L, et al. Rome IV multidimensional clinical profile for the functional gastrointestinal disorders. The Rome Foundation; 2016.
4. Bordeianou L, Savitt L, Marecki M. Methods of anorectal physiology. Ann Laparosc Endosc Surg. 2022;7:14.
5. Lee YY, Erdogan A, Yu S, et al. Anorectal manometry in defecatory disorders: a comparative analysis of high-resolution pressure topography and waveform manometry. J Neurogastroenterol Motil. 2018;24:460-468.

6. Serra J, Pohl D, Azpiroz F, et al. European society of neurogastroenterology and motility guidelines on functional constipation in adults. Neurogastroenterol Motil. 2020;32:e13762.
7. Chang L, Chey WD, Imdad A, et al. American Gastroenterological Association – American College of Gastroenterology Clinical practice guideline: Pharmacological management of chronic idiopathic constipation. Gastroenterology. 2023;164(7):1086-106.
8. Kaminski M, Skonieczna-Zydecka K, Loniewski I, et al. Are probiotics useful in the treatment of chronic idiopathic constipation in adults? A review of existing systematic reviews, meta-analyses, and recommendations. Prz Gastroenterol. 2020;15:103-18.
9. Carrington EV, Heinrich H, Knwoles CH, et al. The international anorectal physiology working group (IAPWG) recommendations: standardized testing protocol and the London classification for disorders of anorectal function. Neurogastroenterol Motil. 2020;32(1):e13679.
10. Rao SS. Dyssynergic defecation and biofeedback therapy. Gastroenterol Clin North Am. 2018;37:569-86.

capítulo

9 Síndrome do intestino irritável

Marcella Salazar Sousa
Paola Vasconcelos Soares Reis
Luísa Leite Barros

Introdução

A síndrome do intestino irritável (SII) é um distúrbio do eixo cérebro--intestino-microbiota caracterizado por dor abdominal recorrente associado à evacuação e alterações no hábito intestinal, na ausência de causa orgânica definida.[1]

É uma doença crônica que, apesar de não aumentar o risco de câncer ou mortalidade, impacta a qualidade de vida, o convívio social e a capacidade laboral do indivíduo. Sua prevalência global é estimada em 4,1% (de acordo com os critérios de Roma IV – Quadro 9.1), sendo mais prevalente na população feminina e nos jovens.[2]

Apresenta fisiopatologia complexa, resultado de uma combinação de fatores relativos à motilidade gastrointestinal, hipersensibilidade visceral, microbiota, e desregulação imune da mucosa e da comunicação do sistema nervoso central com o sistema nervoso entérico.[3]

Quadro 9.1. Critérios de Roma IV para diagnóstico de síndrome do intestino irritável

Dor abdominal, pelo menos 1 vez/semana, nos últimos 3 meses e com início há mais de 6 meses
Dor abdominal associada a pelo menos duas das seguintes queixas: ▪ Dor relacionada à evacuação ▪ Mudança na frequência das evacuações ▪ Mudança na forma (aparência) das fezes

Fonte: Adaptado de Lacy BE, et al., 2021.

Quadro clínico

A dor abdominal é o sintoma cardinal que diferencia a SII da constipação e diarreia funcionais. Ela pode ocorrer em qualquer local do abdome, porém é mais prevalente na porção inferior e deve estar relacionada à evacuação.

Pacientes com predomínio de diarreia costumam referir evacuações múltiplas, que se iniciam no período da manhã, em geral após a refeição, e são associadas à urgência evacuatória. A consistência das fezes é amolecida/líquida e pode haver muco associado. No subtipo constipação, as evacuações são endurecidas e ressecadas, mesmo que diárias, com esforço evacuatório e sensação de esvaziamento incompleto. Sintomas como distensão abdominal e inchaço também são comumente referidos, principalmente nesse subtipo.

A coexistência de saciedade precoce, empachamento, dor epigástrica, náuseas e pirose é comum já que é frequente a sobreposição da SII com outras doenças como dispepsia funcional e doença do refluxo gastroesofágico, por exemplo.[4]

Classificação

A SII é classificada em quatro subtipos, de acordo com o aspecto predominante das fezes durante o período de evacuações anormais, sem o uso de medicações que possam alterar a consistência das fezes. Modificações neste padrão podem ocorrer ao longo do tempo e, por essa razão, reavaliações devem ser feitas com frequência.[1]

A caracterização do formato das fezes é baseada na escala visual de Bristol (Figura 9.1); os tipos 1 e 2 estão relacionados à constipação, enquanto os tipos 6 e 7, à diarreia:

- **SII com predomínio de diarreia (SII-D):** fezes pastosas ou líquidas em > 25% e fezes endurecidas ou ressecadas em < 25% das evacuações.
- **SII com predomínio de constipação (SII-C):** fezes endurecidas ou ressecadas em > 25% e fezes pastosas ou líquidas em < 25% das evacuações.
- **SII forma mista (SII-M):** fezes endurecidas ou ressecadas em > 25% e fezes pastosas ou líquidas em > 25% das evacuações.
- **SII forma indeterminada (SII-I):** critérios insuficientes para inclusão do paciente em um dos grupos citados anteriormente.

Visto que uma classificação baseada apenas no aspecto das fezes e na frequência evacuatória não reflete a complexa natureza da SII, novos

Tipo 1	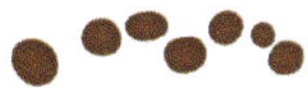	**Pequenas, em bolotas e endurecidas**
Tipo 2	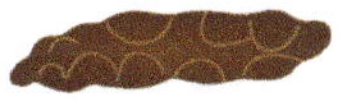	**Em forma de salsicha, empelotada e endurecida**
Tipo 3	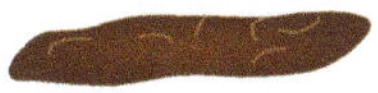	**Em forma de salsicha com rachaduras na sua superfície**
Tipo 4	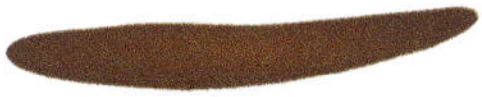	**Em forma de salsicha ou cobra, lisa e amolecida**
Tipo 5	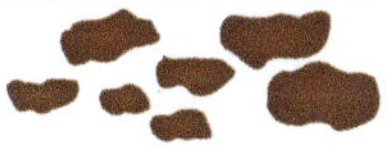	**Pedaços macios em gotas com margens bem delimitadas**
Tipo 6	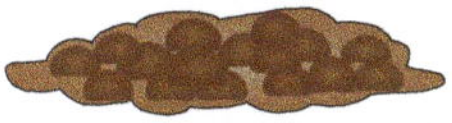	**Pedaços macios irregulares, fezes amolecidas**
Tipo 7	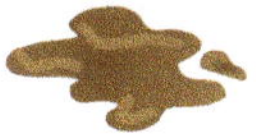	**Aquosa, sem pedaços sólidos, inteiramente líquida**

Figura 9.1 Escala visual de Bristol.

modelos têm sido sugeridos com base nos padrões de sintomas gastrointestinais, extraintestinais e alterações no humor. Essa subcategorização visa traçar um perfil clínico mais detalhado do paciente e, assim, personalizar o seu tratamento.[5]

Diagnóstico

O diagnóstico da SII é, ainda hoje, baseado em critérios clínicos (critérios de Roma IV – Quadro 9.1), exame físico e poucos exames laboratoriais, na ausência de sinais e sintomas de alarme, como perda de peso involuntária, sangramento intestinal, mudança recente de hábito intestinal e história familiar de câncer colorretal ou doença inflamatória intestinal.

Uma vez que que não há biomarcadores específicos, o diagnóstico positivo, com base nos critérios clínicos, visa evitar exames desnecessários. Sugere-se, assim, a realização de exames laboratoriais, como hemograma, proteína C reativa (PCR) e sorologia para doença celíaca (IgA sérica e antitransglutaminase tecidual IgA), além de calprotectina fecal nos pacientes com menos de 45 anos e predomínio de diarreia para excluir doença inflamatória intestinal.[6,7]

Em pacientes com SII-C, distúrbios do assoalho pélvico devem ser considerados, já que este grupo responde à terapia com *biofeedback*. A colonoscopia não deve ser realizada rotineiramente, sendo indicada aos pacientes com sintomas ou sinais de alarme e àqueles acima de 45 anos no contexto de rastreamento de câncer colorretal.[6]

Deve-se observar ainda a presença de fatores de risco para SII, como história prévia de infecção gastrointestinal (SII pós-infecciosa) e história de abuso sexual ou físico na infância, assim como a associação com comorbidades extraintestinais (fibromialgia, enxaqueca, síndrome da fadiga crônica, endometriose, dor pélvica crônica, dispareunia) e transtornos psicológicos, como ansiedade e depressão, que também são mais comuns nos pacientes com SII, bem como na população feminina.[8]

Tratamento

O tratamento inicial do paciente diagnosticado com SII deve envolver educação sobre a doença a fim de tranquilizar o paciente sobre o caráter benigno e encorajá-lo a um estilo de vida saudável, que inclua atividade física regular e medidas para redução do estresse. As chaves para o manejo efetivo dessa condição são uma boa relação médico-paciente e a escolha da terapia medicamentosa adequada, quando necessária, a depender do sintoma predominante.[4]

Dieta

A dieta pobre em alimentos fermentáveis, conhecida como FODMAPs (oligossacarídeos, dissacarídeos, monossacarídeos e polióis), é considerada tratamento de primeira linha para melhora de sintomas globais. A fermentação colônica desses tipos de alimentos produz ácidos graxos de cadeia curta, que aumentam a secreção de água para dentro do intestino, além de gases que podem levar a distensão luminal e sintomas relacionados às refeições. A dieta é recomendada por 2 a 6 semanas e deve ser dividida entre as etapas de restrição, reintrodução gradual e individualização de forma direcionada.[7] Importante ressaltar que dietas isentas de glúten, bem como dietas de exclusão baseadas em anticorpos IgG, não devem ser recomendadas.[6]

Probióticos

Modalidade promissora para intervenção terapêutica, no entanto, com papel ainda controverso na literatura devido a estudos muito heterogêneos e não conclusivos.[9] Alguns estudos demonstraram aumento de bactérias dos gêneros *Bacteroides* e *Clostridioides,* bem como uma redução das bifidobactérias em pacientes com SII, entretanto, até o presente momento, não há evidência robusta para que se indique o uso de probióticos de forma rotineira.[10]

Terapias alternativas

Abordagens para redução do estresse, como hipnoterapia, terapia cognitivo-comportamental (TCC) e outras, podem melhorar a dor abdominal e a qualidade de vida, além de sintomas psicológicos.[4] Outras terapias, como a acupuntura, também são efetivas e podem contribuir para a regulação do eixo cérebro-intestino e a melhora da hipersensibilidade visceral.[10]

Antiespasmódicos

Os antiespasmódicos fazem parte da primeira linha de tratamento da SII. Duas classes de antiespasmódicos estão disponíveis no mercado: os antimuscarínicos (escopolamina, brometo de otilônio, brometo de pinavério) e os relaxantes da musculatura lisa intestinal (mebeverina e o maleato de trimebutina). Os primeiros reduzem a motilidade intestinal e os segundos atuam como relaxantes diretos na musculatura intestinal. São especialmente úteis na SII-D, porém têm efeitos significativos na dor abdominal e nos sintomas globais de qualquer apresentação da síndrome.

Antidepressivos

Duas classes de antidepressivos podem ser utilizadas no tratamento da dor abdominal em pacientes com SII: os antidepressivos tricíclicos e os inibidores seletivos da recaptação de serotonina (ISRS). Os antidepressivos tricíclicos (amitriptilina, desipramina) aumentam o tempo de trânsito colônico devido ao seu efeito anticolinérgico e podem ser particularmente úteis em pacientes com a forma diarreica da SII. Eles atuam como moduladores do eixo cérebro-intestino e são efetivos para o tratamento de sintomas globais de dor abdominal, no entanto devem ser usados com cautela em pacientes com risco de prolongamento do intervalo QT.[11]

Os ISRS também atuam modulando o eixo cérebro-intestino e podem ser usados como segunda linha de tratamento em pacientes com SII, sendo eficazes para tratamento de sintomas globais da síndrome. Os principais medicamentos da classe são fluoxetina, sertralina, escitalopram, citalopram e paroxetina; todos indicados para o tratamento da SII-C ou SII-M. Em geral, a dose dos antidepressivos recomendada é inferior àquela utilizada no manejo da depressão.[11]

Tratamento da síndrome do intestino irritável – predomínio de diarreia

Loperamida

A loperamida é um agonista sintético de receptor μ-opioide que ajuda a diminuir a frequência evacuatória e a aumentar a consistência das fezes, porém não tem ação nos sintomas globais. Eluxadoline, ainda não disponível no Brasil, é também um agonista de receptor μ-opioide com efeitos semelhantes.[13]

Sequestradores de sais biliares

Os sequestradores de sais biliares, como a colestiramina, podem ser usados para manejo da diarreia na SII-D. Eles atuam se ligando aos ácidos biliares luminais, impedindo a reabsorção e reduzindo a estimulação do trânsito colônico.

Rifaximina

A rifaximina é um antibiótico oral de baixa absorção sistêmica. Estudos demonstram melhora na dor abdominal, na consistência das fezes e na sensação de *bloating,* além de efeitos colaterais mínimos. Porém, poucos estudos demonstraram melhora sustentada de sintomas nos pacientes com SII. O principal fator limitante do seu uso ainda é o custo elevado.[12]

Ondansetrona e alosetron

A ondansetrona e o alosentron (ainda não disponível no Brasil) são antagonistas serotoninérgicos do receptor 5-HT_3 e agem através da redução do trânsito intestinal. Estudos evidenciam melhora da consistência das fezes, da frequência das evacuações e dos sintomas globais da SII-D. O uso do alosentron está associado ao risco de colite isquêmica.[14]

Tratamento da síndrome do intestino irritável – predomínio constipação

A terapia inicial para a SII-C concentra-se principalmente nas mudanças do estilo de vida, como prática de atividade física aeróbica e hidratação adequada. É importante avaliar o uso de medicações que pioram a constipação, como anticolinérgicos, opioides, suplementos de cálcio ou ferro.[15]

Fibras

São carboidratos não digeridos no intestino delgado que modificam a consistência das fezes e aceleram o tempo de trânsito intestinal. O tratamento inicial inclui um teste com fibras solúveis (25 a 35 g/dia) como *psyllium* e ispágula por 1 semana. As fibras insolúveis como farelo de trigo e celulose devem ser evitadas por aumentar a produção de gases e piorar os sintomas de *bloating* e flatulência.

Laxantes

Os laxantes melhoram a frequência das evacuações e a consistência das fezes, porém não têm efeito no controle da dor abdominal ou dos sintomas globais. O polietilenoglicol (PEG) é considerado o tratamento de primeira linha por ser um laxante de baixo custo, fácil acesso e com bom perfil de segurança quando comparado à lactulose. Os principais efeitos colaterais são distensão e desconforto abdominal. Os laxantes irritativos devem ser reservados para pacientes com constipação crônica e refratária.

Lubiprostona

É um secretagogo ativador de canais de cloro tipo 2 localizados na membrana apical das células do epitélio intestinal aprovado para o tratamento da SII-C com melhora na dor abdominal, distensão, esforço e consistência das fezes.[16]

Tegaserode e prucaloprida

São agonistas do receptor de serotonina tipo 4 (5-HT_4) que estimulam a liberação de neurotransmissores e aumentam a motilidade colônica com melhora do início do reflexo peristáltico, diminuição do tempo de trânsito colônico e melhor frequência de evacuação, além de evidência de redução da hipersensibilidade visceral.[20]

O tegaserode é contraindicado em indivíduos acima de 65 anos e em mulheres com fatores de risco cardiovascular. As diretrizes do Amercian College of Gastroenterology (ACG) recomendam que o tegaserode seja considerado neste caso específico para a população de pacientes com resposta inadequada ao secretagogos.[7] A prucaloprida é eficaz para o tratamento de constipação crônica idiopática, porém, até o momento, não existem estudos para o seu uso na SII-C.

Outros

Linaclotida e plecanatida (agonistas da guanilil ciclase) e tenapanor (pequena molécula que inibe a bomba de sódio/hidrogênio no cólon e aumenta a secreção de água para o lúmen intestinal) ainda não estão disponíveis no Brasil.[21,22]

O Quadro 9.2 contém os principais medicamentos utilizados no tratamento da síndrome do instestino irritável (SII) bem como as doses recomendadas.

Quadro 9.2. Principais medicamentos utilizados na síndrome do intestino irritável (SII) e as doses recomendadas

Medicações utilizadas na SII	Doses recomendadas
Predomínio diarreia	
Rifaximina	550 mg 3×/dia por 14 dias
Colestiramina	4 g 2-3×/dia
Eluxadoline	100 mg 2×/dia
Ondansetrona	4-8 mg 3×/dia
Predomínio constipação	
Fibras solúveis	25-35 g ao dia
Polietilenoglicol	17 g 1 a 2×/dia
Tegaserode	6 mg 2×/dia
Linaclotida	290 μg 1×/dia
Plecanatida	3 mg 1×/dia
Lubiprostona	8 μg 2×/dia
Dor abdominal*	
Brometo de otilônio	40 mg 3 vezes ao dia
Mebeverina	200 mg 2 vezes ao dia
Amitriptilina	10-50 mg à noite
Desipramina	25-100 mg à noite
Sertralina	25-100 mg ao dia
Citalopram	10-40 mg ao dia

**Linaclotida, plecanatida, lubiprostona também promovem melhora da dor abdominal.*
Fonte: Referências 11 e 15.

Referências bibliográficas

1. Mearin F, Lacy BE, Chang L, et al. Bowel Disorders. Gastroenterology. 2016:S0016-5085(16)00222-5.
2. Sperber AD, Bangdiwala SI, Drossman DA, et al. Worldwide Prevalence and Burden of Functional Gastrointestinal Disorders, Results of Rome Foundation Global Study. Gastroenterology. 2021;160(1):99-114 e3.
3. Drossman DA. Functional Gastrointestinal Disorders: History, Pathophysiology, Clinical Features and Rome IV. Gastroenterology. 2016;150(6):1257-492.
4. Huang KY, Wang FY, Lv M, et al. Irritable bowel syndrome: Epidemiology, overlap disorders, pathophysiology and treatment. World J Gastroenterol. 2023;29(26):4120-35.
5. Black CJ, Yiannakou Y, Guthrie EA, et al. A Novel Method to Classify and Subgroup Patients with IBS Based on Gastrointestinal Symptoms and Psychological Profiles. Am J Gastroenterol. 2021;116(2):372-81.
6. Vasant DH, Paine PA, Black CJ, et al. British Society of Gastroenterology guidelines on the management of irritable bowel syndrome. Gut. 2021;70(7):1214-40.
7. Lacy BE, Pimentel M, Brenner DM, et al. ACG Clinical Guideline: Management of Irritable Bowel Syndrome. Am J Gastroenterol. 2021;116(1):17-44.
8. Camilleri M. Diagnosis and Treatment of Irritable Bowel Syndrome: A Review. JAMA. 2021;325(9):865-77.
9. Su GL, Ko CW, Bercik P, et al. AGA Clinical Practice Guidelines on the Role of Probiotics in the Management of Gastrointestinal Disorders. Gastroenterology. 2020;159(2):697-705.
10. Alammar N, Stein E. Irritable Bowel Syndrome: What Treatments Really Work. Med Clin North Am. 2019;103(1):137-52.
11. Lembo A, Sultan S, Chang L, et al. AGA Clinical Practice Guideline on the Pharmacological Management of Irritable Bowel Syndrome With Diarrhea. Gastroenterology. 2022;163(1):137-51.
12. Menees SB, Maneerattannaporn M, Kim HM, et al. The efficacy and safety of rifaximin for the irritable bowel syndrome: a systematic review and meta-analysis. Am J Gastroenterol. 2012;107(1):28-35; quiz 6.
13. Lembo AJ, Lacy BE, Zuckerman MJ, et al. Eluxadoline for Irritable Bowel Syndrome with Diarrhea. N Engl J Med. 2016;374(3):242-53.
14. Andresen V, Montori VM, Keller J, et al. Effects of 5-hydroxytryptamine (serotonin) type 3 antagonists on symptom relief and constipation in nonconstipated irritable bowel syndrome: a systematic review and meta-analysis of randomized controlled trials. Clin Gastroenterol Hepatol. 2008;6(5):545-55.
15. Chang L, Sultan S, Lembo A, et al. AGA Clinical Practice Guideline on the Pharmacological Management of Irritable Bowel Syndrome with Constipation. Gastroenterology. 2022;163(1):118-36.
16. Drossman DA, Chey WD, Johanson JF, et al. Clinical trial: lubiprostone in patients with constipation-associated irritable bowel syndrome--results of two randomized, placebo-controlled studies. Aliment Pharmacol Ther. 2009;29(3):329-41.
17. Rao S, Lembo AJ, Shiff SJ, et al. A 12-week, randomized, controlled trial with a 4-week randomized withdrawal period to evaluate the efficacy and safety of linaclotide in irritable bowel syndrome with constipation. Am J Gastroenterol. 2012;107(11):1714-24; quiz p 25.

18. Brenner DM, Lacy BE, Ford AC, et al. Linaclotide Reduced Response Time for Irritable Bowel Syndrome with Constipation Symptoms: Analysis of 4 Randomized Controlled Trials. Am J Gastroenterol. 2023;118(5):872-9.
19. Nelson AD, Black CJ, Houghton LA, Let al. Systematic review and network meta-analysis: efficacy of licensed drugs for abdominal bloating in irritable bowel syndrome with constipation. Aliment Pharmacol Ther. 2021;54(2):98-108.
20. Vakil N, Laine L, Talley NJ, et al. Tegaserod treatment for dysmotility-like functional dyspepsia: results of two randomized, controlled trials. Am J Gastroenterol. 2008;103(8):1906-19.
21. Chey WD, Lembo AJ, Rosenbaum DP. Tenapanor Treatment of Patients with Constipation-Predominant Irritable Bowel Syndrome: A Phase 2, Randomized, Placebo-Controlled Efficacy and Safety Trial. Am J Gastroenterol. 2017;112(5):763-74.
22. Chey WD, Lembo AJ, Rosenbaum DP. Efficacy of Tenapanor in Treating Patients with Irritable Bowel Syndrome with Constipation: A 12-Week, Placebo-Controlled Phase 3 Trial (T3MPO-1). Am J Gastroenterol. 2020;115(2):281-93.

capítulo

10 Como investigar a dor pélvica?

Marina Pamponet Motta
Ana Luiza Vilar Guedes

Definição e epidemiologia

A dor pélvica é um dos sintomas mais frequentemente avaliados pelos médicos no cuidado com as mulheres. Geralmente é definida como uma dor localizada na região pélvica ou na parte inferior do abdome (infra umbilical) e pode ser classificada em aguda ou crônica. Na dor crônica, a duração do sintoma é superior a 3 a 6 meses, podendo se manifestar de forma contínua ou intermitente. Uma ampla variedade de condições, incluindo gastrointestinais, ginecológicas, urológicas e musculoesqueléticas, podem ser responsáveis pela dor pélvica.

Na paciente que apresenta dor pélvica aguda, o primeiro passo é descartar abdome agudo ou uma gestação. A história clínica e exame físico detalhados, associados a exames laboratoriais, de imagem e até abordagem cirúrgica, permitem a definição diagnóstica na maioria dos casos de dor pélvica aguda (Quadro 10.1). Em contrapartida, na dor pélvica crônica (DPC), o diagnóstico definitivo pode ser desafiador, mesmo após ampla investigação.

A DPC afeta aproximadamente 15% a 26% da população feminina, principalmente mulheres em idade reprodutiva.[1,2] Embora existam diversas causas para a DPC (Quadro 10.2), estudos realizados em coortes tanto de atenção primária, quanto de centros especializados em ginecologia, destacam a síndrome do intestino irritável (SII) como uma das principais causas desse tipo de dor em mulheres.[3,4] Portanto, o gastroenterologista deve estar preparado para uma abordagem inicial adequada das pacientes com DPC.[2] Devido à sua prevalência e ao desafio que pode representar na prática clínica, a DPC será o foco principal deste capítulo.

Quadro 10.1. Principais causas de dor pélvica aguda em mulheres não gestantes

Etiologia	Quando suspeitar?	Exames complementares
Gravidez ectópica	Dor aguda intensa, geralmente mais lateral, associada a sangramento vaginal. História de gravidez ectópica prévia, infertilidade, cirurgia pélvica, DIP ou uso de DIU. Presença de massa e dor unilateral ao exame físico.	USG pélvica, beta-hCG, tipagem sanguínea, laparoscopia
Cisto ovariano roto	Dor aguda moderada a intensa, lateral, com início espontâneo ou durante o ato sexual, cerca de 2 semanas após a DUM. Pode haver tontura, dor retal (sangue no fundo de saco), náuseas ou sinais de irritação peritoneal.	USG pélvica, hemograma, tipagem sanguínea
Torção ovariana	Dor aguda moderada a intensa, lateral, associada a náuseas e vômitos. História de cisto ou tumor ovariano. Presença de massa e dor unilateral ao exame. Pode haver irritação peritoneal.	USG pélvica com Doppler, laparoscopia
Apendicite	Dor < 48 horas, inicialmente generalizada, posteriormente localizada em FID, associada a inapetência, febre, náuseas e vômitos. Pode haver sinais de irritação peritoneal.	USG, TC e RM de abdome
Doença inflamatória pélvica ou abscesso tubo-ovariano	Dor bilateral ou unilateral (se abscesso), < 48 horas (embora possa haver DIP crônica), febre, corrimento vaginal. História de novo parceiro sexual, mais de um parceiro, IST. Peritonite, se doença grave ou abscesso.	Hemograma, PCR/VHS, USG pélvica, citologia e cultura cervical
Infecção do trato urinário complicada	Dor suprapúbica, disúria, urgência miccional, polaciúria. Dor em flancos, febre e vômitos, se pielonefrite.	Urina tipo I, urocultura
Obstrução ureteral	Dor aguda, moderada a intensa, unilateral, irradiada para flanco e dorso, associada a náuseas. Passado de urolitíase ou cirurgia urológica.	Urina tipo I, USG de rins e vias urinárias, TC de abdome

DIP: doença inflamatória pélvica; DIU: dispositivo intrauterino; USG: ultrassonografia; beta-hCG: gonadotrofina coriônica humana; DUM: data da última menstruação; FID: fossa ilíaca direita; TC: tomografia computadorizada; RM: ressonância magnética; IST: infecções sexualmente transmissíveis; PCR: proteína C reativa; VHS: velocidade de hemossedimentação. Fonte: Adaptado de Stratton, 2024.[21]

Fisiopatologia

A DPC pode ser causada pelo comprometimento orgânico de estruturas pélvicas viscerais (útero, intestino, bexiga), somáticas (músculo, fáscia, ossos e/ou pele) ou ter natureza psicossomática.

Devido a algumas vias neurais comuns entre essas estruturas, os sintomas da paciente podem não ter relação direta com o envolvimento de determinado órgão ou sistema(s).[5] Somado a isto, devido a interconexões entre as estruturas pélvicas e o sistema nervoso central, estímulos em um órgão podem promover hipersensibilidade em outros sítios, resultando na

Quadro 10.2. Causas de dor pélvica crônica

Gastrointestinais	Musculoesqueléticas
Constipação	Fibromialgia/dor miofascial
Síndrome do intestino irritável	Doença degenerativa discal
Doença orificial (hemorroidas, fissuras)	Disfunção do assoalho pélvico
Doença inflamatória intestinal	Instabilidade da articulação sacroilíaca
Proctalgia fugaz	Fratura por estresse
Proctalgia crônica	Coccidinia
Neoplasia colorretal	**Urológicas**
Síndrome da ressecção anterior do reto	Urolitíase
Ginecológicas	Infecção urinária
Dismenorreia	Cistite intersticial
Endometriose	Cistite por radiação
Leiomioma	Hiperatividade do detrusor
Adenomiomatose	Neoplasia
Doença inflamatória pélvica	Diverticulite suburetral
Aderências	**Outras**
Pólipo em endométrio ou cérvix	Somatização/transtorno psiquiátrico
Endometrite	Neurológica (herpes-zóster, *tabes dorsalis*)
Neoplasia	Infecção de tela operatória
Síndrome da congestão pélvica	Porfiria
Vulvodinia, vaginite	Anemia falciforme
Síndrome do ovário remanescente	Intoxicação por metais pesados

Fonte: Adaptado de Stein, 2013.[2]

associação de condições como endometriose e SII, cistite intersticial e hipertonicidade da pelve. Além disso, de modo semelhante ao observado em outras síndromes de dor crônica, o estímulo doloroso persistente contribui para o aparecimento de condições como fibromialgia e distúrbios do humor.[6] Finalmente, fatores genéticos e antecedentes psicossociais influenciam no limiar de dor de cada mulher.[7] Compreender esses aspectos relacionados à fisiopatologia da DPC é essencial para a investigação adequada.

Anamnese geral

Apesar da ausência de diretrizes específicas das Sociedades de Gastroenterologia, é fundamental que o gastroenterologista seja capaz de

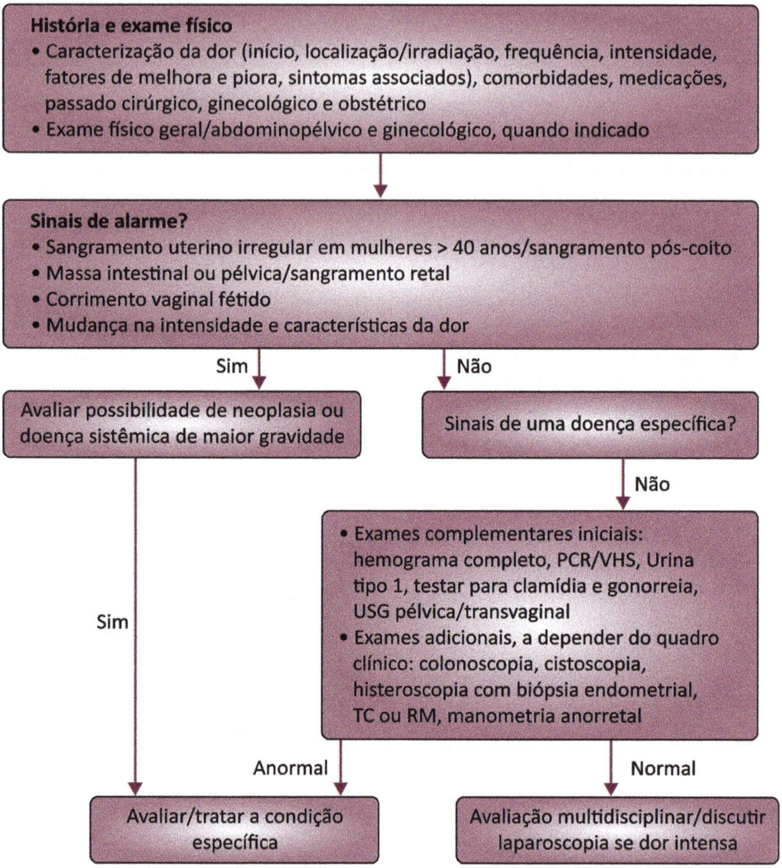

Figura 10.1. Fluxograma de avaliação da dor pélvica crônica. Fonte: Adaptada de Speer LM, Mushkbar S, Erbele T. Chronic Pelvic Pain in Women. Am Fam Physician. 2016 Mar 1;93(5):380-7; Lamvu G, 2021.[6]

reconhecer indicadores que direcionem tanto a investigação das causas gastrointestinais quanto das possíveis condições que demandam colaboração de outros especialistas, especialmente o ginecologista e o urologista.

Características da dor e antecedentes médicos. Durante a anamnese, é importante abordar o padrão de início e de progressão da dor, sua localização, irradiação, fatores que a aliviam e a exacerbam, classificar a intensidade numa escala objetiva (0 a 10), além de questionar sobre a frequência das crises (cíclicas ou não cíclicas). A história deve incluir uma revisão detalhada dos antecedentes médicos e da função de todos os órgãos pélvicos: trato urinário inferior, função anorretal, função sexual e sintomas ginecológicos. Existe um formulário detalhado para avaliação de dor pélvica, elaborado pela Sociedade Internacional de DPC e validado na versão em português, entretanto a sua extensão limita o uso na rotina clínica.[8]

Avaliação biopsicossocial. As recomendações mais recentes enfatizam a importância de uma abordagem biopsicossocial e centrada no paciente.[9-11] A avaliação inicial deve incluir a busca por sinais de sensibilização central da dor, como dor generalizada, outras síndromes álgicas e distúrbios do sono. É mais comum o antecedente de abuso físico, sexual e emocional nesta população em comparação com controles sem dor. Além disso, a própria dor crônica pode levar ao desenvolvimento de problemas psicológicos. Identificar e tratar de forma multidisciplinar esses fatores biopsicossociais que influenciam a dor, enquanto se investigam as causas físicas, é essencial no manejo das pacientes com DPC.

Principais causas de dor pélvica crônica

Alguns dados da história clínica auxiliam na definição da etiologia da DPC. Além disso, é possível a coexistência de várias síndromes de dor pélvica em uma mesma paciente. Reconhecer os principais sistemas relacionados à dor facilita a adesão e o direcionamento das condutas.

Principais causas gastrointestinais

A presença de dor relacionada a sintomas gastrointestinais, como mudança do hábito intestinal, associação com dieta ou distúrbios na dinâmica da defecação, indica a necessidade de o gastroenterologista prosseguir na sua investigação. As diretrizes de DPC, embora elaboradas por Sociedades de Ginecologia e Urologia, recomendam que mulheres com DPC sejam avaliadas quanto à presença de SII.[9-11]

A **SII** representa uma das principais causas de DPC e será abordada em capítulo específico deste livro. Estima-se que 38% das mulheres com DPC sejam diagnosticadas com SII,[12] e que 65% a 79% delas também apresentem sintomas de DPC.[13] A SII deve ser suspeitada na ocorrência de sintomas gastrointestinais e alteração da defecação associados à DP. O diagnóstico de SII baseia-se nos critérios clínicos de Roma IV,[15] que inclui a presença de dor abdominal recorrente nos últimos 6 meses, associada a dois ou mais dos seguintes critérios: (1) dor relacionada à defecação; (2) dor associada a alterações na frequência de defecação; (3) dor associada a mudanças na consistência das fezes.

A presença de sinais de alarme em pacientes com DPC indica a necessidade de uma investigação adicional para descartar outros diagnósticos diferenciais, especialmente **neoplasia colorretal** e **doenças inflamatórias intestinais**, que também serão abordadas em capítulos específicos deste livro.

Endometriose profunda com acometimento intestinal. A endometriose afeta aproximadamente de 10% a 20% das mulheres em idade reprodutiva. O envolvimento intestinal ocorre em 5% a 12% dessas pacientes, com o reto ou sigmoide sendo os segmentos mais comumente afetados, presentes em 90% dos casos.[17] Pacientes com envolvimento intestinal podem ser assintomáticas, apresentarem sintomas inespecíficos, como dismenorreia ou dispareunia, ou ainda sintomas intestinais, como diarreia, constipação ou suboclusão.

O exame inicial de eleição para avaliação do envolvimento intestinal pela endometriose é a ultrassonografia transvaginal (USG TV). As lesões localizadas no reto mais distal podem ser melhor visualizadas por meio desse exame com instilação de solução salina via retal ou pela USG transretal. Quando o comprometimento se limita à mucosa ou submucosa intestinal, a USG possui uma acurácia limitada, sendo a colonoscopia um exame útil na avaliação complementar. A ressonância magnética (RM) é um método amplamente utilizado para a avaliação de endometriose em geral, com sensibilidade de 88%, especificidade de 98%, valor preditivo positivo (VPP) de 95% e valor preditivo negativo (VPN) de 96%. Na endometriose intestinal, ela é particularmente útil nos pacientes com implantes proximais à transição retossigmoide.[18]

Finalmente, o padrão-ouro para o diagnóstico da endometriose é a laparoscopia. Entretanto, se exames de imagem como USG TV e RM não identificarem anormalidades em uma paciente com suspeita clínica de endometriose, é possível iniciar o tratamento clínico sem recorrer imediatamente à laparoscopia. Nesses casos, a laparoscopia pode ser reservada para a confirmação diagnóstica ou para o tratamento cirúrgico complementar, com base na indicação multidisciplinar, envolvendo principalmente ginecologista e cirurgião experientes.

As **hérnias inguinais** podem ser suspeitadas com base na história clínica e exame físico. As hérnias na região da virilha são incomuns na mulher, sendo a maioria delas inguinais indiretas (70%), seguidas por hérnias femorais (30%). As hérnias inguinais diretas são muito raras (< 2%) no sexo feminino.[16]

As **dores anorretais funcionais** são um grupo de três distúrbios funcionais, cujo diagnóstico se baseia nos critérios de Roma IV. As condições que integram este grupo são conjuntamente caracterizadas por dor na região anorretal na ausência de outra patologia local, como fissura, doença hemorroidária ou infecções. Os critérios a seguir precisam estar presentes nos últimos 3 meses, com início dos sintomas pelo menos 6 meses antes do diagnóstico. A **dor anorretal não especificada** é definida como uma dor crônica ou recorrente na região anal, com duração mínima de 30 minutos ou mais. As pacientes comumente descrevem uma sensação de queimação, com piora ao defecar ou sentar e melhora na posição supina. Embora o termo proctalgia crônica esteja em desuso, ele ainda é encontrado em publicações recentes. Apresenta uma incidência de 2% a 5%, sendo mais frequente em mulheres, e pode associar-se a outras disfunções intestinais, como obstipação por obstrução da via de saída, além de consequências sexuais ou emocionais.[2] A definição de **síndrome do músculo elevador do ânus** é idêntica à da dor anorretal não especificada, entretanto a paciente apresenta dor durante o toque retal digital com tração posterior do músculo elevador do ânus (ou músculo puborretal). Acredita-se que a fisiopatologia dessa dor seja devido à hiperatividade dos músculos do assoalho pélvico. Finalmente, a **proctalgia fugaz** tem uma incidência estimada entre 8% e 18%. Caracteriza-se por dor intensa e breve, com duração de segundos a poucos minutos, recorrendo a intervalos irregulares, geralmente durante a noite, e não está associada à defecação.[10]

Principais causas ginecológicas

A presença de correlação entre a atividade sexual ou o ciclo menstrual e a DPC pode apontar para uma possível origem ginecológica. A dor na estimulação superficial durante o sexo pode sugerir condições como vaginite, especialmente quando acompanhada de prurido e/ou secreção vaginal, ou ainda vulvodínia e vestibulodínia. O diagnóstico dessas últimas geralmente é estabelecido por exclusão de outras causas, podendo ser auxiliado pelo teste do cotonete positivo, no qual a paciente avalia a intensidade da dor ao toque da genitália externa com um cotonete. A dor associada à estimulação mais profunda, além de endometriose profunda, pode sugerir congestão pélvica ou doença inflamatória pélvica. A **congestão pélvica** geralmente afeta mulheres entre 20 e 30 anos, e os sintomas tendem a piorar no período pré-menstrual e ao longo do dia. A suspeita de **DIP** aumenta quando há comportamento sexual de risco ou corrimento vaginal. O sangramento vaginal anormal é outro dado relevante na história clínica, podendo indicar **leiomiomas uterinos, adenomiose ou malignidades.**[2]

Principais causas urológicas

A dificuldade para urinar ou mudanças na frequência urinária podem indicar possíveis problemas urológicos. A **cistite intersticial (ou síndrome da bexiga dolorosa)** é uma das principais causas de DPC em mulheres. Sua etiologia não está bem definida e é diagnosticada com base na presença de dor, pressão ou desconforto relacionado à bexiga urinária, acompanhados por pelo menos um outro sintoma, como aumento da frequência urinária diurna e/ou noturna, após exclusão de infecção ou outras doenças.[10]

Causas musculoesqueléticas

Alterações no movimento, dificuldades ao sentar ou mudanças na postura podem indicar possíveis causas musculoesqueléticas para a DPC. Um exame físico com palpação adequada da musculatura pélvica é capaz de identificar a origem da dor em aproximadamente 70% a 80% das mulheres com DPC de origem musculoesquelética.[18]

Exame físico e exames complementares

Devido à vulnerabilidade emocional que muitas pacientes com DPC apresentam, é importante identificar antecedentes traumáticos ou abusos e esclarecer quanto à importância da avaliação pélvica detalhada, mesmo antes de encaminhá-las para outros especialistas. Outros cuidados incluem a obter consentimento verbal antes do exame pélvico, dar-lhe uma sensação de controle ("Você gostaria de interromper o exame?") e, preferencialmente, ter um acompanhante durante o exame.[11] Quando há a suspeita de causas musculoesqueléticas, é importante identificar pontos de gatilho para a dor e realizar o toque vaginal para avaliação do tônus, contratilidade e relaxamento da musculatura pélvica. O toque retal também permite ao especialista avaliar a sensibilidade do músculo elevador do ânus (ou puborretal) à mobilização.

Os exames complementares devem ser individualizados com base nos sintomas e história clínica da paciente. Nas mulheres com DPC em idade fértil, recomenda-se um teste de gravidez na avaliação inicial e atualização do exame preventivo ginecológico anual. A colonoscopia é recomendada para pacientes que apresentam sinais de alarme, como sangramento retal, anemia, perda ponderal, aumento dos marcadores inflamatórios ou idade $\geq$ 45 anos.

Esforço excessivo na maioria das defecações, auxílio manual durante a defecação e sensação de bloqueio anal podem ser relatados por pacientes com dor anal crônica. Nesses casos, a anuscopia é útil para afastar doenças no ânus. A manometria anorretal possibilita o diagnóstico de alterações manométricas que podem se beneficiar do tratamento com o *biofeedback*. A RNM com a defecografia por RNM pode avaliar dinamicamente a função anorretal, a anatomia do assoalho pélvico e identificar alterações funcionais dinâmicas, como ângulo anorretal anormal, descida do assoalho pélvico, intussuscepção retal, retocele, enterocele e cistocele.

O papel da laparoscopia no diagnóstico de DPC de origem indefinida permanece controverso. Cerca de 40% das laparoscopias realizadas nesta condição não encontram nenhuma anormalidade e, quando encontram, cerca de 85% dos casos correspondem à endometriose em estágio inicial ou aderências. Embora a laparoscopia diagnóstica também ofereça a oportunidade de tratamento cirúrgico, como a excisão de endometriose ou lise de aderências, ela deve ser reservada a casos especiais, pois muitas mulheres permanecem com DPC após a cirurgia.[11]

Conclusão

A dor pélvica é uma queixa comum entre mulheres, podendo ser associada a condições diversas. Enquanto a dor aguda requer uma abordagem diagnóstica imediata para excluir causas graves, o diagnóstico e manejo da dor crônica podem ser desafiadores. A avaliação multidisciplinar é essencial, com atenção especial para aspectos gastrointestinais, ginecológicos, urológicos e musculoesqueléticos.

Referências bibliográficas

1. Latthe P, Latthe M, Say L, Gülmezoglu M, Khan KS. WHO systematic review of prevalence of chronic pelvic pain: a neglected reproductive health morbidity. BMC Public Health. 2006 Jul 6;6:177.
2. Stein SL. Chronic pelvic pain. Gastroenterol Clin North Am. 2013 Dec;42(4):785-800.
3. Lamvu G, Williams R, Zolnoun D, et al. Long-term outcomes after surgical and nonsurgical management of chronic pelvic pain: one year after evaluation in a pelvic pain specialty clinic. Am J Obstet Gynecol. 2006 Aug;195(2):591-8; discussion 598-600.

4. Zondervan KT, Yudkin PL, Vessey MP, et al. Patterns of diagnosis and referral in women consulting for chronic pelvic pain in UK primary care. Br J Obstet Gynaecol. 1999 Nov;106(11):1156-61.
5. Stratton P, Khachikyan I, Sinaii N, et al. Association of chronic pelvic pain and endometriosis with signs of sensitization and myofascial pain. Obstet Gynecol. 2015 Mar;125(3):719-28.
6. Lamvu G, Carrillo J, Ouyang C, et al. Chronic Pelvic Pain in Women: A Review. JAMA. 2021;325(23):2381-91.
7. Phillips K, Clauw DJ. Central pain mechanisms in chronic pain states--maybe it is all in their head. Best Pract Res Clin Rheumatol. 2011 Apr;25(2):141-54.
8. The International Pelvic Pain Society. Pelvic Pain Assessment Form. Versão em português traduzida por: Zakka TM, Lin TY, Teixeira MJ Publicado em 2008. Acessado em 8 de abril de 2024. Disponível em: https://www.lifespan.org/sites/default/files/lifespan-files/documents/centers/womens-medicine-collaborative/pelvic-pain-society-h-and-p-form-portuguese.pdf.
9. Siedentopf F, Weijenborg P, Engman M, Maier B, Cagnacci A, Mimoun S, Wenger A, Kentenich H. ISPOG European Consensus Statement - chronic pelvic pain in women (short version). J Psychosom Obstet Gynaecol. 2015;36(4):161-70. doi: 10.3109/0167482X.2015.1103732. PMID: 26514847.
10. Engeler D, Baranowski AP, Borovicka J, et al. EAU guidelines on chronic pelvic pain. Publicado em 2024. Acesso em 8 de abril 2024. Disponível em: https://d56bochluxqnz.cloudfront.net/documents/full-guideline/EAU-Guidelines-on-Chronic-Pelvic-Pain-2024.pdf.
11. Jarrell JF, Vilos GA, Allaire C, et al. No. 164-Consensus Guidelines for the Management of Chronic Pelvic Pain. J Obstet Gynaecol Can. 2018 Nov;40(11):e747-e787.
12. Zondervan KT, Yudkin PL, Vessey MP, et al. Chronic pelvic pain in the community--symptoms, investigations, and diagnoses. Am J Obstet Gynecol. 2001 May;184(6):1149-55.
13. Hogston P. Irritable bowel syndrome as a cause of chronic pain in women attending a gynaecology clinic. Br Med J (Clin Res Ed). 1987 Apr 11;294(6577):934-5.
14. Tirlapur SA, Kuhrt K, Chaliha C, et al. The 'evil twin syndrome' in chronic pelvic pain: a systematic review of prevalence studies of bladder pain syndrome and endometriosis. Int J Surg. 2013;11(3):233-7.
15. Drossman DA. Functional Gastrointestinal Disorders: History, Pathophysiology, Clinical Features and Rome IV. Gastroenterology. 2016 Feb 19:S0016-5085(16)00223-7.
16. Juganavar A, Joshi KS. Chronic Pelvic Pain: A Comprehensive Review. Cureus. 2022 Oct 26;14(10):e30691.
17. De Cicco C, Corona R, Schonman R, et al. Bowel resection for deep endometriosis: a systematic review. BJOG. 2011 Feb;118(3):285-91.
18. Bazot M, Darai E, Hourani R, et al. Deep pelvic endometriosis: MR imaging for diagnosis and prediction of extension of disease. Radiology. 2004 Aug;232(2):379-89.
19. Mieritz RM, Thorhauge K, Forman A, et al. Musculoskeletal Dysfunctions in Patients with Chronic Pelvic Pain: A Preliminary Descriptive Survey. J Manipulative Physiol Ther. 2016 Nov-Dec;39(9):616-22.
20. Sedighimehr N, Manshadi FD, Shokouhi N, et al. Pelvic musculoskeletal dysfunctions in women with and without chronic pelvic pain. J Bodyw Mov Ther. 2018 Jan;22(1):92-6.
21. Stratton P. Acute pelvic pain in nonpregnant adult females: Evaluation. In: UpToDate, Connor RF (Ed.). Wolters Kluwer. Acesso em 8 de abril de 2024.
22. Speer LM, Mushkbar S, Erbele T. Chronic Pelvic Pain in Women. Am Fam Physician. 2016 Mar 1;93(5):380-7.

capítulo 11

Doença inflamatória intestinal e sexualidade: abordagem, aconselhamento, contracepção e reposição hormonal

Joceli Oliveira dos Santos
Conceição de Maria de Sousa Coelho
Jozêlda Lemos Duarte

Introdução

As doenças inflamatórias intestinais (DIIs), que compreendem a doença de Crohn (DC) e a retocolite ulcerativa (RCU), são afecções crônicas, imunomediadas, com marcada presença nas sociedades industrializadas e heterogeneidade tanto na apresentação quanto na história natural dessas patologias.[1,2] A patogênese das DIIs é complexa, ditada pela suscetibilidade genética, pela desregulação dos sistemas imunológicos inato e adaptativo, pela disbiose do microbioma intestinal e por fatores ambientais.

Cerca de metade das pessoas com DII são mulheres,[5] boa parte em idade reprodutiva. Embora muitos aspectos do tratamento dessas doenças sejam idênticos para todos os pacientes, algumas questões específicas das mulheres não são abordadas rotineiramente. Questões de gênero, como aconselhamento, contracepção, sexualidade, fertilidade, gravidez, amamentação, saúde óssea e menopausa,[6] devem ser cuidadosamente consideradas pelos gastroenterologistas. Isso é essencial para um manejo efetivo e integral da doença, o que certamente levará a uma melhor qualidade de vida para as pacientes com DII.

Aconselhamento pré-concepcional

O aconselhamento pré-concepcional é um componente importante do manejo da DII e deve ser realizado de forma proativa pelos gastroenterologistas com todas as mulheres em idade fértil, para fornecer educação pré-natal, bem como abordar os equívocos sobre infertilidade, segurança de medicamentos, complicações materno-fetais e risco genético, que são preocupações comuns a mulheres com DII e que contribuem para a ausência voluntária de filhos.[7]

Antes de engravidar, alguns cuidados de saúde devem ser rigorosamente observados: revisão da medicação quanto ao risco de teratogenicidade, avaliação objetiva da atividade da doença, rastreio do câncer do colo uterino, vacinação, cessação do tabagismo, uso de álcool, opiáceos e drogas recreativas, avaliação de anemia e outras deficiências nutricionais e peso adequado para otimizar os resultados da gravidez[8] (Figura 11.1).

A suplementação de ácido fólico deve ser fornecida a todas as mulheres grávidas e às que pretendem engravidar. Isso reduz a incidência de defeitos no tubo neural em 72%.[9] A dose recomendada é de 400 a 800 μg/dia, em combinação com a alimentação adequada, iniciando, pelo menos, um mês antes da gravidez e continuando, pelo menos, durante o primeiro trimestre.[9] Para mulheres que usam Sulfasalazina, que inibe a di-idrofolato redutase, prejudicando a absorção e o metabolismo do ácido fólico, doses mais elevadas que 2 mg/dia devem ser prescritas. Outros defeitos congênitos associados aos inibidores da di-idrofolato redutase, como deformidades cardiovasculares e fissuras orais, também podem ser atenuados pela suplementação de ácido fólico.

O fator de risco mais importante para resultados adversos na gravidez é a presença de atividade da doença, que poderá levar a uma taxa mais elevada de aborto espontâneo, parto prematuro, baixo peso ao nascer, eventos tromboembólicos, cesariana de emergência e feto pequeno para a idade gestacional.[8] Por outro lado, a DII quiescente na concepção está associada a resultados na gravidez semelhantes aos da população sem DII.

A remissão da doença antes da concepção deve ser avaliada mediante métodos clínicos, biomarcadores e métodos endoscópicos ou transversais. A avaliação prévia dos níveis dos medicamentos deve ser realizada para a otimização dos mesmos antes da gravidez.[8]

Recomenda-se que as gestações sejam programadas somente de três a seis meses após uma remissão clínica estável, três meses após a retirada de uma droga teratogênica (p. ex., Metotrexato) e cerca de seis meses depois da última administração de qualquer droga experimental.[8,10]

O aconselhamento adequado sobre DII e gravidez aumenta o conhecimento das pacientes acerca de sua enfermidade, melhora a saúde emocional e a adesão à medicação durante a gravidez e a amamentação.

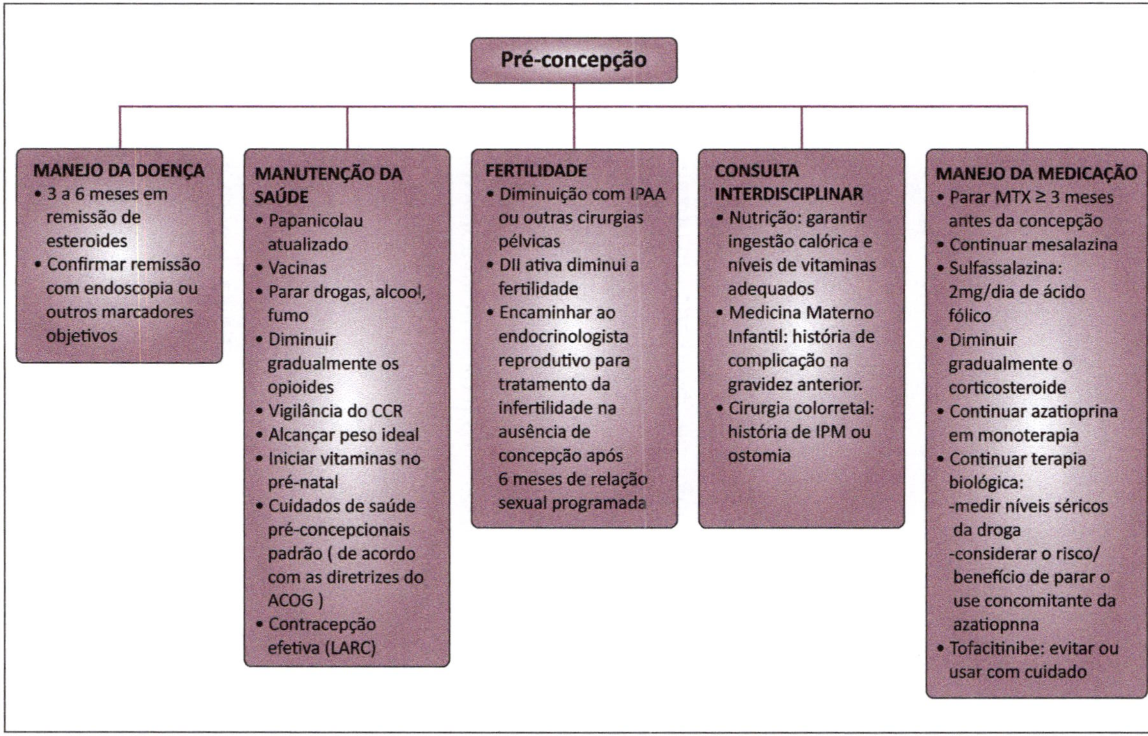

Figura 11.1. Planejamento da gravidez e concepção. AGOC: American COllege of Obstetricians and Gynecologist; LARC: Long – Acting Reversible Contraception. Fonte: Modificada de Mahadevan U, Robinson C, Bernasko N, Boland B, Chambers C, Dubinsky M, et al. Inflammatory Bowel Disease in Pregnancy Clinical Care Pathway: A Report From the American Gastroenterological Association IBD Parenthood Project Working Group. Gastroenterology. 2019 Apr;156(5):1508-24.

Sexualidade

Saúde sexual é o "estado de bem-estar físico, emocional, mental e social em relação à sexualidade", segundo a Organização Mundial da Saúde. A função sexual normal envolve aspectos fisiológicos que dependem dos efeitos apropriados dos neurotransmissores, dos hormônios sexuais, do funcionamento adequado do fluxo sanguíneo genital e da coordenação muscular do assoalho pélvico, além de aspectos psicológicos que dependem de fatores pessoais, contextuais e interpessoais.[11] Disfunção sexual (DS) é, portanto, qualquer perturbação física ou psicológica da saúde sexual.[8]

A DII afeta negativamente a qualidade de vida (QV), mesmo quando os pacientes estão em remissão clínica, e a sexualidade é um importante determinante da QV, especialmente em pacientes jovens. O impacto da doença na sexualidade e na intimidade é uma das principais preocupações dos pacientes com DII, conforme observado em um amplo inquérito europeu, no qual 40% dos pacientes com DII relataram que a sua doença os impedia de prosseguir relações íntimas. Foi relatado que a prevalência da DS na DII é de 45%–60% entre mulheres e 15%–25% em homens.[12] A associação entre atividade da doença e a função sexual foi totalmente mediada pela depressão.[12,13]

A disfunção sexual em indivíduos com DII é multifatorial (Figura 11.2), incluindo o impacto de fatores psicossociais, atividade da doença, efeitos colaterais de medicamentos, intervenções cirúrgicas, percepções e alterações da imagem corporal, hipogonadismo e distúrbios do assoalho pélvico.[8,11]

Existem três categorias principais de disfunção sexual (DS) feminina: distúrbio do desejo/excitação sexual, distúrbio no orgasmo e dor genito-pélvica/penetração.[13] O desejo e a satisfação em relação à atividade sexual são comprometidos, sobretudo, pela atividade da doença, pelo aumento do número de dejeções, pela dor abdominal, pela incontinência fecal, por manifestações extraintestinais, como a dor articular, a fadiga crônica, a presença e/ou drenagem de fístulas cutâneas e retovaginais que levam ao desconforto e à irritação vaginal.[14]

Intrinsecamente associada à DS está a própria imagem corporal, que é influenciada negativamente pela alteração da massa corpórea – seja com o ganho de peso secundário ao uso de corticosteroides ou com a desnutrição ocasionada pela má-absorção – bem como pelo aparecimento de acne, hirsutismo, estrias e cicatrizes cirúrgicas. As ostomias também podem gerar temor em relação a vazamentos do conteúdo e à percepção de odores provenientes das bolsas, o que pode causar preocupação durante as relações sexuais, induzindo assim à DS.

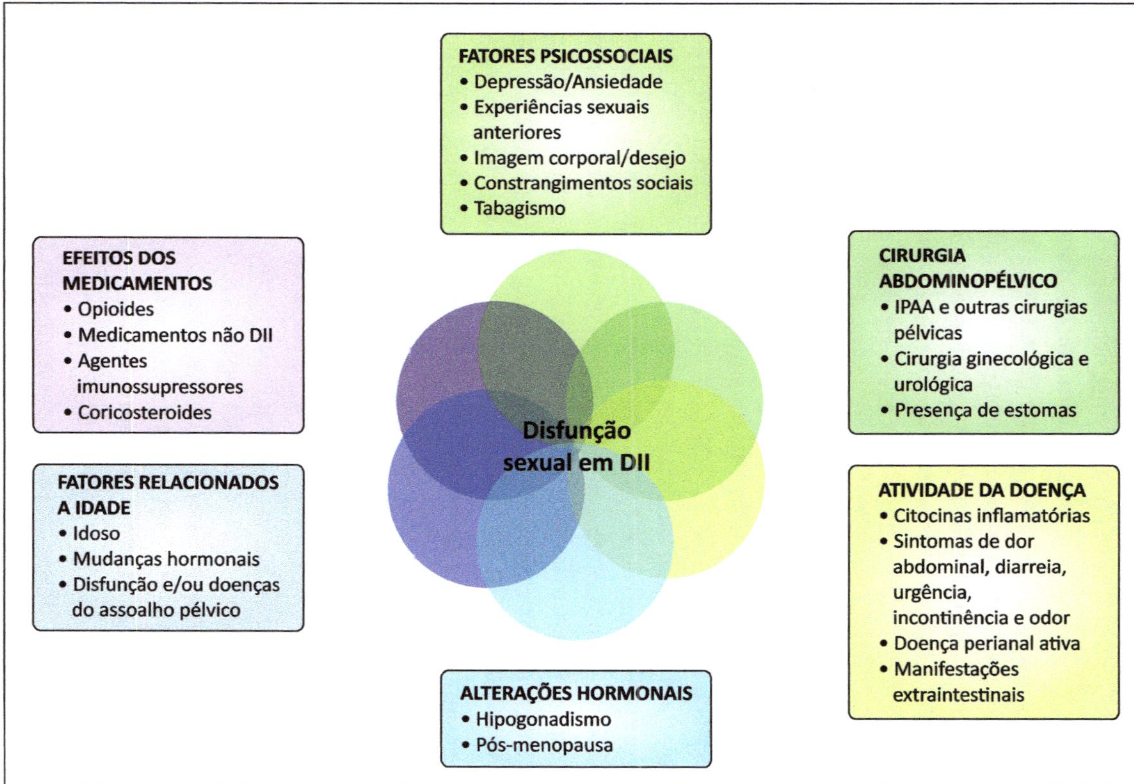

Figura 11.2. Etiologia multifatorial da disfunção sexual na DII. Fonte: Reproduzida de Leyla J, Ghazi LJ, Patil SA, Cross RK. Sexual dysfunction in inflammatory bowel disease. Inflamm Bowel Dis. 2015 Apr;21(4):939-47.

Na RCU, a cirurgia de proctocolectomia com anastomose ileoanal (IPAA) pode levar ao surgimento de incontinência fecal e/ou aumento da frequência das fezes, aderências, diminuição da lubrificação e dispareunia, decorrentes da lesão do nervo parassimpático e das alterações na estrutura anatômica, incluindo alterações no ângulo da vagina após a dissecção pélvica. Vale ressaltar que a possível associação entre medicamentos para DII, cirurgia e disfunção sexual não foi totalmente elucidada, com alguns estudos evidenciando não haver nenhuma diferença na saúde sexual após proctocolectomia.[8]

Na maioria dos estudos, os problemas de saúde mental estão entre os principais determinantes da DS em pacientes com DII. A depressão foi o único fator que influenciou significativamente a associação entre atividade da doença e função sexual.[15] Embora os pacientes com doença ativa tenham relatado níveis mais altos de depressão e fadiga, menor QV e uma imagem corporal negativa, e todas essas variáveis estejam associadas à DS, o efeito da doença ativa sobre a função sexual foi mediado apenas pela depressão. Esta provavelmente afeta o funcionamento sexual através de vários mecanismos cognitivos, neurobiológicos, interpessoais e intrapessoais que ainda não estão completamente elucidados. Pacientes com DII e depressão têm maior probabilidade de relatar dificuldade em atingir o orgasmo, bem como redução do desejo sexual, da satisfação e da frequência sexual.[15]

A avaliação da DS pode incluir o uso de questionários validados sobre o funcionamento sexual, uma breve avaliação da saúde mental, investigação inicial de sintomas vulvovaginais e perineais e um exame físico ginecológico e gastrointestinal. O IBD-Female Sexual Distress Scale (IBD-FSDS) é a primeira ferramenta para avaliar diretamente a disfunção sexual em mulheres com DII.[13] É composta por 15 itens, cada um pontuando individualmente de zero a quatro e avalia o impacto dos sintomas específicos da DII no funcionamento sexual e/ou nos relacionamentos (Tabela 11.1).

Discutir sobre saúde sexual pode ser um desafio tanto para o paciente quanto para o gastroenterologista, que pode se sentir desconfortável para iniciar uma conversa sobre sexo e intimidade, pois não foi devidamente treinado para entrevistar, aconselhar ou tratar pacientes com DS. Além disso, as pesquisas sobre o impacto da DII na DS entre minorias sexuais e membros da comunidade LGBTQIA+ são escassas. Os dados existentes sugerem que a influência psicossocial da DS pode impactar desproporcionalmente este grupo.

Tabela 11.1. Escala de disfunção sexual feminina específica para DII (IBD-FSDS)

1.	No último ano, você acha que a sua doença de Crohn ou UC contribuiu para o sofrimento na sua vida sexual?
2.	No último ano, a sua doença de Crohn ou UC impediu-o de iniciar uma relação sexual?
3.	No último ano, a sua doença de Crohn ou UC atrasou o seu início de uma relação sexual?
4.	No ano passado, o seu diagnóstico de Crohn ou UC impediu-o de ter relações sexuais?
5.	No ano passado, o seu diagnóstico de Crohn ou UC causou problemas durante o sexo?
6.	No ano passado, você teve consciência da sua doença de Crohn ou UC durante a relação sexual?
7.	No último ano, você sentiu dores abdominais ou pélvicas durante a relação sexual?
8.	No último ano, você sentiu dor retal/anal durante a relação sexual?
9.	No último ano, você temeu sentir dor abdominal/pélvica durante a atividade sexual?
10.	No ano passado, você teve desejo ou interesse reduzido ou teve dificuldade em ficar excitado durante a relação sexual devido à sua doença de Crohn ou UC?
11.	No último ano, sua doença de Crohn ou UC fez você se sentir cansado demais para participar de atividades sexuais?
12.	No último ano, com que frequência você sentiu que sua UC ou doença de Crohn afetaram negativamente sua vida sexual?
13.	No ano passado, você se sentiu culpado pela UC e pela doença de Crohn e seus efeitos em seu parceiro?
14.	No último ano, até que ponto o sangramento ou corrimento anal afetou a sua satisfação com a sua vida sexual?
15.	No último ano, até que ponto a dor abdominal ou pélvica afetou a sua satisfação com a sua vida sexual?

Escala Likert:
Sempre ou quase sempre – 4; Maioria das vezes (> metade) – 3.
Cerca de metade do tempo – 2; Algumas vezes (< metade) – 1.
Nunca ou muito raramente – 0.

Fonte: Reproduzida de Silva PS, O'Toole A, Marc LG, et al. Development of a sexual dysfunction scale for women with inflammatory bowel disease. Inflamm Bowel Dis. 2018;24(11):2350–9.

Fertilidade

Nas mulheres com DII em remissão que nunca fizeram cirurgia, as taxas de fertilidade são iguais à da população geral. Entretanto, a probabilidade de ter filhos biológicos é menor devido à falta voluntária de filhos, razões psicossociais relacionadas com a doença e taxas reduzidas de fertilidade e fecundidade devido à cirurgia abdominal e pélvica. A falta voluntária de filhos deve-se ao desconhecimento sobre o comportamento da doença e a segurança dos medicamentos na gestação, bem como ao medo de transmitir a doença para os descendentes.

Infertilidade é definida como a incapacidade de conceber dentro de um ano após ter relações sexuais desprotegidas. Não se pode esquecer que a falta voluntária de filhos em mulheres com DII, que chega a 17%, é, muitas vezes, confundida com infertilidade fisiológica. Mulheres que foram submetidas a proctocolectomia com anastomose ileoanal (IPAA), proctectomia e ostomias permanentes diminuíram a fertilidade devido à inflamação e cicatrizes nas tubas uterinas causadas pela dissecção pélvica profunda. Por isso, a Organização Europeia de Crohn e Colite (ECCO) recomenda a abordagem laparoscópica, por ser menos prejudicial que a aberta.[8] Uma opção cirúrgica para preservar a fertilidade é a intervenção em dois tempos, com colectomia total preliminar e ileostomia temporária, seguida, após a idade fértil, por IPAA como segundo estágio.[6,8]

O arsenal terapêutico para DII, incluindo todas as terapias biológicas, esteroides, tiopurinas, metotrexato e mesalazina, não reduz a fertilidade em mulheres, informação que precisa ser mais bem difundida e desmitificada.

A fertilização *in vitro* (FIV) é frequentemente utilizada para tratar a infertilidade. Vários fatores podem afetar seu resultado, como a baixa qualidade do embrião (p. ex., idade materna avançada, reserva ovariana diminuída), baixa receptividade endometrial ou transferência embrionária subótima. O encaminhamento para tecnologia de reprodução assistida deve ser individualizado e depende da idade da paciente, do tipo e do histórico de cirurgia de DII, devendo ocorrer seis meses após tentativa de engravidar sem sucesso.[6,8]

Contracepção

A contracepção deve ser discutida com as pacientes que optarem por não ter filhos e com aquelas que não estão em remissão. A escolha do método deve ser individualizada e adaptada a cada paciente, levando-se em conta suas preferências, como vias de administração, aderência, duração da contracepção, informações sobre proteção quanto a doenças sexualmente transmissíveis e orientações relacionadas à possibilidade de mudança no padrão menstrual.[8,16]

Os métodos contraceptivos hormonais podem ser divididos em métodos somente de progesterona ou combinados (contraceptivos hormonais combinados contendo estrogênios). Os métodos não hormonais incluem o DIU de cobre e os métodos naturais, como os de barreira, abstinência e planejamento familiar natural.[16]

A eficiência dos métodos contraceptivos depende diretamente da característica inerente a cada método, assim como do uso correto e consistente por parte das pacientes, o que pode variar muito conforme a idade, a renda, o real desejo de prevenir ou retardar a gravidez e a cultura de cada uma.

A opção contraceptiva mais eficaz e segura é a contracepção reversível de longa duração (LARC), que inclui os dispositivos intrauterinos (DIUs) hormonais ou não hormonais e os implantes contraceptivos, com taxas de falha inferiores a 1%. São métodos altamente eficazes porque não dependem da adesão regular do usuário.[16,17]

As pílulas anticoncepcionais orais (ACOs) são a escolha mais comum entre mulheres. Sabe-se que a absorção dos ACOs é feita no intestino delgado e é possível que pacientes com DC grave e extensa de delgado e com grandes ressecções intestinais possam ter sua eficácia reduzida. O risco de tromboembolismo venoso (TEV) aumenta de forma independente em pacientes com DII e com o uso de ACOs hormonais combinados. Por isso, recomenda-se uma avaliação cuidadosa do risco trombótico antes de sua prescrição.

Em 2016, os Centros de Controle de Doenças dos Estados Unidos atualizaram suas diretrizes para o uso de contraceptivos em mulheres com DII. O DIU de cobre, o DIU liberador de levonorgestrel e os implantes de etonogestrel têm uso irrestrito. As pílulas que contêm apenas progestágenos e as injeções trimestrais de acetato de medroxiprogesterona possuem vantagens que superam os riscos. No entanto, a injeção de medroxiprogesterona também tem sido associada à redução da densidade mineral óssea e, por isso, deve ser evitada em pacientes com osteopenia e osteoporose.

Já os ACOs em combinação de estrogênio e progesterona, os adesivos combinados ou os anéis vaginais com hormônios combinados devem ser usados com muita cautela e individualizados caso a caso, pois os riscos superam os benefícios em mulheres com DII mais grave ou com fatores de risco para TEV. Os ACOs parecem não estar associados a crises de reagudização das DII (Tabela 11.2).[8,16,17]

Tabela 11.2. Contraceptivos disponíveis e considerações especiais em pacientes com DII

Método	Taxa de gravidez não intencional após 1° ano de uso típico	Vantagens e considerações especiais em pacientes com DII
Dispositivos intrauterinos e implantes	<*0,8%	Contracepção reversível de longo prazo: ▪ DIU-LNG: 3-5 anos ▪ DIU-cobre: 10 anos ▪ Implante: 3 anos Recomendados como primeira linha para mulheres com DII
Injeção de depósito de acetato de medroxiprogesterona	6%	Injeção a cada 3 meses Associado à diminuição da densidade óssea Cuidado em pacientes com DII com osteopenia ou osteoporose
Contraceptivos hormonais combinados	9%	Pode melhorar os sintomas gastrointestinais cíclicos durante o ciclo menstrual Cuidado: risco aumentado de TEV Evitar em pacientes com DII com história prévia de TEV ou com alto risco de TEV: ▪ Doença ativa ▪ Uso de esteroides ▪ Cirurgia recente ▪ Imobilização
Métodos de barreira e comportamental	12%-24%	Os métodos de barreira protegem contra doenças sexualmente transmissíveis Cuidado ao recomendar como primeira modalidade em pacientes com DII, pois são os menos eficazes Deve-se sempre enfatizar seu uso correto

Fonte: Reproduzida de Bonthala N, Kane S. Updates on Women's Health Issues in Patients with Inflammatory Bowel Disease. Curr Treat Options Gastroenterol. 2018 Mar;16(1):86-100.

Menopausa e reposição hormonal

A menopausa é definida pela cessação completa dos ciclos menstruais durante 12 meses consecutivos e ocorre, em geral, por volta dos 50 anos. Há um subconjunto de mulheres que entram na menopausa mais cedo devido a causas genéticas, infecciosas, iatrogênicas, autoimunes ou idiopáticas subjacentes.[18]

Parece não haver diferença entre o início da menopausa em mulheres com DII em relação à população geral. Entretanto, vários trabalhos mostram que a DII pode estar associada a um início mais precoce da menopausa, com uma diferença média de 1,5 ano. O que não está claro é se essa diferença é clinicamente relevante.[19]

Estima-se que 14%-42% das pacientes com DII tenham osteoporose e que a patogênese dessa perda óssea seja multifatorial, estando relacionada ao uso de corticosteroides, à deficiência de cálcio e vitamina D, à desnutrição e aos efeitos sistêmicos da inflamação crônica. Pacientes em risco devem ser submetidas, periodicamente, a exames de densitometria óssea e à reposição de vitamina D e cálcio.

A probabilidade de ter uma ativação da inflamação na pós-menopausa não é diferente da pré-menopausa. A terapia de reposição hormonal (TRH), entretanto, pode proporcionar um efeito protetor para a atividade da doença no período pós-menopausa. Os efeitos anti-inflamatórios do estrogênio podem ser o mecanismo para essa observação.

A TRH pode proporcionar alívio dos sintomas da menopausa e da pós-menopausa, sobretudo os vasomotores e a síndrome geniturinária, e demonstra prevenir perda óssea e fraturas. Os riscos da terapia hormonal diferem e dependem do tipo, da dose, da duração do uso, da via de administração, do momento de início e se um progestágeno é usado. Observou-se, no entanto, que a TRH está associada a um maior risco de doenças cardiovasculares, como doença arterial coronariana, fenômenos tromboembólicos e neoplasias, especialmente a de mama. Por isso, a decisão de iniciá-la deve ser sempre individualizada e baseada nas necessidades e na avaliação de risco de cada paciente.

Conclusão

As pacientes com DII podem ter toda sua vida reprodutiva afetada pela doença com consequências que vão interferir diretamente em sua QV. O controle da doença é, sem dúvida, a chave para garantir que as mulheres com DII tenham uma visão positiva da sexualidade, da imagem corporal e do bem-estar geral, o que as levará a planejar, com segurança, sua prole e ter uma boa QV. O desafio de melhorar o cuidado à mulher com DII é melhor enfrentado com uma equipe multidisciplinar e com o poder da informação, da colaboração e da tomada de decisão compartilhada.

Referências bibliográficas

1. Torres J, Mehandru S, Colombel J-F, Peyrin-Biroulet L. Crohn's disease. Lancet 2017;389(10080):1741–55.
2. Ungaro R, Mehandru S, Allen PB, et al. Ulcerative colitis. Lancet 2017;389(10080):1756–70.
3. Goodman WA, Erkkila IP, Pizarro TT. Sex matters: impact on pathogenesis, presentation and treatment of inflammatory bowel disease. Nat Rev Gastroenterol Hepatol. 2020 Dec;17(12):740-54.

4. Chouraki V, Savoye G, Dauchet L, et al. The changing pattern of Crohn's disease incidence in northern France: a continuing increase in the 10- to 19-year-old age bracket (1988-2007). Aliment Pharmacol Ther. 2011;33:1133–42.
5. Veerisetty SS, Eschete SO, Uhlhorn AP, De Felice KM. Women's Health in Inflammatory Bowel Disease. Am J Med Sci. 2018 Sep;356(3):227-33.
6. Armuzzi A, Bortoli A, Castiglione F, Contaldo A, Daperno M, D'Incà R, et al. Female reproductive health and inflammatory bowel disease: A practice-based review. Dig Liver Dis. 2022 Jan;54(1):19-29.
7. Walldorf J, Brunne S, Gittinger FS, et al. Family planning in inflammatory bowel disease: childlessness and disease-related concerns among female patients. Eur J Gastroenterol Hepatol. 2018;30:310–5.
8. Torres J, Chaparro M, Julsgaard M, Katsanos K, Zelinkova Z, Agrawal M, et al. European Crohn's and Colitis Guidelines on Sexuality, Fertility, Pregnancy, and Lactation. J Crohns Colitis. 2023 Jan 27;17(1):1-27.
9. De-Regil LM, Fernández-Gaxiola AC, Dowswell T, Peña-Rosas JP. Effects and safety of periconceptional folate supplementation for preventing birth defects. Cochrane Database Syst Rev. 2010 Oct 6;(10):CD007950. doi: 10.1002/14651858.CD007950.pub2. Update in: Cochrane Database Syst Rev. 2015 Dec 14;(12):CD007950.
10. Mahadevan U, Robinson C, Bernasko N, Boland B, Chambers C, Dubinsky M, et al. Inflammatory Bowel Disease in Pregnancy Clinical Care Pathway: A Report From the American Gastroenterological Association IBD Parenthood Project Working Group. Gastroenterology. 2019 Apr;156(5):1508-24.
11. Ghazi LJ, Patil SA, Cross RK. Sexual dysfunction in inflammatory bowel disease. Inflamm Bowel Dis. 2015 Apr;21(4):939-47.
12. Bel LG, Vollebregt AM, Van der Meulen-de Jong AE, et al. Sexual dysfunctions in men and women with inflammatory bowel disease: the influence of IBD-related clinical factors and depression on sexual function. J Sex Med. 2015;12:1557–67.
13. de Silva PS, O'Toole A, Marc LG, Ulysse CA, Testa MA, Julsgaard M, et al. Development of a Sexual Dysfunction Scale for Women With Inflammatory Bowel Disease. Inflamm Bowel Dis. 2018 Oct 12;24(11):2350-9. doi: 10.1093/ibd/izy202. PMID: 30165525; PMCID: PMC6185125.
14. Perez de Arce E, Quera R, Ribeiro Barros J, Yukie Sassaki L. Sexual Dysfunction in Inflammatory Bowel Disease: What the Specialist Should Know and Ask. Int J Gen Med. 2021 May 24;14:2003-15. doi: 10.2147/IJGM.S308214. PMID: 34079340; PMCID: PMC8163621.
15. Timmer A, Kemptner D, Bauer A, Takses A, Ott C, Furst A. Determinants of female sexual function in inflammatory bowel disease: A survey based cross-sectional analysis. BMC Gastroenterol. 2008;8:45.
16. Limdi JK, Farraye J, Cannon R, Woodhams E, Farraye FA. Contraception, Venous Thromboembolism, and Inflammatory Bowel Disease: What Clinicians (and Patients) Should Know. Inflamm Bowel Dis. 2019 Sep 18;25(10):1603-12. doi: 10.1093/ibd/izz025. PMID: 30877770.
17. Bonthala N, Kane S. Updates on Women's Health Issues in Patients with Inflammatory Bowel Disease. Curr Treat Options Gastroenterol. 2018 Mar;16(1):86-100. doi: 10.1007/s11938-018-0172-4. PMID: 29479656.
18. Moktan VP, Daoud ND, Tremaine WJ, Loftus EV Jr, Kane SV, Hochwald AP, et al. A Cohort Study of the Age at Menopause in Female Patients With and Without Inflamma-

tory Bowel Disease. Crohns Colitis 360. 2022 Aug 4;4(3):otac027. doi: 10.1093/crocol/otac027. PMID: 36045902; PMCID: PMC9421681.

19. Moktan VP, Daoud ND, Tremaine WJ, Loftus EV Jr, Kane SV, Hochwald AP, Hodge DO, Hashash JG, Faubion SS, Farraye FA. A Cohort Study of the Age at Menopause in Female Patients With and Without Inflammatory Bowel Disease. Crohns Colitis 360. 2022 Aug 4;4(3):otac027. doi: 10.1093/crocol/otac027. PMID: 36045902; PMCID: PMC9421681.
20. Freeman M, Lally L, Teigen L, Graziano E, Shivashankar R, Shmidt E. Hormone Replacement Therapy Is Associated with Disease Activity Improvement among Post-Menopausal Women with Inflammatory Bowel Disease. J Clin Med. 2023 Dec 23;13(1):88. doi: 10.3390/jcm13010088.

capítulo

12 Saúde reprodutiva e fertilidade da mulher com doença inflamatória intestinal

Cyrla Zaltman
Marta Brenner Machado

Introdução

A doença inflamatória intestinal (DII) engloba principalmente a doença de Crohn (DC) e a retocolite ulcerativa (RCU). Ela ocorre principalmente em indivíduos jovens, em idade fértil, acarretando significativa incapacidade e morbidade.[1]

Os estágios de vida da mulher se baseiam em seu ciclo reprodutivo, que se inicia com a menstruação e continua até a menopausa. A DII impacta a saúde reprodutiva e a qualidade de vida das mulheres, com o surgimento de inúmeros desafios a serem superados, como veremos a seguir.

Ciclos menstruais

O ciclo menstrual normal tem uma duração de 28 ± 4 dias e invariavelmente está acompanhado de mudanças de humor e manifestações gastrointestinais (75%) nos períodos pré-menstrual e menstrual, podendo estar relacionadas às flutuações dos níveis dos hormônios ovarianos.[2]

Esses hormônios ovarianos podem intervir no eixo cérebro-intestino, gerando mudanças na percepção dolorosa e hipersensibilidade visceral, além de influenciar o limiar de dor (sistema opioidérgico e serotoninérgico).[3] A alteração da motilidade intestinal tem sido associada à presença de receptores de hormônios ovarianos (estrogênio) na musculatura lisa intestinal.[2] Níveis séricos reduzidos de progesterona podem acelerar o trânsito intestinal, enquanto níveis elevados tendem a inibi-lo, conforme demonstrado em estudos animais.[3] Postula-se que a ativação de receptores de estrogênio nas membranas de células epiteliais esteja relacionada ao aumento na permeabilidade intestinal, permitindo modificações na composição da microbiota intestinal e, consequentemente, alterando o eixo cérebro-intestino, a imunidade humoral e celular.[4,5]

De forma semelhante, nos períodos menstrual e pré-menstrual de pacientes com DII, também são observadas manifestações digestivas, que por vezes surgem cerca de um ano antes do diagnóstico da doença de base. Predominam a dor abdominal e a diarreia, frequentemente associadas à depressão e à fadiga.[6-8]

Apesar de literatura escassa, há descrições de ciclos anovulatórios, com modificações na duração do fluxo e presença de dor menstrual durante a recidiva da DII, que tendem a reduzir com o maior tempo de duração da doença.[9]

Postula-se que o uso de esteroides seja um fator predisponente de alterações menstruais e que o uso de biológicos desencadeie fadiga e transtornos pré-menstruais. Entretanto, o impacto das drogas utilizadas no tratamento da DII no ciclo menstrual ainda não está estabelecido.[8] O mesmo ocorre com cirurgias intestinais (ressecções, estenoplastia ou colectomia total) relacionadas à DII.[10]

Considerando que as manifestações digestivas possam ser confundidas com a reativação da DII, na prática clínica é importante verificar:

- A presença dos sintomas antes do período pré-menstrual e sua permanência no período pós-menstrual, o que favoreceria a hipótese de atividade de DII.
- A atividade da doença através de biomarcadores séricos e fecais (calprotectina fecal) e, se necessários, exames radiológicos/endoscópicos.
- O uso de medicamentos anti-inflamatórios não hormonais para o tratamento de dismenorreia pode ser facilitar a reativação da DII.[11]

Contracepção

A utilização de pílulas anticoncepcionais orais contendo estrogênios pode estar associada a um maior risco de cirurgia na DC e a um maior risco de fenômenos tromboembólicos (cerca de 2 a 3 vezes) na DII, sendo importante considerar se a paciente apresenta risco trombótico aumentado, como na doença ativa ou durante o uso de inibidores da JAK.[12-14] Até o momento, não foi conclusivo se o uso de anticoncepcionais orais contribui para um maior risco de recaídas da DII.[11]

É importante avaliar o emprego dos contraceptivos orais em pacientes com DC de delgado extensa ou com enterectomias extensas prévias, pois eles podem ter absorção errática, resultando na redução de sua eficácia.[12] O contraceptivo oral está contraindicado em pacientes com hepatopatia associada à DII.

Não existem evidências de que os contraceptivos orais afetem a ação de biológicos ou de que os biológicos afetem a eficácia do método contraceptivo.[12,13]

Na prática clínica, recomenda-se como método contraceptivo de 1ª linha o DIU com levonorgestrel (endoceptivo) ou implantes contraceptivos; como 2ª linha, contraceptivos injetáveis ou pílulas só de progesterona; e como 3ª linha, estrogênios em baixa dose (na ausência de fatores de risco de trombose), patch transdérmico ou anel vaginal.[12,13]

Fertilidade

Impacto da atividade da doença

A taxa de fertilidade das pacientes com DII é similar à de mulheres saudáveis, desde que a doença esteja em remissão. Entretanto, durante a atividade da doença, vários fatores podem contribuir para a redução da fertilidade, como a diminuição da libido, ciclo menstrual irregular, presença de sintomas digestivos e extraintestinais (dor abdominal, manifestações articulares), e comprometimento perianal na DC, que resulta em redução da atividade sexual do casal.[14]

Impacto das intervenções cirúrgicas

O efeito na fertilidade de mulheres submetidas a cirurgias relacionadas à DII não está bem estabelecido, como evidenciado em uma metanálise recente: em 1 ano (RR 5,45, IC 95% 0,41 a 72,57; N: 114; 2 estudos) e 2 anos pós cirurgia (RR 3,59, IC 95% 1,32 a 9,73 N: 190; 1 estudo). Entretanto, a infertilidade foi menor em mulheres submetidas a cirurgias laparoscópicas em comparação com a proctocolectomia restaurativa por via aberta quando considerado o período de 1 ano pós-cirurgia (RR 0,70, IC 95% 0,38 a 1,27; N: 37; 1 estudo). O risco de infertilidade é três vezes maior em mulheres com RCU submetidas a proctocolectomia com bolsa ileoanal.[17]

Impacto do tratamento medicamentoso específico da DII

Embora a maioria das medicações utilizadas no tratamento da DII não tenham impacto negativo sobre a fertilidade feminina, é importante ressaltar os efeitos do corticoide, da ciclosporina e do tofacitinibe.

Foi demonstrado que a corticoterapia prolongada em doses superiores a 7,5 mg/dia pode reduzir a reserva ovariana decorrente de sua atuação sobre o FSH, e que a ciclosporina pode ter efeito gonadotóxico cumulativo, dose-dependente (> 10 g/dia), gerando falência ovariana prematura.[18]

Estudos em animais demonstraram que o tofacitinibe, em doses supraterapêuticas, pode causar perda pós-implantação. Portanto, é recomendado evitar seu uso até que evidências mais consistentes surjam.[15]

Define-se infertilidade como a incapacidade de conceber após 12 meses de vida sexual ativa e contínua de um casal, sem o uso de qualquer método contraceptivo. As taxas de infertilidade em mulheres com DII variam de 3% a 14% na DC e de 1,7% a 15% na RCU, sendo semelhantes às da população em geral (2,5% a 14%).[19] A infertilidade tem origem multifatorial, envolvendo fatores psicológicos (depressão, comprometimento da autoimagem, redução da libido), fatores relacionados à doença de base (DII ativa, ciclos menstruais irregulares, fístulas, ostomias, colectomia total com bolsa ileoanal), escolhas pessoais e redução da reserva ovariana, mais observada em mulheres com idade superior a 30 anos.[20]

Na prática, ao se suspeitar de infertilidade feminina, recomenda-se inicialmente afastar a infertilidade masculina e ter como objetivo o alcance da remissão da DII através de uma abordagem multidisciplinar (psicólogo, ginecologista, gastroenterologista e proctologista). É importante o encaminhamento a um especialista em reprodução assistida para orientações sobre criopreservação de óvulos (mulheres até 35 anos) e fertilização *in vitro*.

Disfunção sexual

O olhar sobre a disfunção sexual (DS) nas mulheres com DII deve ser especial, devido à alta prevalência da condição. As taxas de DS relacionada à DII na mulher variam na literatura entre 49% e 97%, superando amplamente a população geral, que se situa entre 19% e 28%. Outras enfermidades crônicas, como as reumatológicas, variam de 31% a 75%.[21]

Existem diferentes origens provavelmente ligadas à DS nas pacientes com DII, entre elas o transtorno do desejo e excitação sexual, do orgasmo, a dor durante a relação, os próprios sintomas da atividade inflamatória, as típicas alterações hormonais de cada ciclo fisiológico, as questões psicológicas e emocionais, as complicações da doença perianal fistulizante, os fármacos que podem reduzir a libido, as grandes cirurgias que demandam ostomias, entre outras.[22]

Medicamentos usados na DII podem causar DS e a investigação na anamnese é frequentemente esquecida. A interferência desses medicamentos nos mecanismos neurogênicos, hormonais e vasculares pode resultar na diminuição da libido, dificuldades orgásticas, inibição da lubrificação vaginal, irregularidades menstruais e aumento doloroso das mamas.[23] Os depressores do sistema nervoso central podem produzir hiperprolactinemia e os medicamentos antiandrogênicos podem afetar a resposta sexual normal. Agentes anti-hipertensivos e antipsicóticos podem induzir DS, o que pode resultar na não adesão do paciente ao tratamento e o esquecimento do relato durante uma consulta médica. De uma maneira geral, os efeitos colaterais induzidos por medicamentos são reversíveis com a identificação e descontinuação do agente indutor da sintomatologia.

A DS é um importante efeito adverso subestimado de antidepressivos, amplamente utilizados hoje em dia, e as pacientes, se não forem questionadas diretamente, tendem a não os reportar. A incidência relatada de DS associada à medicação antidepressiva neste grupo varia de 1,9% a 92%.[23]

Os corticoides merecem atenção por seus efeitos cosméticos, como a obesidade troncular, acne, hirsutismo e estrias, que são responsáveis por uma percepção de imagem corporal de grande influência negativa na vida da mulher com DII.[24]

Algumas publicações relacionam o uso de imunossupressores e terapias biológicas com a redução do desejo sexual em questionários específicos realizados, porém esses dados são conflitantes, levantando a dúvida se a real explicação não estaria relacionada à gravidade da enfermidade e não do fármaco específico. Cabe aqui um alerta para a inclusão, na anamnese, do uso de todas as medicações e tempo de uso, tentando a necessária correlação com DS, quando presente.[24]

Há evidência de que os sintomas da DII, como a diarreia, dor abdominal, flatulência, incontinência fecal, tenesmo e urgência evacuatória, além das manifestações extraintestinais (como fadiga e artralgias), estão diretamente relacionados à qualidade de vida insatisfatória e DS.[24]

As cirurgias, muitas vezes, são as responsáveis pela melhora na qualidade de vida; entretanto, em outras situações, podem estar relacionadas também com DS, principalmente no cenário das grandes cirurgias pélvicas, responsáveis por alterações na inervação dos genitais, distorção da anatomia da pelve, presença de sedenhos nas fístulas e quadros de dispareunia, redução da lubrificação vaginal e propriocepção. A proctocolectomia com reservatório ileal e sua proximidade com a vagina pode aumentar em 25%

as queixas de dispareunia e redução da satisfação sexual, além de medos e da depressão relacionada à abordagem cirúrgica. Outros desafios relacionados à cirurgia e ao reservatório ileal são a incontinência fecal e o aumento da frequência evacuatória, levando a prejuízo na satisfação e no desejo sexual. A proctocolectomia total com amputação abdominoperineal interesfincteriana também tem demonstrado ter efeito desfavorável na função sexual, agravado pela presença da ileostomia, com medos relacionados aos escapes da bolsa, odores e distorção da imagem corporal.[25]

Há, na literatura, vários questionários com índices específicos de pontuação que podem contribuir na determinação, classificação e gravidade da DS – alguns exemplos são o Female Sexual Function Index (FSFI) e o IBD-Specific Female Sexual Dysfunction Scale (IBD-FSDS).[26]

A abordagem conjunta com a ginecologia e a sugestão de algumas medidas, como o uso de hidratantes tópicos, hormônios, lubrificantes, probióticos, antissépticos, fisioterapia do assoalho pélvico e anticoncepção (quando indicada), para suprimir efeitos de tensão pré-menstrual, fazem parte do arsenal terapêutico básico que deve ser instituído precocemente e que tem bons resultados.[25]

Os sintomas vulvares relacionados à DII, como fissuras, processos inflamatórios, fúngicos, úlceras, ressecamento e dor, devem ser corretamente questionados, identificados, diagnosticados e tratados, pois afetam diretamente os quadros de DS.[27] A DC da vulva foi bem descrita na literatura pediátrica e adolescente e, embora mais rara em mulheres adultas, é uma entidade clínica bem reconhecida. As pacientes podem apresentar sintomas recorrentes de prurido, vermelhidão vulvar, inchaço ou dor, hipertrofia labial (particularmente nos grandes lábios), fissuras em forma de faca, ulcerações, abscessos e fístulas. A DC vulvar pode ter relação direta com a atividade da doença ou não. Se não for em paralelo com a atividade no trato gastrointestinal, é classificada como DC cutânea da vulva/vulvoperíneo ou DC metastática (DMC). A DMC envolvendo a vulva e o períneo é rara e, portanto, muitas vezes difícil de diagnosticar. Uma variedade de apresentações clínicas foi descrita, incluindo dor e inchaço inespecíficos generalizados, pápulas e placas eritematosas e úlceras que não cicatrizam. A DC vulvar pode preceder, coincidir ou desenvolver-se após o diagnóstico inicial de doença intestinal. No entanto, nem todos os casos de DC vulvar progridem para doença gastrointestinal. O profissional deve suspeitar de possível envolvimento de Crohn vulvar em pacientes adultas com história de longa data de DII que remonta à infância e história de dor vulvar, edema e ulcerações não explicadas de outra forma. Os diagnósticos diferenciais incluem líquen plano, líquen escleroso, neoplasia intraepitelial vulvar e linfangiectasia adquirida. Além das limitações físicas e do desconforto causado pelas doenças vulvares, perineais e glúteas, muitas mulheres com DII sofrem psicologicamente devido a essas lesões. Medo da dor, constrangimento, ansiedade ou depressão em relação ao aparecimento da lesão podem contribuir para a DS.[25]

A respeito das queixas vaginais propriamente ditas na DII, os dados disponíveis são limitados. Um estudo retrospectivo avaliou a frequência de envolvimento vaginal e os tipos de sintomas vaginais em mulheres com DC atendidas em um programa universitário de DII. Os prontuários de 50 mulheres com DC atendidas consecutivamente durante um período de três meses foram revisados quanto à presença de envolvimento vaginal. A distribuição intestinal da DC foi determinada e a presença de sintomas vaginais e tipos de queixas foram avaliados. Onze das 50 mulheres (22%) descreveram sintomas vaginais. As queixas vaginais incluíram dez pacientes com inchaço labial e prurido, e uma paciente com passagem de fezes pela vagina. Nove das 11 mulheres com queixas vaginais apresentaram sintomas intestinais e manifestações perineais concomitantes ($p<0{,}001$). Este estudo demonstra que o envolvimento vaginal na DC pode ser um fenômeno frequente e sugere que seja parte importante da anamnese o interrogatório de sintomas vaginais.[28]

Como se pode observar, a DS é comum entre mulheres com DII e pode resultar em problemas que envolvem intimidade, atividade sexual e satisfação, bem como a formação e preservação de relacionamentos pessoais. Os fatores de risco para disfunção sexual incluem intervenções cirúrgicas selecionadas, medicamentos, doenças mentais e comorbidades intestinais e extraintestinais relacionadas à DII. Além disso, certos fatores demográficos, como a idade, o tipo de doença e a gravidade da DII, influenciam o impacto da disfunção sexual.

A avaliação da DS pode incluir o uso de questionários validados sobre o funcionamento sexual, uma breve avaliação de saúde mental, investigação inicial sobre sintomas vulvovaginais ou perineais e um exame físico de simples inspeção ou solicitação de apoio ginecológico. Uma equipe de atendimento interdisciplinar envolvendo especialistas em DII, obstetras-ginecologistas, fisioterapeutas do assoalho pélvico e médicos de atenção primária pode ser a maneira mais adequada para fornecer cuidados ideais e recomendações de tratamento para pacientes com DS.

Conclusão

Em resumo, os cuidados na saúde da mulher com DII devem ser personalizados e abordar as necessidades específicas de cada fase da vida, desde a adolescência até a menopausa. O monitoramento regular da atividade da doença, ajustes no tratamento conforme necessário, nutrição adequada, exercícios físicos e apoio psicossocial são fundamentais, assim como a participação ativa da mulher no seu próprio cuidado. Isso inclui buscar informações atualizadas sobre a doença, aderir ao tratamento prescrito e manter uma comunicação aberta com sua equipe de saúde.

Referências bibliográficas

1. Andres PG, Friedman LS. Epidemiology and the natural course of inflammatory bowel disease. Gastroenterol Clin North Am. 1999;28:255-81.
2. Moore J, Barlow D, Jewell D, Kennedy S. Do gastrointestinal symptoms vary with menstrual cycle? Br J Obstet Gynaecol. 1998;105:1322-5.
3. Smith YR, Stohler CS, Nichols TE, Bueller JA, Koeppe RA, Zubieta JK. Pronociceptive and antinociceptive effects of estradiol through endogenous opioid neurotransmission in women. J Neurosci. 2006;26:5777-85.
4. Liu CY, Chen LB, Liu PY, Xie DP, Wang PS. Effects of progesterone on gastric emptying and intestinal transit in male rats. World J Gastroenterol. 2002;8:338-41.
5. Straub RH. The complex role of estrogens in inflammation. Endocr Rev. 2007;28:521-74.
6. Bharadwaj S, Kulkarni G, Shen B. Menstrual cycle, sex hormones in female inflammatory bowel disease patients with and without surgery. J Dig Dis. 2015;16:245-55.
7. Bernstein MT, Graff LA, Targownik LE. Gastrointestinal symptoms before and during menses in women with IBD. Aliment Pharmacol Ther. 2012;36:135-44.
8. Saha S, Zhao YQ, Shah SA, et al. Menstrual cycle changes in women with inflammatory bowel disease: a study from the ocean state Crohn's and colitis area registry. Inflamm Bowel Dis. 2014;20:534-40.
9. Lahat A, Falach-Malik A, Haj O, et al. Change in bowel habits during menstruation: are IBD patients different? Therap Adv Gastroenterol. 2020 Jun 10;13:1756284820929806.
10. Bharadwaj S, Kulkarni G, Shen B. Menstrual cycle, sex hormones in female inflammatory bowel disease patients with and without surgery. J Dig Dis. 2015;16;245–55.
11. Takeuchi K, Smale S, Premchand P, et al. Prevalence and mechanism of nonsteroidal anti-inflammatory drug-induced clinical relapse in patients with inflammatory bowel disease. Clin Gastroenterol Hepatol. 2006;4:196-202.
12. Gawron LM, Goldberger A, Gawron AJ, et al. The impact of hormonal contraception on disease-related cyclical symptoms in women with inflammatory bowel diseases. Inflamm Bowel Dis. 2014 Oct;20(10):1729-33.
13. Khalili H. Risk of Inflammatory Bowel Disease with Oral Contraceptives and Menopausal Hormone Therapy: Current Evidence and Future Directions. Drug Saf. 2016 Mar;39(3):193-7.
14. Yates M, Mootoo A, Adas M, et al. Venous Thromboembolism Risk With JAK Inhibitors: A Meta-Analysis. Arthritis Rheumatol. 2021 May;73(5):779-88.
15. Torres J, Chaparro M, Julsgaard, et al. European Crohn's and Colitis Guidelines on Sexuality, Fertility, Pregnancy, and Lactation. J Crohns Colitis. 2023;17(1):1-27.

16. Ban L, Tata LJ, Humes DJ, et al. Decreased fertility rates in 9639 women diagnosed with inflammatory bowel disease: a United Kingdom population-based cohort study. Aliment Pharmacol Ther. 2015;42:855-66.
17. Lee S, Crowe M, Seow CH, et al. The impact of surgical therapies for inflammatory bowel disease on female fertility. Cochrane Database Syst Rev. 2019 Jul 23;7(7):CD012711.
18. Østensen M. Sexual and reproductive health in rheumatic disease. Nat Rev Rheumatol. 2017 Aug;13(8):485-93.
19. Carini F, Mazzola M, Gagliardo C, et al. Inflammatory bowel disease and infertility: Analysis of literature and future perspectives. Acta Biomed. 2021;92:e2021264.
20. Fréour T, Miossec C, Bach-Ngohou K, et al. Ovarian reserve in young women of reproductive age with Crohn's disease. Inflamm Bowel Dis. 2012;18:1515-22.
21. Zhao S, Wang J, Liu Y, et al. Inflammatory Bowel Diseases Were Associated with Risk of Sexual Dysfunction in Both Sexes: A Metaanalysis. Inflamm Bowel Dis. 2019;25:699-707.
22. Calvo Moya M, Mesonero Gismero F, Suarez Ferrer C, Hernández-Camba A, Vásquez Carlón D, García Benasach F, et al.; en representación de GETECCU. Position statement of the Spanish Working Group on Crohn's Disease and Ulcerative Colitis on sexuality and inflammatory bowel disease. Gastroenterol Hepatol. 2024 Jan 11;S0210-5705(24)00019-0.
23. Serretti A, Chiesa A. Treatment-emergent sexual dysfunction related to antidepressants: a meta-analysis. J Clin Psychopharmacol. 2009;29:259-66.
24. Carrera Alonso E, López San Román A, Boixeda de Miquel D. Impacto de la enfermedad inflamatoria intestinal sobre la función sexual. Gastroenterol Hepatol. 2009;32:50-4.
25. Riss S, Schwameis K, Mittlböck M, et al. Sexual function and quality of life after surgical treatment for anal fistulas in Crohn's disease. Tech Coloproctol. 2013;17:89-94.
26. Lichtarowicz AM, Mayberry JF. Sexual dysfunction in women with Crohn's disease. Br Med J (Clin Res Ed). 1987;295:1065-6.
27. Karasz A, Anderson M. The vaginitis monologues: women's experiences of vaginal complaints in a primary care setting. Soc experiences of vaginal complaints in a primary care setting. Sci Med. 2003;56:1013-21.
28. Graham DB, Tishon JR, Borum ML. An evaluation of vaginal symptoms in women with Crohn's disease. Digest Dis Sci. 2008;53:765-6.

capítulo

13 Manejo das doenças inflamatórias intestinais na gestação e lactação

Cristina Flores
Natália Sousa Freitas Queiroz

Introdução

A epidemiologia das doenças inflamatórias intestinais (DII) mostra que o maior pico de incidência se concentra entre 15 e 35 anos, frequentemente afetando pacientes em sua idade reprodutiva.[1-4] A compreensão da complexidade envolvida no manejo das doenças inflamatórias intestinais (DII) durante a gestação e a lactação é essencial para garantir o bem-estar da mãe e da criança. Durante esse período, decisões delicadas devem ser tomadas, desde a escolha de terapias seguras até o monitoramento cuidadoso dos sintomas e possíveis complicações. Nesse contexto, a abordagem interdisciplinar é fundamental para garantir a melhor assistência possível às mulheres com DII durante todo o processo (Figura 13.1). Além da colaboração estreita com obstetras e especialistas em medicina fetal, os gastroenterologistas desempenham um papel crucial na adaptação das estratégias de tratamento para minimizar os riscos potenciais para a mãe e o bebê, ao mesmo tempo em que mantêm a doença sob controle. Este capítulo abordará as evidências mais recentes sobre o uso de terapias farmacológicas, estratégias de monitoramento e aconselhamento, fornecendo orientações práticas para o manejo eficaz das DII durante a gravidez e lactação.

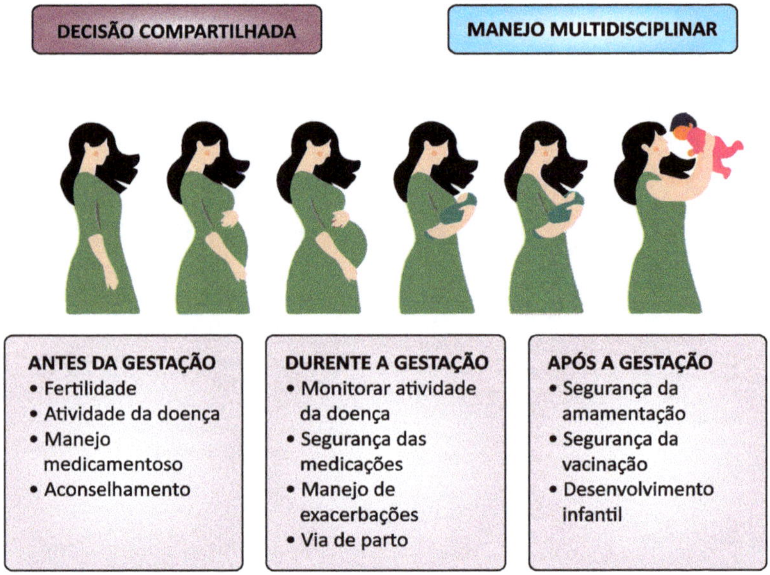

Figura 13.1. Aspectos que devem ser considerados nas diferentes fases que envolvem a decisão de concepção. Fonte: Elaborada pela autora (NSFQ).

Aconselhamento pré-concepcional

As DII são normalmente diagnosticadas durante a adolescência ou o início da idade adulta, períodos marcados pelo desenvolvimento da função sexual, desenvolvimento da imagem corporal, estabelecimento de relacionamentos íntimos, planejamento e formação de família, preocupações com a fertilidade e hereditariedade da doença.[5-7] Existe uma interação bidirecional entre as DII e a gravidez, com as DII afetando a fertilidade e os resultados da gravidez, e a gravidez tendo implicações na atividade das DII. O manejo de pacientes que desejam conceber ou que estão grávidas requer aconselhamento especializado.[8]

O aconselhamento pré-concepcional desempenha um papel crucial em pacientes que planejam engravidar. Este processo envolve uma revisão minuciosa do histórico médico da paciente, avaliação do estado atual da doença e otimização do regime terapêutico. Pacientes com DII frequentemente possuem crenças incorretas e conhecimento insuficiente sobre o tratamento e curso das DII durante a gravidez e lactação.[5] A disseminação de informações contraditórias, provenientes de diferentes prestadores de serviços de saúde e fontes na internet, pode impactar as decisões racionais em um período muito sensível da vida da mulher. Um estudo conduzido por

Selinger et al. (2016) demonstrou que pacientes com DII têm uma maior chance de se absterem da gestação voluntariamente do que a população geral.[9] Assim, o aconselhamento pré-concepcional torna-se parte essencial do cuidado de pacientes com DII em idade reprodutiva. O estudo de Lima et al. (2016) demonstra que esse cuidado pode reduzir significativamente o risco de recorrência da doença durante a gravidez, destacando a importância de abordar ativamente as preocupações relacionadas à saúde intestinal antes da concepção. Além disso, o cuidado pré-concepcional esteve associado a melhores desfechos na gravidez, incluindo a adesão aos medicamentos para DII durante a gestação, a ingestão adequada de ácido fólico, cessação do tabagismo, redução de recorrências durante a gravidez e menor probabilidade de dar à luz bebês com baixo peso ao nascer.[10]

Para otimizar a saúde das mulheres antes da gravidez, são necessários cuidados gerais de saúde. Na área da nutrição, é crucial garantir uma ingestão calórica adequada e níveis adequados de vitaminas, como ferro, vitamina B12 e ácido fólico. Mulheres que fazem uso de sulfassalazina devem receber suplementação com níveis mais elevados de ácido fólico. Além disso, é fundamental realizar a manutenção da saúde com vacinações atualizadas, exame de Papanicolau e rastreamento de câncer de cólon. Recomenda-se ainda promover a cessação do consumo de álcool, drogas e tabaco, assim como a redução gradual do uso de opioides e esteroides, com o objetivo de alcançar uma remissão completa de esteroides por pelo menos três meses antes de tentar conceber. Em termos de interação com outras especialidades médicas, é aconselhável encaminhar a paciente para um médico especializado em medicina materno-fetal ou obstetrícia, especialmente se houver histórico de gravidez complicada, e para um cirurgião, se houver necessidade de intervenções como ileostomia ou colostomia. É essencial estabelecer um plano de monitoramento de nove meses com a paciente e revisar a segurança dos medicamentos antes e durante a gravidez, lembrando que a atividade da doença, e não a medicação, está associada a resultados adversos na gravidez. O objetivo é alcançar uma remissão profunda livre de esteroides por pelo menos três meses antes da concepção, enfatizando a importância de não interromper os medicamentos para a doença inflamatória intestinal, exceto em casos específicos, como o uso de metotrexato, ozanimod, tofacitinibe, upadacitinibe, filgotinibe ou azatioprina/6-mercaptopurina, que devem ser descontinuados conforme orientação médica.[11]

A gestação é um período de intensas mudanças metabólicas, hormonais e imunológicas. Durante a gestação, ocorrem alterações no microbioma e uma alteração imunológica que tende a exacerbar a resposta TH2.[12]

A gravidez pode afetar o curso das DII, e estas, por sua vez, influenciam os resultados da gravidez. Mulheres com DII inativa no momento da gravidez têm uma taxa de recorrência semelhante à das mulheres não grávidas. No entanto, se a doença estiver ativa durante a gravidez, até 70% das mulheres experimentam uma continuação ou piora da atividade da doença.[13]

Portanto, é fundamental estar em remissão antes da gravidez, por pelo menos três meses. É importante não interromper os medicamentos de manutenção antes ou durante a gravidez, pois todos os desfechos adversos são mais frequentes se a doença estiver ativa antes ou durante a gravidez.[14,15] A atividade da doença durante a gestação é um fator de risco associado à ruptura prematura de membranas, parto prematuro e baixo peso ao nascer em mulheres grávidas, além de aumentar o risco de natimorto e baixo escore de Apgar na doença de Crohn. As taxas de anomalias congênitas nos bebês nascidos de mães com DII não são maiores do que as que ocorrem em mulheres sem DII.[14,16]

Segurança das terapias durante a gestação

A segurança dos aminossalicilatos, corticoides, antibióticos e imunossupressores utilizados durante a gestação está resumida na Tabela 13.1.

O infliximabe, adalimumabe, golimumabe, ustequinumabe, risanquisumabe e vedolizumabe (todas imunoglobulinas da subclasse 1-IgG1) atravessam a placenta via receptor neonatal Fc (FcRn). O fragmento cristalizado (FcRn) está presente a partir do segundo trimestre, com maior expressão no terceiro trimestre.[5,12] A maior quantidade de transferência placentária de IgG ocorre do meio para o final do terceiro trimestre. Assim, a organogênese já está completa antes da transferência transplacentária dos anticorpos monoclonais. Se a doença estiver ativa e a interrupção da terapia colocar a paciente em risco de recidiva, idealmente deve-se continuar o tratamento sem interrupção até o parto. Se a paciente estiver em remissão, a última dose do biológico é programada para que o nível do fármaco no organismo esteja o mais baixo possível no momento do parto. Por exemplo, no caso do infliximabe, administrado a cada 8 semanas, a última dose idealmente deve ser infundida na 32ª semana de gestação (menor nível do medicamento em circulação no momento do parto). Os riscos associados à parada e/ou continuidade do medicamento estão expostos na Figura 13.2.

O estudo PIANO foi conduzido como uma investigação observacional prospectiva, recrutando mulheres com DII em 30 centros nos Estados Unidos entre janeiro de 2007 e março de 2019. O estudo comparou mulheres

Tabela 13.1. Segurança dos medicamentos durante a gestação

Medicamento	Risco	Alterações de Dose/Tempo
5ASA	Baixo risco (evitar formulações com dibutilftalatos – risco potencial de malformações urogenitais)	Sem alteração
Sulfassalazina	Baixo risco	Sem alteração; 2 mg de folato
Esteroides	Budesonida	Baixo risco
	Prednisona	▪ Risco moderado; usar apenas para crises, não para manutenção ▪ Risco de diabetes gestacional, parto prematuro, baixo peso ao nascer, admissão na UTI neonatal; exposição T2/T3 associada a infecções graves aos 9 e 12 meses ▪ Possível risco de fenda orofacial com exposição T1
Antibióticos	Baixo risco para uso a curto prazo; apenas para bolsite aguda ou doença perianal; não é uma terapia de manutenção	▪ Preferir ácido amoxicilina-clavulânico ▪ Curso breve ok (possível risco de lábio leporino) ▪ Evitar Cipro no T1 (risco de artropatia) ▪ Rifaxamina teratogênica em animais (sem dados humanos) – evitar ▪ Duração breve quando possível
Tiopurinas (AZA, 6MP)	Baixo risco se monoterapia; possível aumento do risco de infecção no lactente se combinado	▪ Cautela em combinação com alopurinol (pode ser embriotóxico) ▪ Monoterapia: continuar ▪ Terapia combinada: considerar interromper TP
MTX	CI	Necessidade de interromper 3 a 6 meses antes da concepção
Ciclosporina	Poucos dados	Aumenta risco de diabetes gestacional e hipertensão

T1: primeiro trimestre; T2: segundo trimestre; T3: terceiro trimestre. Fonte: Adaptada de Mahadeva et al.

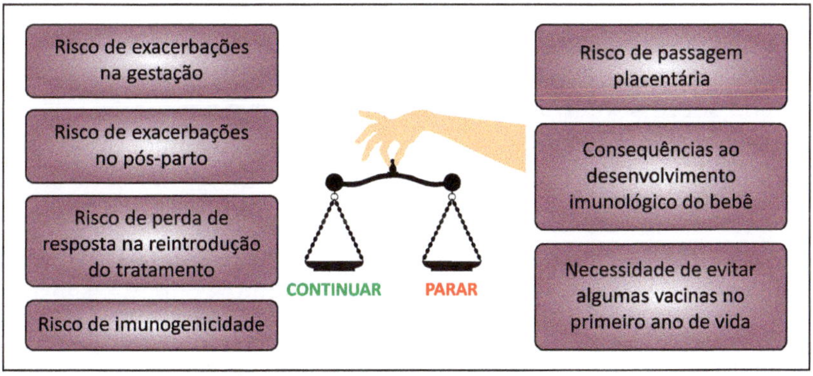

Figura 13.2. Riscos potenciais associados à parada e/ou continuidade dos tratamentos da doença inflamatória intestinal durante a gestação. Fonte: Elaborada pela autora (NSFQ).

não expostas a mesalazina, corticosteroides, antibióticos ou sem medicamentos, com aquelas expostas a tiopurinas, terapias biológicas ou uma combinação de ambas. Não houve aumento de defeitos congênitos, abortos espontâneos, nascimentos prematuros, baixo peso ao nascer ou infecções em bebês de mães que utilizaram medicamentos durante a gravidez. Também não houve redução no desenvolvimento cerebral (marcos de desenvolvimento). A doença ativa durante a gravidez foi mais comum na colite ulcerativa e isto se associou a um aumento nos abortos espontâneos.[17]

Uma recente revisão sistemática e meta-análise, abrangendo 48 estudos que incluíram 6.963 pacientes com DII, avaliou a prevalência de resultados adversos na gravidez associados à exposição pré-natal a biológicos. Os resultados indicaram que não houve diferença significativa nos desfechos adversos entre as pacientes com DII expostas a biológicos em comparação com a população em geral. Além disso, a continuação do uso de anti-TNF durante o terceiro trimestre da gestação não esteve associada a um aumento do risco de resultados adversos.[18]

O mais recente diretriz da Organização Europeia de Colite e Crohn (ECCO)[5] faz as seguintes recomendações com relação ao uso de terapias biológicas na gestação:

"Para mulheres com doença ativa pouco antes ou durante a gravidez, ou com uma doença de difícil controle, recomendamos a continuação de anti-TNF e biológicos não TNF durante toda a gravidez. Para mulheres em remissão antes e durante a gravidez, geralmente não recomendamos interromper o anti-TNF antes do terceiro trimestre, pois pode aumentar o risco de recidiva e levar a resultados desfavoráveis na gravidez. Para mulheres em remissão antes e durante a gravidez tratadas com terapia biológica não TNF (ustequinumabe, vedolizumabe), uma decisão individualizada sobre a interrupção do tratamento deve ser tomada, levando em consideração as chances de recidiva e os dados limitados sobre as consequências da exposição ao feto."

Os inibidores de JAK são moléculas pequenas que atravessam a placenta a partir do primeiro trimestre. Todos demonstraram ser teratogênicos em animais e, portanto, não devem ser utilizados durante a gestação. O tofacitinibe foi associado a malformações congênitas em doses seis vezes maiores do que as utilizadas em seres humanos, enquanto o upadacitinibe associou-se a malformações congênitas em doses semelhantes às usadas em seres humanos.[12]

Monitoramento da doença durante a gestação

Diversas modalidades de monitoramento podem ser utilizadas para avaliar a atividade da doença em pacientes grávidas com DII. A calprotectina fecal pode monitorar de forma confiável a atividade da doença durante a gravidez. Já alguns parâmetros sanguíneos, como hemoglobina e PCR, são afetados pela gravidez e podem não ser confiáveis, embora as tendências possam ser úteis. A ultrassonografia e a ressonância magnética, sem uso de gadolínio, evitam o uso de radiação e são recomendadas no lugar da tomografia computadorizada. Durante a gravidez, a avaliação endoscópica pode ser realizada quando necessária para orientar a tomada de decisão clínica. Mesmo sendo considerada segura, a endoscopia durante a gravidez deve ser reservada para situações em que haja forte indicação que possa afetar as decisões clínicas. O tempo do procedimento deve ser minimizado, recomenda-se a menor dose eficaz de medicamentos sedativos e a paciente deve ser mantida em inclinação pélvica esquerda ou em posição lateral esquerda para evitar compressão da veia cava ou da aorta. A decisão e os métodos utilizados para monitorar a frequência cardíaca fetal dependem da idade gestacional do feto e dos recursos disponíveis. No entanto, a retossigmoidoscopia deve ser realizada durante a gravidez para sangramento gastrointestinal inferior clinicamente significativo; diarreia ou dor abdominal são indicações mais fracas para este procedimento. A colonoscopia durante a gravidez deve ser considerada apenas em doenças potencialmente fatais ou quando a alternativa for a cirurgia. A avaliação endoscópica por cápsula durante a gravidez é contraindicada.[5]

Manejo de exacerbações durante a gestação

Dado o baixo risco de resultados adversos na gravidez associados a antibióticos, aminosalicilatos, corticosteroides e agentes anti-TNF, as mulheres grávidas que sofrem uma crise podem, em geral, ser tratadas de acordo com as diretrizes atuais para pacientes não grávidas. A escolha da terapia deve ser individualizada e considerar a gravidade da doença e a idade gestacional. Após uma discussão multidisciplinar considerando a preferência da paciente, a indução do parto pode ser preferível antes de iniciar a terapia naquelas que estão com idade gestacional avançada. Considerando os potenciais eventos adversos associados aos corticosteroides (infecções, hipertensão, diabetes e pré-eclâmpsia), os agentes anti-TNF são preferidos ao uso prolongado de corticosteroides. A budesonida em pacientes com doença leve pode ser uma alternativa para evitar a exposição a corticosteroides sistêmicos. Embora os dados sejam limitados, a utilização da budesonida durante a gravidez, é considerada de baixo risco. O início da terapia com tiopurina geralmente não é recomendado devido ao risco de reações adversas idiossincrásicas e ao lento início de ação. Vedolizumabe pode ser considerado para tratar crises durante a gravidez, podendo ser combinado ao uso de corticosteroides. Dados do uso de ustequinumabe neste contexto são limitados na literatura.[5,12]

As indicações para cirurgia em gestantes com DII são as mesmas que para pacientes não gestantes. A indicação para cirurgia relacionada à DII durante a gravidez deve ser determinada imediatamente com base na gravidade da DII e nas condições maternas gerais.[5,12,18]

A Figura 13.3 exemplifica um caso de uma paciente gestante que evoluiu com um quadro obstrutivo por doença de Crohn estenosante e necessitou de tratamento cirúrgico. A paciente estava em idade gestacional avançada e a cirurgia foi realizada no mesmo momento do parto cesárea, com 35 semanas.

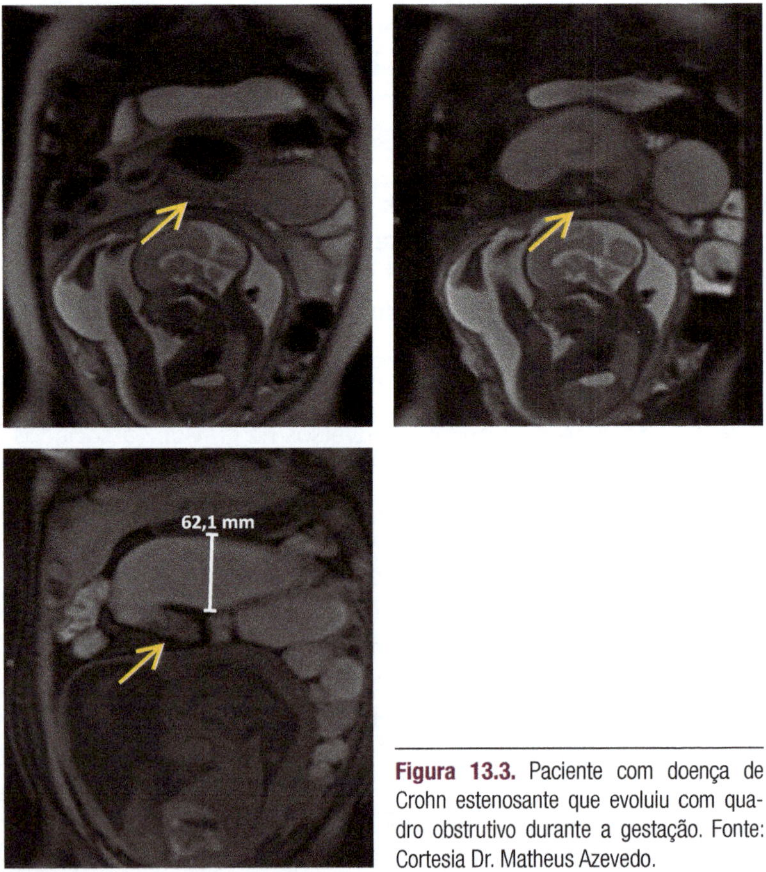

Figura 13.3. Paciente com doença de Crohn estenosante que evoluiu com quadro obstrutivo durante a gestação. Fonte: Cortesia Dr. Matheus Azevedo.

Via de parto e retorno das medicações

A decisão sobre o modo de parto em pacientes com doença inflamatória intestinal (DII) deve ser tomada pelo obstetra, levando em consideração diversos fatores clínicos e obstétricos. Na maioria dos casos, mulheres com DII podem ter um parto vaginal sem complicações significativas. No entanto, existem exceções importantes a serem consideradas: mulheres com doença perianal ativa ou fístula retovaginal prévia devem optar pela realização de uma cesariana, devido aos riscos associados à via vaginal nesses casos específicos. Mulheres com bolsa íleoanal em J também devem considerar a cesariana, embora o parto vaginal seja possível, devido aos cuidados necessários para preservar a função do esfíncter e a continência, visando benefícios a longo prazo na qualidade de vida.[19]

Para pacientes que continuaram com os biológicos durante toda a gravidez, o tratamento deve ser continuado ininterruptamente na fase pós-parto, a menos que haja contraindicação ao seu uso. Para pacientes que interromperam o tratamento durante a gravidez, este deve ser retomado o mais rápido possível após o parto. A reindução ou continuação da terapia de manutenção anterior depende das circunstâncias clínicas.[5]

Amamentação e vacinação

A amamentação é muito importante para a saúde e desenvolvimento do bebê. A sulfassalazina e a mesalazina são consideradas de baixo risco para amamentação, embora existam raros casos relatados de diarreia em infantes.[20] Os corticoides são encontrados em concentrações muito baixas no leite materno.[21] Se houver receio quanto ao uso de doses altas de corticoides, recomenda-se aguardar 4 horas entre a administração da medicação e a amamentação. Os metabólitos da azatioprina e da 6-mercaptopurina foram encontrados em quantidades insignificantes no leite materno.[12,22]

Ao contrário do que ocorre durante a gravidez, a concentração de biológicos no leite materno é muito baixa, tendo um impacto insignificante no sistema imunológico do bebê. Todas as sociedades concordam que o uso de agentes anti-TNF durante a amamentação apresenta um risco baixo, dada a secreção mínima de IgG1 e transferência biológica no leite materno.[23] Em geral, o uso de biológicos não deve influenciar a decisão de amamentar, e a amamentação não deve influenciar a decisão de usar esses medicamentos.[5,11] Muitos estudos documentaram a presença de níveis detectáveis, embora em quantidades muito baixas, de biológicos no leite materno.[24,25] Mesmo com uso materno contínuo de biológicos, os níveis séricos em bebês expostos diminuem progressivamente após o nascimento até tornarem-se indetectáveis. Qualquer pequena quantidade de droga que possa ser ingerida é provavelmente degradada e desnaturada por proteínas proteolíticas no trato gastrointestinal do bebê. Portanto, a quantidade posteriormente absorvida pela criança é muito baixa e clinicamente não importante.[26]

Todos os bebês expostos devem receber imunizações inativadas de acordo com o cronograma de rotina. Alguns estudos pequenos avaliaram a imunogenicidade das vacinas e relataram níveis normais e protetores de anticorpos em bebês expostos, semelhantes aos não expostos.[27] A maioria das diretrizes recomenda evitar todas as vacinas vivas nos primeiros 6-12 meses de vida. Uma recente revisão sistemática avaliou o impacto da passagem transplacentária de biológicos na segurança das vacinas vivas em neonatos. A revisão incluiu 276 exposições intrauterinas a adalimumabe, certolizumabe, etanercepte, infliximabe, golimumabe, tocilizumabe e ustequinumabe. As exposições a vacinas vivas antes dos 12 meses incluíram BCG (n = 215), rotavírus (n = 46) e tríplice viral (sarampo, caxumba e rubéola) (n = 12). Não foram identificadas reações após a tríplice viral, mas foram observadas sete reações leves à vacina contra rotavírus e oito reações à BCG, incluindo um óbito. Todos os bebês com reação adversa à BCG foram expostos ao infliximabe *in utero*, dos quais seis receberam a BCG no primeiro mês de vida. Um pedido de informação à Agência Reguladora de Medicamentos e Produtos de Saúde (MHRA) revelou quatro infecções disseminadas fatais por BCG em bebês expostos aos inibidores do TNF intraútero, incluindo infliximabe, adalimumabe e um inibidor do TNF não especificado. Concluiu-se que há evidências de efeito clinicamente prejudicial para a administração precoce da vacina BCG em bebês expostos intraútero aos anti-TNFs.[28]

A experiência clínica acumulada sugere que a vacina contra rotavírus pode ser administrada com segurança a certos bebês expostos a biológicos, mesmo que o medicamento ainda seja detectável no soro. A avaliação especializada da função imunológica é recomendada antes de considerar a administração da vacina contra rotavírus, com uma revisão cuidadosa da exposição específica ao medicamento. Essas informações devem então guiar uma discussão de risco-benefício sobre a continuidade ou não desta vacina. Se o bebê exposto não puder ser avaliado, as vacinas vivas devem ser evitadas nos primeiros 6-12 meses de vida. Em certas situações (p. ex., viagens ou surtos locais), o risco teórico de fornecer vacinas vivas antes dos 12 meses de idade deve ser ponderado em relação aos riscos de exposição à infecção natural. As vacinas vivas geralmente são permitidas após 12 meses de idade, quando todos os tipos de biológicos já foram eliminados da circulação do bebê.[27]

Conclusão

O aconselhamento pré-concepcional é essencial e deve envolver a discussão de aspectos como hereditariedade da doença, cessação do tabagismo, álcool e drogas recreativas, atualização de exames de Papanicolau e vacinações. Deve-se ainda prescrever ácido fólico, revisar a segurança dos medicamentos durante a gravidez e garantir que a doença esteja em remissão. Deve-se enfatizar a importância da manutenção dos medicamentos durante a gravidez, estabelecer um plano para a via de parto e monitorar adequadamente a doença. Após a gestação, deve-se prontamente reiniciar o tratamento para mulheres que interromperam a terapia e discutir a segurança dos medicamentos durante a lactação. Deve-se também desaconselhar vacinas vivas durante os primeiros 6-12 meses de vida para crianças expostas intraútero aos biológicos.

Referências bibliográficas

1. Lewis JD, Parlett LE, Jonsson Funk ML, et al. Incidence, Prevalence, and Racial and Ethnic Distribution of Inflammatory Bowel Disease in the United States. Gastroenterology. 2023;165:1197-1205 e2.
2. Ng SC, Shi HY, Hamidi N, et al. Worldwide incidence and prevalence of inflammatory bowel disease in the 21st century: a systematic review of population-based studies. Lancet. 2017;390:2769-78.
3. Torres J, Mehandru S, Colombel JF, et al. Crohn's disease. Lancet. 2017;389:1741-55.
4. Ungaro R, Mehandru S, Allen PB, et al. Ulcerative colitis. Lancet. 2017;389:1756-70.
5. Torres J, Chaparro M, Julsgaard M, et al. European Crohn's and Colitis Guidelines on Sexuality, Fertility, Pregnancy, and Lactation. J Crohns Colitis. 2023;17:1-27.
6. Steinberg JM, Charabaty A. The Management Approach to the Adolescent IBD Patient: Health Maintenance and Medication Considerations. Curr Gastroenterol Rep. 2020;22:5.
7. Vieujean S, De Vos M, D'Amico F, et al. Inflammatory bowel disease meets fertility: A physician and patient survey. Dig Liver Dis. 2023;55:888-98.
8. Godny L, Svolos V, Williams AJ, et al. Multidisciplinary Perinatal Care in IBD. J Crohns Colitis. 2023;17:663-80.
9. Selinger CP, Ghorayeb J, Madill A. What Factors Might Drive Voluntary Childlessness (VC) in Women with IBD? Does IBD-specific Pregnancy-related Knowledge Matter? J Crohns Colitis. 2016;10:1151-8.
10. de Lima A, Zelinkova Z, Mulders AG, et al. Preconception Care Reduces Relapse of Inflammatory Bowel Disease During Pregnancy. Clin Gastroenterol Hepatol. 2016;14:1285-1292 e1.

11. Mahadevan U, Robinson C, Bernasko N, et al. Inflammatory Bowel Disease in Pregnancy Clinical Care Pathway: A Report From the American Gastroenterological Association IBD Parenthood Project Working Group. Gastroenterology. 2019;156:1508-24.
12. Brondfield MN, Mahadevan U. Inflammatory bowel disease in pregnancy and breastfeeding. Nat Rev Gastroenterol Hepatol. 2023;20:504-23.
13. Abhyankar A, Ham M, Moss AC. Meta-analysis: the impact of disease activity at conception on disease activity during pregnancy in patients with inflammatory bowel disease. Aliment Pharmacol Ther. 2013;38:460-6.
14. Abdul Sultan A, West J, Ban L, et al. Adverse Pregnancy Outcomes Among Women with Inflammatory Bowel Disease: A Population-Based Study from England. Inflamm Bowel Dis. 2016;22:1621-30.
15. Lee HH, Bae JM, Lee BI, et al. Pregnancy outcomes in women with inflammatory bowel disease: a 10-year nationwide population-based cohort study. Aliment Pharmacol Ther. 2020;51:861-9.
16. Mahadevan U, Sandborn WJ, Li DK, et al. Pregnancy outcomes in women with inflammatory bowel disease: a large community-based study from Northern California. Gastroenterology. 2007;133:1106-12.
17. Mahadevan U, Long MD, Kane SV, et al. Pregnancy and Neonatal Outcomes After Fetal Exposure to Biologics and Thiopurines Among Women With Inflammatory Bowel Disease. Gastroenterology. 2021;160:1131-9.
18. Nielsen OH, Gubatan JM, Juhl CB, et al. Biologics for Inflammatory Bowel Disease and Their Safety in Pregnancy: A Systematic Review and Meta-analysis. Clin Gastroenterol Hepatol. 2022;20:74-87.e3.
19. Cheng AG, Oxford EC, Sauk J, et al. Impact of mode of delivery on outcomes in patients with perianal Crohn's disease. Inflamm Bowel Dis. 2014;20:1391-8.
20. Nelis GF. Diarrhoea due to 5-aminosalicylic acid in breast milk. Lancet. 1989;1:383.
21. Greenberger PA, Odeh YK, Frederiksen MC, et al. Pharmacokinetics of prednisolone transfer to breast milk. Clin Pharmacol Ther. 1993;53:324-8.
22 .Christensen LA, Dahlerup JF, Nielsen MJ, et al. Azathioprine treatment during lactation. Aliment Pharmacol Ther. 2008;28:1209-13.
23. Gisbert JP, Chaparro M. Vaccines in Children Exposed to Biological Agents In Utero and/or During Breastfeeding: Are They Effective and Safe? J Crohns Colitis. 2023;17:995-1009.
24. Grosen A, Julsgaard M, Kelsen J, et al. Infliximab concentrations in the milk of nursing mothers with inflammatory bowel disease. J Crohns Colitis. 2014;8:175-6.
25. Matro R, Martin CF, Wolf D, et al. Exposure Concentrations of Infants Breastfed by Women Receiving Biologic Therapies for Inflammatory Bowel Diseases and Effects of Breastfeeding on Infections and Development. Gastroenterology. 2018;155:696-704.
26. Ling J, Koren G. Challenges in vaccinating infants born to mothers taking immunoglobulin biologicals during pregnancy. Expert Rev Vaccines. 2016;15:239-56.
27. Pham-Huy A, Top KA, Constantinescu C, et al. The use and impact of monoclonal antibody biologics during pregnancy. CMAJ. 2021;193:E1129-E1136.
28. Goulden B, Chua N, Parker E, et al. A systematic review of live vaccine outcomes in infants exposed to biologic disease modifying anti-rheumatic drugs in utero. Rheumatology (Oxford). 2022;61:3902-6.

capítulo 14

Interface entre doença inflamatória intestinal e endometriose

Ticiana Rolim
Mariana Rolim Fernandes Macedo
Bárbara Alencar Rolim Murayama

Introdução

As doenças inflamatórias intestinais (DII), assim como a endometriose, acometem mulheres em idade fértil e causam significativos impactos na qualidade de vida de suas portadoras. Apresentam fisiopatogenia e etiologia parcialmente compreendidas e parecem compartilhar disfunções imunológica, celular e humoral com vias comuns ainda não elucidadas. Uma pode mimetizar o quadro da outra e ambas podem coexistir, tornando-se um desafio diagnóstico e terapêutico.

As DII são patologias inflamatórias crônicas do trato gastrointestinal (TGI), que têm um curso de recidivas e remissões, podendo evoluir com complicações e incapacidade.[1] Compreendem a doença de Crohn (DC) e a retocolite ulcerativa (RCU). O mecanismo fisiopatológico subjacente é uma desregulação da resposta imune à flora microbiana em conjunto com fatores ambientais que interagem em um hospedeiro geneticamente suscetível.[2] Na DC, qualquer segmento do TGI pode ser afetado, mais comumente o íleo terminal e o cólon. A RCU causa inflamação desde o reto até extensões variáveis dos cólons, de maneira contínua.[1]

A endometriose é definida como a presença de endométrio em localização anormal ou ectópica (fora da cavidade uterina). É uma condição ginecológica crônica, inflamatória e dependente de hormônios, observada mais comumente em mulheres reprodutivamente ativas (menacme), mas não exclusivamente.[3] O tecido endometrial ectópico responde à estimulação hormonal periódica, sofrendo crescimento e eliminação conforme a fase do ciclo menstrual.[3] Acomete 1 em cada 10 mulheres em fase reprodutiva (principalmente na 3ª e 4ª décadas de vida). No Brasil, são mais de 6 milhões de pessoas e, no mundo, mais de 100 milhões, incluindo também a população de homens trans, que podem manifestar a doença.[4,3] Entende-se hoje a endometriose como uma doença sistêmica imunoassociada, podendo estar correlacionada a diversas outras condições, como lúpus eritematoso sistêmico,[5] doenças da tireoide, doença celíaca e DII (aumento de até 50% no risco de desenvolver DII em estudos observacionais).[6]

Apresentação clínica

Os sintomas da DII dependem da localização, gravidade da inflamação e fenótipo. Sintomas gerais como fadiga, anorexia, febre e perda de peso são comuns. Anemia sintomática é mais frequente nas mulheres em idade fértil.[7]

Na DC, o cenário mais comum é de adulto jovem com dor abdominal, diarreia crônica e perda de peso. A maioria se apresenta inicialmente com fenótipo inflamatório, que pode evoluir com complicações ao longo do tempo (estenoses, fístulas ou abscessos) em metade dos pacientes,[8] e cerca de 1/3 apresenta doença perianal.[9] Já a RCU, mais comumente, se apresenta como diarreia com sangue e muco, urgência e cólica abdominal. A incontinência fecal é mais comum em mulheres do que em homens com DII.[10] Até 50% dos pacientes apresentam alguma manifestação extraintestinal, que pode inclusive preceder o diagnóstico.[9]

A endometriose pode acometer diversas estruturas do organismo, sendo mais frequente nos ovários (67%), ligamentos uterossacros (46%), fossa ovariana (31%), fundo de saco de Douglas (30%), bexiga (20%), trompas, ligamento redondo, intestino grosso, apêndice (<20%). O acometimento do intestino delgado é menos comum. Ureteres, nervos e músculos também podem ser afetados (< 5%).[11]

O aspecto macroscópico da endometriose é muito variável, podendo se apresentar como lesões peritoneais superficiais de diferentes cores, cistos ovarianos (endometriomas), nódulos infiltrantes profundos e lesões extrapélvicas. Os sintomas mais frequentes são dismenorreia (40%-60%), geralmente progressiva ao longo dos anos; dor pélvica crônica (71%-87%);[12] disfunção sexual com dispareunia nas relações sexuais com penetração vaginal, vulvodinia (quando acomete os nervos ilioinguinal, genitofemoral e/ou pudendo); vaginismo e redução da libido, além das alterações miccionais como disúria não bacteriana, sensação de esvaziamento incompleto, polaciúria e até incontinência urinária. Sintomas intestinais também podem ocorrer, como diarreia e/ou constipação, disquesia, tenesmo, flatulência com aumento do volume abdominal (*endo bally*), e, eventualmente, sangramento quando as lesões intestinais atingem a mucosa.[13] Pode ocorrer disfunção da fertilidade (21%-47%)[12] com dificuldade para gestação espontânea, menor taxa de sucesso em processos de reprodução humana e queda precoce da reserva ovariana.[3]

Portadoras tanto de endometriose quanto de DII têm mais chances de desenvolver disfunções da saúde mental, como ansiedade e depressão. Inflamação ativa, doença perianal, cirurgia prévia, efeitos colaterais de medicamentos, baixa autoimagem e transtornos psicológicos influenciam a função sexual em mulheres com DII.[10] A disfunção sexual parece ser mais prevalente nas mulheres com DII do que nos homens com DII e do que nas mulheres sem DII. As flutuações hormonais durante o ciclo menstrual geralmente afetam os sintomas gastrointestinais em mulheres com DII,[7] o que pode ser exacerbado em portadoras de endometriose.

Diagnóstico

O diagnóstico de DII é baseado em uma combinação de dados clínicos, bioquímicos, fecais, exames de imagem, endoscópicos e histológicos.[14]

A avaliação diagnóstica inicial deve incluir avaliação do estado nutricional e da ferrocinética, marcadores inflamatórios (PCR, VHS e calprotectina fecal) e exclusão de outras causas de diarreia crônica (doença celíaca, hipertireoidismo e infecções como por HIV e *C. difficile*).

A ileocolonoscopia com biópsias de segmentos inflamados e não inflamados é necessária para estabelecer o diagnóstico. Na RCU, em geral, há acometimento da mucosa desde o reto, estendendo-se proximalmente, com extensão variável, de forma contínua e simétrica, com clara demarcação entre mucosas normal e inflamada (diminuição ou perda da trama vascular submucosa, eritema, edema, friabilidade, erosões e úlceras). A avaliação histopatológica baseia-se no achado de distorção arquitetural difusa de criptas e infiltrado inflamatório mucoso com plasmocitose basal, criptites e abscessos crípticos. Já na DC, as características endoscópicas incluem lesões descontínuas, presença de estenoses e fístulas, úlceras profundas, aspecto de pedra de calçamento e envolvimento perianal. A biópsia pode evidenciar granulomas não caseosos e distorção de criptas focais, em conjunto com inflamação crônica focal ou irregular.[14] Na suspeita clínica de DC de intestino delgado, deve ser realizada imagem seccional (enterografia por tomografia (Figura 14.1) ou ressonância) ou enteroscopia por cápsula endoscópica.

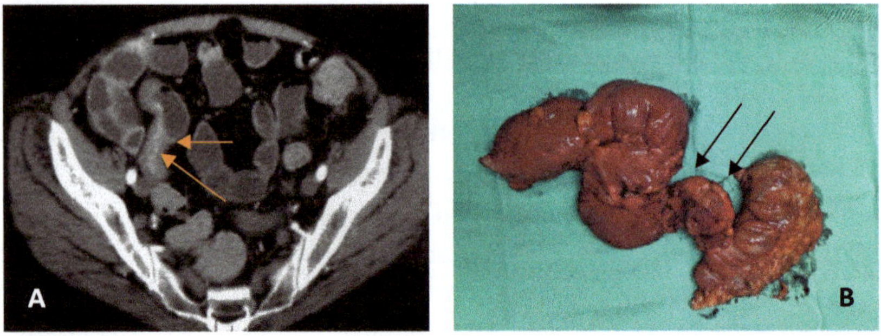

Figura 14.1. Estenose de anastomose enterocólica (tomografia e peça cirúrgica). Fonte: Arquivo pessoal.

O quadro clínico é a base para o diagnóstico da endometriose,[15] mas cerca de 10% das pacientes são assintomáticas.[12] Os exames de imagem realizados com protocolos adequados tornam o diagnóstico altamente provável.

O ultrassom transvaginal com preparo intestinal tem custo mais baixo, melhor avaliação da parede intestinal e indicação dos locais de dor pela paciente, durante o exame. Não é recomendado para quem não tem relação sexual com penetração vaginal ou tem vaginismo grave.[4] A ressonância magnética (Figura 14.2) pode ser realizada nestes casos, sendo também o melhor método para avaliação dos compartimentos laterais da pelve, nervos, assoalho pélvico e diafragma, mas tem como desvantagens o custo e a dificuldade nas pacientes claustrofóbicas.[4]

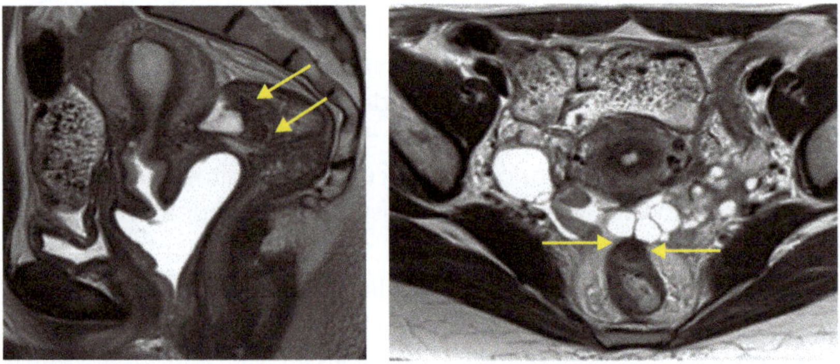

Figura 14.2. Endometriose profunda no reto. Fonte: Imagem cedida por Dra. Ana Paula Carvalhal Moura.

Não há exames laboratoriais específicos e a colonoscopia não é indicada de rotina para diagnóstico de endometriose intestinal, pois, em geral, não é conclusiva, visto que a serosa é a camada mais acometida, preservando a mucosa,[16] e as biópsias são inespecíficas.

Tratamento

A adequada abordagem da DII depende de fatores como segmento acometido, extensão e gravidade da doença, fenótipo, idade, comorbidades, sinais de mau prognóstico e presença de complicações já ao diagnóstico e deve ser individualizada, levando-se em conta também os custos, o acesso e a relação risco-benefício dos medicamentos. Fazem parte do arsenal terapêutico os corticosteroides, salicilatos, imunossupressores (tiopurínicos), agentes biológicos e pequenas moléculas.

O tratamento cirúrgico, tanto na DC quanto na RCU, é geralmente indicado nos pacientes refratários à abordagem clínica otimizada e nas complicações, podendo, em alguns casos, ser a primeira opção terapêutica.

O tratamento da endometriose, para a maioria das pacientes, é clínico, idealmente multiprofissional, tendo como alvos principais o controle da dor e da infertilidade. Pode ser dividido em hormonal e não hormonal.

O tratamento hormonal é indicado para mulheres que não desejam engravidar no momento e busca oferecer melhora dos sintomas, principalmente álgicos, através do bloqueio da ovulação e/ou menstruação. Dentre as opções estão os medicamentos progestagênicos isolados, como dienogeste, desogestrel, implante medicado com etonogestrel e o dispositivo intrauterino (DIU) medicado com levonorgestrel.

O tratamento clínico não hormonal envolve diversas abordagens em conjunto com equipe multiprofissional, de forma individualizada a depender dos sintomas e quadro clínico, com destaque para a síndrome álgica. Fisioterapia do assoalho pélvico é indicada para portadoras com dor pélvica crônica, disfunção sexual, miccional e evacuatória.[17] Alimentação saudável, atividade física regular e cuidados com a saúde mental promovem melhora significativa na qualidade de vida em geral (psicoterapia, yoga, meditação, *mindfullness*).[18]

O tratamento cirúrgico é indicado em situações específicas, podendo ser oferecido desde a abordagem inicial nos casos de maior gravidade,[12] e deve ser realizado por equipe experiente e preferencialmente de forma minimamente invasiva.[3,18,19] São três situações em que a cirurgia tem papel relevante: dor refratária ao tratamento clínico,[19] para melhora da fertilidade, associado ou não à fertilização assistida,[3,19] e em situações específicas como obstrução intestinal, obstrução ureteral e endometriomas maiores que 6 a 7 cm.[19]

Interface

- Endometriose com envolvimento gastrointestinal deve ser considerada no diagnóstico diferencial de DII em pacientes com dor abdominal e sintomas de obstrução intestinal; assim como DII deve ser lembrada como diagnóstico diferencial de endometriose intestinal.
- Mulheres com endometriose têm risco aumentado de DII em geral, mesmo após longos períodos, o que reflete fatores imunológicos comuns.[20]
- Há uma associação positiva entre DII e endometriose. Pacientes com concomitância entre DC e endometriose têm maiores chances de evoluir com doença de Crohn estenosante,[21] especialmente aquelas nas quais a endometriose foi diagnosticada cirurgicamente, em comparação a controles com DC.[6]
- Mais estudos são necessários para um melhor entendimento da associação temporal entre endometriose e DII coexistentes e para identificar preditores úteis no diagnóstico e manejo dessas pacientes.
- Ansiedade e depressão são frequentemente associadas às duas condições e devem ser criteriosamente diagnosticadas e tratadas.
- Deve-se priorizar os cuidados no tratamento da dor para evitar uso abusivo de analgésicos, em especial de opioides e AINES.
- A sexualidade e fertilidade podem ser impactadas tanto na endometriose quanto na DII e devem ser abordadas de forma cuidadosa.
- Abordagem conjunta (ginecologista/gastroenterologista/paciente) do planejamento familiar, da decisão do melhor método contraceptivo, evitando estrógenos nas pacientes com DII pelo risco aumentado de eventos trombóticos, do melhor momento para engravidar e da via de parto.
- Conscientização do obstetra sobre a segurança das medicações da DII para mãe e criança e a importância do tratamento adequado durante todo o período gestacional, evitando desfechos indesejáveis como abortamento, prematuridade e complicações periparto induzidas pela atividade da doença inflamatória.

Conclusão

Em resumo, a excelência na assistência a essas pacientes que têm uma ou ambas as condições passa pelo acolhimento, sensibilidade, pela boa relação médico-paciente, mas, sobretudo, pela necessária interação e comunicação entre médicos especialistas e equipes multiprofissionais que podem e devem somar esforços e expertise, avaliando as peculiaridades de cada uma e procurando o bem-estar de todas.

Referências bibliográficas

1. Ungaro R, Mehandru S, Allen PB, Peyrin-Biroulet L, Colombel JF. Ulcerative colitis. Lancet. 2017 Apr 29;389(10080):1756-1770. doi: 10.1016/S0140-6736(16)32126-2. Epub 2016 Dec 1. PMID: 27914657; PMCID: PMC6487890.
2. Vedamurthy A, Ananthakrishnan AN. Influence of Environmental Factors in the Development and Outcomes of Inflammatory Bowel Disease. Gastroenterol Hepatol (NY). 2019 Feb;15(2):72-82. PMID: 31011301; PMCID: PMC6469265.
3. Crump J, Suker A, White L. Endometriosis: A review of recent evidence and guidelines. Aust J Gen Pract. 2024 Jan-Feb;53(1-2):11-18. doi: 10.31128/AJGP/04-23-6805. PMID: 38316472.
4. Horne AW, Missmer SA. Pathophysiology, diagnosis, and management of endometriosis. BMJ. 2022 Nov 14;379:e070750. doi: 10.1136/bmj-2022-070750. PMID: 36375827.
5. Ferrari-Souza JP, Pedrotti MT, Moretto EE, Farenzena LP, Crippa LG, Cunha-Filho JS. Endometriosis and Systemic Lupus Erythematosus: Systematic Review and Meta-analysis. Reprod Sci. 2023 Apr;30(4):997-1005. doi: 10.1007/s43032-022-01045-3. Epub 2022 Aug 1. PMID: 35915351.
6. Dang Y, Zhang S. Causal relationship between endometriosis and inflammatory bowel disease: A Mendelian randomization analyses. Clin Transl Med. 2024 Jan;14(1):e1496. doi: 10.1002/ctm2.1496. PMID: 38239073; PMCID: PMC10797250.
7. Veerisetty SS, Eschete SO, Uhlhorn AP, De Felice KM. Women's Health in Inflammatory Bowel Disease. Am J Med Sci. 2018 Sep;356(3):227-33. doi: 10.1016/j.amjms.2018.05.010. Epub 2018 Jun 2. PMID: 30286817.
8. Peyrin-Biroulet L, Loftus EV, Colombel JF, Sandborn WJ. The natural history of adult Crohn's disease in population-based cohorts. Am J Gastroenterol. 2010; 105: 289–97
9. Torres J, Mehandru S, Colombel JF, Peyrin-Biroulet L. Crohn's disease. Lancet. 2017 Apr 29;389(10080):1741-55. doi: 10.1016/S0140-6736(16)31711-1. Epub 2016 Dec 1. PMID: 27914655.
10. Walker CH, Gaidos JKJ. Beyond pregnancy, women's health in inflammatory bowel disease. Curr Opin Gastroenterol. 2019 Jul;35(4):288-295. doi:10.1097/mog.0000000000000552
11. Pašalić E, Tambuwala MM, Hromić-Jahjefendić A. Endometriosis: Classification, pathophysiology, and treatment options. Pathol Res Pract. 2023 Nov;251:154847. doi: 10.1016/j.prp.2023.154847. Epub 2023 Oct 4. PMID: 37844487.
12. Deng S, Yang D, Li Q, Dai H, Tang W, Lu L, et al. Bibliometric analysis of global endometriosis research, 2002 to 2021: A review. Medicine (Baltimore). 2023 Nov 24;102(47):e35723. doi: 10.1097/MD.0000000000035723. PMID: 38013311; PMCID: PMC10681485.

13. Kobayashi H. Gut and reproductive tract microbiota: Insights into the pathogenesis of endometriosis (Review). Biomed Rep. 2023 May 29;19(1):43. doi: 10.3892/br.2023.1626. PMID: 37324168; PMCID: PMC10265574.
14. Maaser C, Sturm A, Vavricka SR, Kucharzik T, Fiorino G, Annese V, et al.; European Crohn's and Colitis Organisation [ECCO] and the European Society of Gastrointestinal and Abdominal Radiology [ESGAR]. ECCO-ESGAR Guideline for Diagnostic Assessment in IBD Part 1: Initial diagnosis, monitoring of known IBD, detection of complications. J Crohns Colitis. 2019 Feb 1;13(2):144-64. doi: 10.1093/ecco-jcc/jjy113. PMID: 30137275.
15. Allaire C, Bedaiwy MA, Yong PJ. Diagnosis and management of endometriosis. CMAJ. 2023 Mar 14;195(10):E363-E371. doi: 10.1503/cmaj.220637. PMID: 36918177; PMCID: PMC10120420.
16. Lee KK, Jharap B, Maser EA, Colombel JF. Impact of Concomitant Endometriosis on Phenotype and Natural History of Inflammatory Bowel Disease. Inflamm Bowel Dis. 2016 Jan;22(1):159-63. doi: 10.1097/MIB.0000000000000577. PMID: 26332310.
17. Wójcik M, Szczepaniak R, Placek K. Physiotherapy Management in Endometriosis. Int J Environ Res Public Health. 2022 Dec 2;19(23):16148. doi: 10.3390/ijerph192316148. PMID: 36498220; PMCID: PMC9740037.
18. Kho RM, Andres MP, Borrelli GM, Neto JS, Zanluchi A, Abrão MS. Surgical treatment of different types of endometriosis: Comparison of major society guidelines and preferred clinical algorithms. Best Pract Res Clin Obstet Gynaecol. 2018 Aug; 51:102-10. doi: 10.1016/j.bpobgyn.2018.01.020. Epub 2018 Feb 16. PMID: 29545114.
19. Lee CE, Allaire C, Williams C, Bedaiwy MA, Noga H, Hanley GE, et al. Outcomes After Surgery at an Interdisciplinary Centre of Expertise for Endometriosis and Pelvic Pain in Canada: A Prospective Cohort Study. J Obstet Gynaecol Can. 2024 Feb;46(2):102246. doi: 10.1016/j.jogc.2023.102246. PMID: 38442956.
20. Jess T, Frisch M, Jørgensen KT, Pedersen BV, Nielsen NM. Increased risk of inflammatory bowel disease in women with endometriosis: a nationwide Danish cohort study. Gut. 2012 Sep;61(9):1279-83. doi: 10.1136/gutjnl-2011-301095. Epub 2011 Dec 19. PMID: 22184069.
21. Chiaffarino F, Cipriani S, Ricci E, Roncella E, Mauri PA, Parazzini F, et al. Endometriosis and inflammatory bowel disease: A systematic review of the literature. Eur J Obstet Gynecol Reprod Biol. 2020 Sep;252:246-51. doi: 10.1016/j.ejogrb.2020.06.051. Epub 2020 Jun 26. PMID: 32629225.

capítulo 15

Interface entre doença inflamatória intestinal e doenças reumáticas

Andrea Vieira
Maria Luiza Queiroz
Jessica Bastos Garcia
Marjorie Argollo

Introdução

Doença inflamatória intestinal (DII), representada pela doença de Crohn e retocolite ulcerativa, é um distúrbio incurável caracterizado por uma inflamação intestinal crônica e recidivante. Esta condição ocorre pela interação do microbioma intestinal, fatores genéticos, meio ambiente e sistema imunológico. Na DII, é frequente a presença de manifestações extraintestinais, incluindo manifestações articulares.

A espondiloartrite (EA) abrange um conjunto heterogêneo de doenças inflamatórias que afetam as articulações axiais e periféricas, tendões e enteses, podendo também ter a DII como uma manifestação extra-articular.[1,2]

O risco de um paciente com EA desenvolver DII é mais pronunciado nos primeiros cinco anos da doença e diminui após dez anos. A grande questão é identificar os fatores preditivos que levam um paciente com DII a desenvolver doença reumática ou vice-versa. Alguns estudos apontam como possíveis fatores preditivos: gênero masculino, idade jovem, atividade da doença, ausência de uveíte anterior e edema da medula óssea das articulações sacroilíacas.[2]

Embora ambas as manifestações sejam aparentemente resultado de um processo patogenético comum, os médicos muitas vezes não conseguem reconhecer a doença em sua totalidade. Consequentemente, a

DII e a espondiloartrite são tratadas como duas doenças distintas, uma gastrointestinal e outra musculoesquelética, o que tem um impacto profundo na qualidade de vida do paciente. Portanto, é imperativo que haja uma estreita colaboração entre gastroenterologistas e reumatologistas para permitir a detecção precoce de manifestações articulares e intestinais durante o acompanhamento do paciente e para escolher o regime terapêutico mais eficaz.[2-4]

Fisiopatogenia

Muitos aspectos da fisiopatogenia da DII e da EA não são totalmente compreendidos. Ambas as afecções ocorrem em indivíduos geneticamente predispostos, e fatores ambientais como infecção, disbiose intestinal e estresse mecânico contribuem para o desenvolvimento dessas doenças.[1]

Além disso, existe uma forte associação entre as vias de sinalização envolvidas na patogênese da EA e da DII, levando à hipótese do "eixo intestino-articulação". A desregulação das citocinas é um mecanismo subjacente em ambas as condições patológicas.[2] A predisposição genética, fatores ambientais e disbiose contribuem para a perda de permeabilidade intestinal, com consequente ativação de células imunes e produção de citocinas (como TNF, IL-23 e IL-17), que estimulam a inflamação crônica e a migração de leucócitos do intestino para as articulações.[4]

O eixo IL-23–IL-17 é central na patogênese da EA e–da DII. As vias de sinalização responsáveis pela produção de citocinas do eixo IL-23–IL-17 afetam o equilíbrio entre a produção e a reabsorção óssea, e a IL-17 tem efeito direto sobre os osteoclastos, induzindo a osteogênese. Além disso, a IL-17 aumenta a apresentação do ativador do receptor do ligante NF-κB pelos osteoblastos, estimulando os macrófagos a produzirem metaloproteinases.[4]

O intestino tem um papel fundamental na produção de IL-23 (Figura 15.1). Entre os principais produtores de IL-23 estão os macrófagos intestinais CD14+, que sustentam a inflamação infiltrando-se no intestino inflamado. A IL-23 também é produzida por células dendríticas e células epiteliais.[5,6] A produção da IL-17 está implicada nas manifestações das DII. A ação da IL-23 é crucial para a produção de IL-17 pelos linfócitos T Helper 17(TH17), mas existem outras vias que produzem a IL-17, como as células linfoides inatas do tipo 3 (ILC-3), que circulam e potencialmente se deslocam para locais do esqueleto. Pesquisas recentes demonstraram que as enteses humanas normais também abrigam células da imunidade

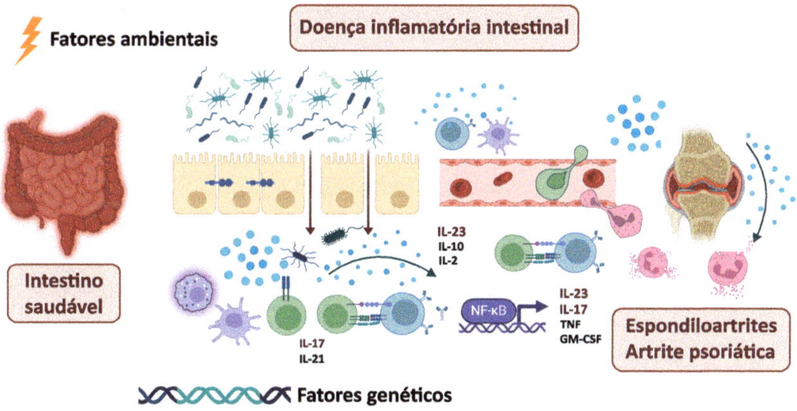

Figura 15.1. Eixo intestino-articulação.[4]

inata (linfócitos ILC-3) capazes de produzir IL-17 de maneira dependente e independente de IL-23.[2,7]

Outra via descrita na patogênese desses distúrbios é a desregulação da atividade das células-tronco hematopoiéticas e das células progenitoras na medula óssea, que podem se diferenciar em osteoblastos e condroblastos, contribuindo para a modificação estrutural do tecido musculoesquelético.[4]

Por fim, a ação da microbiota intestinal também está relacionada à genêse da EA-DII. A disbiose pode induzir inflamação intestinal com produção de IL-23, que ativa as células ILC-3, que podem migrar para a articulação e promover inflamação e formação óssea por meio da liberação de IL-17 e IL-22. No entanto, ainda não está claro se a disbiose é causa ou consequência de uma resposta imune desregulada. A hipótese mais aceita é que o aumento da permeabilidade intestinal pode preceder a inflamação. Além disso, a produção reduzida de componentes antimicrobianos no muco intestinal compromete a modulação da microbiota, levando à subsequente translocação bacteriana que causa inflamação e disbiose.[4,8]

É possível que a DII e a EA compartilhem uma sequência inicial comum de eventos que se desenrolam na mucosa intestinal. No entanto, diferenças no contexto genético, ambiental e outros fatores ainda não identificados podem determinar se o processo inflamatório se expande e persiste localmente, evoluindo para DII clínica, e/ou se desloca e se estabelece nos tecidos musculoesqueléticos, dando origem à EA.[1]

Manifestações intestinais nas espondiloartropatias

As espondiloartropatias (EPAS) compartilham características clínicas como artrites periféricas e axiais, dactilites, entesites, tenossinovites e manifestações extra-articulares, que envolvem principalmente os olhos, a pele e o intestino.[9]

São classificadas como espondiloartropatias do tipo axial, aquelas com ou sem sacroileíte visível na radiografia, que acometem predominantemente a coluna. Já as espondiloartropatias do tipo periférico podem estar associadas ou não a psoríase, doença inflamatória intestinal e quadros infecciosos prévios, acometendo principalmente as extremidades.[1,9] As espondiloartropatias soronegativas incluem um grupo de doenças com fator reumatoide negativo, como espondilite anquilosante, artrite psoriática, artrites reativas, artrites enteropáticas e espondiloartropatias juvenis.[9]

A literatura mostra que a inflamação intestinal ligada à disbiose ocorre nas doenças reumatológicas. A interação entre disbiose e o sintema imune intestinal pode levar a uma ativação exacerbada das células imunes no intestino e nas articulações. Muitas vezes encontramos inflamação intestinal subclínica em pacientes com espondiloartropatias.[2,9] Estas e as doenças inflamatórias intestinais compartilham fatores de risco genéticos e alterações na composição da microbiota intestinal, sugerindo que a inflamação vista nas articulações e intestino está relacionada no cenário das espondiloartropatias.[2,9] Por esses motivos, foi observado que pacientes com espondiloartropatias têm quatro vezes mais risco de desenvolver uma doença inflamatória intestinal, quando comparado com a população em geral.[10]

Porém, outros fatores devem ser considerados na avaliação de sintomas gastrointestinais nas espondiloartropatias, como as medicações usadas pelo paciente. Devem ser descartadas reações adversas aos medicamentos, além de infecções do trato gastrointestinal causadas pela imunossupressão.[9] Os principais sintomas gastrointestinais vistos nas espondiloartropatias incluem sangramento retal, diarreia crônica com produtos patológicos e doenças perianais, como fístulas e abscessos.[9]

Espondilite anquilosante

A espondilite anquilosante (EA) trata-se de uma doença crônica e autoimmune que acomete principalmente a coluna e região sacroilíaca. Pode envolver também, em até 50% dos casos, articulações periféricas como quadril e joelhos.[9] Observa-se uma incidência de 5% a 10% de doença inflamatória intestinal nos pacientes com espondilite anquilosante em países ocidentais, enquanto no Oriente esses números caem para 0,4% a 0,6%.[10]

As manifestações relacionadas às doenças inflamatórias intestinais nos pacientes com espondilite anquilosante pioram ainda mais a já prejudicada qualidade de vida destes.[9]

Artrite psoriática

A artrite psoriática (AP) trata-se de uma artrite crônica observada em até 30% dos pacientes com psoríase. Esta condição leva a uma importante redução da qualidade de vida e do funcionamento das articulações.[9] Tanto as articulações axiais quanto as periféricas podem estar envolvidas, com padrões distintos, mas não excludentes, como de acometimento: assimétrico e oligoarticular, simétrico e poliarticular, predominante de falanges distais, axial e o mais raro, subtipo deformante e destrutivo.[9] As lesões cutâneas são encontradas na maioria dos casos no momento do diagnóstico, mas em até 15% dos pacientes podem aparecer posteriormente.

Dos pacientes com artrite psoriásica, 0,5% podem desenvolver doença inflamatória intestinal (principalmente a doença de Crohn).[10] A doença inflamatória intestinal é mais comum nos pacientes com artrite psoriática com alta atividade inflamatória e acometimento axial da doença.[9]

Manifestações articulares nas doenças inflamatórias intestinais

As doenças inflamatórias intestinais incluem a doença de Crohn e a retocolite ulcerativa e são descritas como distúrbios inflamatórios e progressivos do intestino. A doença de Crohn apresenta inflamação granulomatosa e transmural do intestino, com lesões descontínuas que acometem principalmente o íleo e o cólon. Ela pode levar a complicações estruturais como obstrução intestinal, estenoses e fístulas.[1,9] A retocolite ulcerativa é caracterizada por lesões contínuas da mucosa, que podem se estender desde o reto até todo o cólon.[9] As chamadas manifestações extraintestinais podem aparecer em 25% a 40% dos pacientes com doenças inflamatórias intestinais e envolvem principalmente as articulações e, em seguida, a pele, os olhos e o trato hepatobiliar.[10]

Artrite enteropática

Manifestações articulares, periarticulares e musculoesqueléticas são observadas em até 50% dos pacientes com doenças inflamatórias intestinais.[9] Manifestações extraintestinais reumatológicas estão associadas a alelos HLA-A2, DR1 e DQw5 na doença de Crohn, e com alelos DRB1*0103, B27 e B58 na retocolite ulcerativa.[2,9]

A artrite é a manifestação extraintestinal mais comum nas doenças inflamatórias intestinais, seja ela axial, periférica ou uma combinação das duas.[9,10] A prevalência de artrite diminui conforme a idade do paciente com doença inflamatória intestinal.[10] Ela ocorre em ambos os sexos, é mais comum na colite de Crohn e pode aparecer antes, junto ou depois dos sintomas intestinais.[9,10]

A artrite periférica pode ser classificada em dois tipos: tipo 1 oligoarticular e tipo 2 poliarticular (Tabela 15.1). O tipo 1 tem início agudo, acometimento assimétrico de menos de cinco articulações (grandes articulações como o joelho), geralmente é autolimitada e está associada à atividade da doença inflamatória intestinal.[9] Já o tipo 2 é uma artropatia simétrica, que envolve mais de cinco articulações (pequenas articulações como as metacarpo-falangeanas) e não costuma estar relacionada com atividade inflamatória, podendo evoluir para erosão e destruição articular.[9] Existe uma associação do tipo 1 de artropatia com eritema nodoso e uveíte, e do tipo 2 com uveíte.

A artrite axial pode aparecer como manifestação, porém seu curso é independente da atividade das doenças inflamatórias intestinais.[9] Ela é mais comum na doença de Crohn do que na retocolite ulcerativa, ocorrendo em até 25% dos doentes. A maioria desses casos são de espondilite axial com

Tabela 15.1. Classificação das artrites periféricas associadas a DII

	Tipo 1 Oligoarticular	Tipo 2 Poliarticular
Prevalência	4% a 5 % em DII	3% em DII
Articulações envolvidas	< 5	> 5
Distribuição	Grandes articulações – assimétrico	Pequenas articulações – simétrico
Áreas envolvidas	Joelhos, punhos, tornozelos, ombros, quadril	Metacarpo e metatarsofalangeanas
Erosão/destruição	Ausente	Presente
Curso clínico	Agudo e autolimitado	Crônico e pode se estender por anos
Atividade de DII	Sim	Não
Outra MEI	Eritema nodoso, uveíte	Uveíte
Associação com HLA	B27, B35, DR*0103	B44

Fonte: Adaptada de Wang CR et al.[9]

HLA-B27 positivo.[10] Outras manifetações reumatológicas observadas em pacientes com doenças inflamatórias intestinais incluem dactilite, entesite, tenossinovite, tendinite, fasceíte plantar e dor na caixa torácica.[9]

Abordagem diagnóstica inicial

Pacientes com DII frequentemente apresentam sintomas articulares, que podem variar de artrite periférica a manifestações axiais, como a espondilite anquilosante. A inflamação articular pode ocorrer concomitantemente com a inflamação intestinal, preceder o surgimento da doença ou manifestar-se de forma independente. Portanto, o rastreamento precoce e preciso da inflamação articular em pacientes com DII é essencial para proporcionar um manejo adequado e melhorar os resultados clínicos.[1]

Com a interseção crescente entre as dores articulares e as DII, é imperativo para os gastroenterologistas adotarem uma abordagem integral na avaliação inicial de pacientes que apresentam ambos os sintomas. Uma investigação minuciosa das queixas articulares durante a anamnese em pacientes com DII pode fornecer pistas diagnósticas cruciais.[11]

A avaliação inicial deve incluir uma história clínica detalhada, enfatizando os sintomas gastrointestinais e articulares, juntamente com um exame físico focado nas articulações afetadas. Além disso, exames laboratoriais, como dosagem de marcadores inflamatórios, e testes direcionados para a avaliação das DIIs, como colonoscopia e outros exames de imagem, são fundamentais para um diagnóstico preciso e tratamento adequado.[11,12]

A abordagem colaborativa entre gastroenterologistas e reumatologistas pode facilitar uma gestão holística e personalizada desses pacientes, melhorando sua qualidade de vida e prognóstico a longo prazo.[12]

Como rastrear inflamação intestinal em pacientes com EpA?

Em média, um terço dos pacientes com DII apresentam EpA, portanto, essa associação já é conhecida pelos especialistas. Muitos pacientes podem apresentar a manifestação articular antes da DII.[12] Ambos os acometimentos, articular e intestinal, têm mecanismos inflamatórios compartilhados e podem apresentar correlação na piora clínica sintomática e simultânea entre as doenças.[10] A pesquisa ativa de sintomas deve ser realizada em toda anamnese, tanto no período de atividade quanto na remissão da doença.

Stebbings S et al.[13] confirmaram a validade do questionário DISQ (Digestive Symptoms Questionnaire) para quantificar sintomas intestinais em espondilite anquilosante, demonstrando boa consistência interna e confiabilidade (Tabela 15.2). Este questionário é composto por 15 questões, como dor abdominal, diarreia, constipação e sangramento retal, e é facilmente respondido pelos pacientes, tornando-o viável para uso em ambiente clínico para triar pacientes que necessitam de investigação propedêutica do trato gastrointestinal.

A incorporação da calprotectina fecal como uma ferramenta de rastreamento para uma possível DII em pacientes com EA tem sido amplamente apoiada pela literatura científica. Estudos têm demonstrado consistentemente que níveis elevados de calprotectina fecal estão associados à presença de inflamação intestinal em pacientes com EA, mesmo na ausência de sintomas gastrointestinais óbvios, exibindo correlação com parâmetros que refletem maior atividade inflamatória intestinal, o que indica necessariamente progressão da investigação diagnóstica.[6,7]

Em uma meta-análise recente, Zhu et al. (2020) descreveram uma associação significativa entre níveis elevados de calprotectina fecal e a presença de DII em pacientes com EA, destacando a utilidade desse biomarcador na identificação precoce de complicações gastrointestinais nessa população.[14] Além disso, um estudo prospectivo de Van Praet et al. (2013) demonstrou que a calprotectina fecal foi capaz de detectar inflamação intestinal em pacientes com EA, mesmo em estágios iniciais da

Tabela 15.2. Questionário DISQ (Digestive Symptoms Questionnaire)

Sintoma	Frequência	Gravidade	Duração	Impacto na qualidade de vida
Dor abdominal				
Diarreia				
Constipação				
Sangramento retal				
Náuseas				
Vômitos				
Flatulência				
Incontinência fecal				
Refluxo gastroesofágico				
Disfagia				

Fonte: Adaptada de Stebbings S et al.[13]

doença e na ausência de sintomas gastrointestinais evidentes. Tais achados ressaltam a importância da calprotectina fecal como uma ferramenta valiosa no rastreamento e monitoramento da atividade inflamatória intestinal em pacientes com EA, possibilitando uma intervenção precoce e um manejo mais eficaz das manifestações gastrointestinais dessa condição reumática.[15]

Como rastrear inflamação articular em pacientes com DII?

O rastreamento da inflamação articular em pacientes com DII envolve uma abordagem multidisciplinar que combina uma anamnese detalhada, exames clínicos, testes laboratoriais, exames de imagem e avaliação multidisciplinar.[7,8]

Anamnese/Questionários

O questionário "DETAIL" (Detection of Arthritis in Inflammatory Bowel Disease) é uma ferramenta desenvolvida para auxiliar no rastreamento de artrite em pacientes com DII. Criado com o objetivo de identificar precocemente as manifestações articulares, o questionário "DETAIL" visa fornecer uma abordagem padronizada e sistemática para a avaliação clínica. Consiste em uma série de perguntas que abordam diferentes aspectos das manifestações articulares, incluindo a presença de dor, inchaço, rigidez e limitação de movimento em articulações específicas. Além disso, investiga a duração e a gravidade dos sintomas articulares, assim como quaisquer fatores desencadeantes ou agravantes. Pode também ser útil na monitorização da progressão dos sintomas articulares ao longo do tempo e na avaliação da resposta ao tratamento.[15]

Outro questionário em validação é o IBIS-Q (Inflammatory Bowel Disease Arthritis Screening Questionnaire), desenvolvido para rastrear precocemente sinais de artrite em pacientes com DII. Projetado para ser uma ferramenta simples e eficaz, o IBIS-Q pode ser administrado durante consultas clínicas de rotina para identificar sintomas articulares. Consiste em uma série de perguntas que abordam diferentes aspectos das manifestações articulares, incluindo a duração e gravidade dos sintomas, bem como fatores desencadeantes ou agravantes. Este questionário pode facilitar a identificação precoce de artrite, permitindo uma intervenção rápida e um manejo adequado das manifestações articulares.[17]

O uso adequado desses questionários pode ajudar a reduzir a morbidade associada à artrite em pacientes com DII, representando uma ferramenta valiosa no arsenal diagnóstico dos profissionais de saúde que lidam com essa população. Eles fornecem uma abordagem estruturada e sistemática para o rastreamento de artrite, determinando quais pacientes necessitam de maior investigação propedêutica.[17]

Testes laboratoriais

A dosagem de marcadores inflamatórios, como a proteína C reativa e a velocidade de sedimentação de eritrócitos, pode fornecer informações adicionais sobre a presença e a gravidade da inflamação.[3]

Exames de imagem

Radiografia simples, ressonância magnética e ultrassonografia são utilizadas para avaliar a inflamação articular em pacientes com DII. A ressonância magnética, em particular, é altamente sensível na detecção de alterações inflamatórias nas articulações e na coluna vertebral.[3]

Avaliação multidisciplinar

A colaboração entre gastroenterologistas e reumatologistas é essencial para uma avaliação completa e um tratamento eficaz da inflamação articular em pacientes com DII. Uma abordagem multidisciplinar permite uma avaliação abrangente dos sintomas articulares e intestinais, resultando em um manejo personalizado e direcionado para cada paciente.[3]

Posicionamento de terapias

A similaridade nos mecanismos patogênicos entre as DIIs e a SpA faz com que ambas as condições apresentem opções terapêuticas semelhantes. No entanto, as particularidades no tratamento de cada condição devem ser levadas consideradas ao escolher a modalidade terapêutica.[1]

Os anti-inflamatórios não esteroidais (AINEs), amplamente utilizados na SpA, devem ser prescritos com cautela em pacientes com DII, pois tem o potencial de mimetizar, desencadear e exacerbar crises nas DIIs quando usados de forma prolongada e indiscriminada. Portanto, é essencial avaliar cuidadosamente os riscos e benefícios antes de prescrever AINEs, priorizando o uso de inibidores seletivos da COX-2, preferencialmente por um curto período (até 2 semanas) e em pacientes em remissão da doença.[12]

As drogas modificadoras da doença (DMARDs) mais comuns na SpA são o metotrexato e a sulfassalazina; entretanto, elas são eficazes apenas nas manifestações periféricas. Embora o metotrexato não seja eficaz para a retocolite ulcerativa, é uma opção no tratamento da doença de Crohn (DC), com eficácia comprovada tanto na indução quanto na manutenção da remissão.[1] As doses recomendadas são 25 mg/semana por 8-12 semanas (indução), seguidas de 15 mg/semana (manutenção), administradas por via parenteral (intramuscular ou subcutânea). Para pacientes com ambas condições, deve-se preferir a dose terapêutica utilizada na DC.[12]

Apesar de não ser indicada para a doença de Crohn, a sulfassalazina é relevante para o tratamento da RCU leve a moderada, com uma dose inicial recomendada de 3-4 g/dia via oral por 8-12 semanas, seguida por uma dose de manutenção de 2-3 g/dia via oral. A sulfassalazina é benéfica para o tratamento da RCU e controle dos sintomas articulares.[12]

Em pacientes com refratariedade à terapia convencional ou com critérios de pior prognóstico e maior gravidade, o uso de terapias avançadas está indicado.[18] Entre as terapias biológicas, os inibidores do fator de necrose tumoral alfa (anti-TNFs) são geralmente a escolha para pacientes com DII eSpA. Os agentes anti-TNFs eficazes para ambas as condições (SpA e DII) incluem infliximabe (aprovado para DC e RCU), adalimumabe (aprovado para DC e RCU) e golimumabe (aprovado somente para RCU). As doses utilizadas devem ser as recomendadas para o tratamento de DII, geralmente incluindo as fases de indução e manutenção, com doses superiores às usadas na SpA.[1]

Agentes com mecanismos de ação diferentes, como o secuquinumabe, um anticorpo anti-IL-17, têm mostrado eficácia no tratamento da SpA, e efeito deletério na deflagração colite *like*, com piora dos sintomas intestinais, por provável interação com a microbiota intestinal, e supercrescimento fúngico por cândida, devendo ser evitados em pacientes com DII confirmada. O secuquinumabe não é aprovado para tratamento da DII.[19]

Por outro lado, o ustequinumabe, um anticorpo anti-IL-12 e IL-23, aprovado para tratamento das DIIs, não demonstrou eficácia significativa para o controle da SpA.[18]

Os inibidores das janus kinases (anti-JAKs) emergiram como uma classe promissora no tratamento das SpA associadas à DII, oferecendo uma alternativa eficaz para pacientes que não respondem bem ao tratamento convencional. Os anti-JAKs, como tofacitinibe e upadacitinibe, atuam inibindo a transcrição de mediadores pró-inflamatórios a nível intracelular. O tofacitinibe é um inibidor pan-JAK, enquanto o upadacitinibe é seletivo para JAK1. Ambos são aprovados para o tratamento de doenças imunomediadas reumatológicas, como a artrite reumatoide e a retocolite ulcerativa (o upadacitinibe deve ser brevemente aprovado também para a doença de Crohn). Esses agentes demonstraram benefícios na redução da atividade da doença, alívio dos sintomas articulares e melhora da função física, mostrando-se seguros e bem tolerados em ensaios clínicos de longo prazo.[18]

Diante do arsenal terapêutico em expansão, é essencial que o plano de tratamento seja individualizado, considerando o perfil de eficácia e segurança, a gravidade das manifestações clínicas e seu impacto na qualidade de vida, a presença de comorbidades e polifarmácia, a via e frequência de administração, e a preferência do paciente.

Conclusão

O estudo e a compreensão da correlação entre as manifestações articulares e as DIIs são essenciais para uma abordagem holística e abrangente no manejo dessas condições. A interação entre a inflamação intestinal e as articulações é complexa e multifacetada, refletindo a natureza sistêmica e imunomediada das DIIs.

Ao reconhecer e investigar sintomas articulares em pacientes com DII, os profissionais de saúde podem identificar precocemente a presença de artrite e outras manifestações musculoesqueléticas, permitindo uma intervenção rápida e um tratamento adequado. Além disso, a compreensão dessa correlação pode prever o curso da doença, identificar fatores de risco para complicações articulares e orientar as estratégias de tratamento.

Uma abordagem multidisciplinar e a colaboração entre gastroenterologistas, reumatologistas e outros especialistas são fundamentais. Em última análise, ao entender a correlação entre as manifestações articulares e as DIIs, podemos avançar no diagnóstico precoce, oferecer tratamentos personalizados e melhorar os resultados clínicos para essa população de pacientes.

Referências bibliográficas

1. Fragoulis GE, Liava C, Daoussis D, Akriviadis E, et al. Inflammatory bowel diseases and spondyloarthropathies: From pathogenesis to treatment. World J Gastroenterol. 2019 May 14;25(18):2162-76.
2. Cozzi G, Scangnellato L, Lorenzin M, Savarino E, et al. Spondyloarthritis with inflammatory bowel disease: the latest on biologic and targeted therapies. Nat Rev Rheumatol. 2023;19:503-18.

3. Zioga N, Kogias D, Lampropoulou V, Kafalis N, Papagoras C. Inflammatory bowel disease-related spondyloarthritis: the last unexplored territory of rheumatology. Mediterr J Rheumatol. 2022 Apr;33(Suppl 1):126-36.
4. Felice C, Dal Buono A, Gabbiadini R, Rattazzi M, Armuzzi A. Cytokines in Spondyloarthritis and Inflammatory Bowel Diseases: From Pathogenesis to Therapeutic Implications. Int J Mol Sci. 2023;24 :3957.
5. Stolwijk C, Essers I, van Tubergen A, Boonen A, Bazelier MT, De Bruin ML, et al. The epidemiology of extra-articular manifestations in ankylosing spondylitis: a population-based matched cohort study. Ann Rheum Dis. 2015;74:1373-8. [PMID: 24658834 DOI: 10.1136/annrheumdis-2014-205253].
6. Orlando A, Renna S, Perricone G, Cottone M. Gastrointestinal lesions associated with spondyloarthropathies. World J Gastroenterol. 2009;15:2443-8. [PMID: 19468992 DOI: 10.3748/wjg.15.2443]
7. Karreman MC, Luime JJ, Hazes JMW, Weel AEAM. The Prevalence and Incidence of Axial and Peripheral Spondyloarthritis in Inflammatory Bowel Disease: A Systematic Review and Meta-analysis. J Crohns Colitis. 2017 May 1;11(5):631-42.
8. Ossum AM, Palm Ø, Cvancarova M, Solberg IC, Vatn M, Moum B, et al. Peripheral arthritis in patients with long-term inflammatory bowel disease. Results from 20 years of follow-up in the IBSEN study. Scand J Gastroenterol. 2018 Nov 2;53(10-11):1250-6.
9. Wang CR, Tsai HW. Soronegative spondyloarthropathy – associated inflammatory bowel disease. World J Gastroenterol. 2023 Jan 21;29(3):450-68.
10. Guillo L, Savoye G, Amiot A, et al. Prevalence of and Factors Associated With Extraintestinal Manifestations and Their Remission in Inflammatory Bowel Disease: The EXTRA-Intestinal Manifestation Prospective Study From the Groupe d'Etude Thérapeutique des Affections Inflammatoires du Tube Digestif. Clin Transl Gastroenterol. 2023 Dec 1;14(12):e00607.
11. Rudwaleit M, van der Heijde D, Landewé R, Listing J, Akkoc N, Brandt J, et al. The development of Assessment of SpondyloArthritis international Society classification criteria for axial spondyloarthritis (part I): classification of paper patients by expert opinion including uncertainty appraisal. Ann Rheum Dis. 2009;68(6):770-6. https://doi.org/10.1136/ard.2009.108217.
12. Gordon H, Burisch J, Ellul P, Karmiris K, Katsanos K, Allocca M, et al. ECCO Guidelines on Extraintestinal Manifestations in Inflammatory Bowel Disease. J Crohns Colitis. 2024 Jan 27;18(1):1-37.
13. Stebbings S, Jenks K, Treharne GJ, et al. Validation of the Dudley Inflammatory Bowel Symptom Questionnaire for the assessment of bowel symptoms in axial SpA: prevalence of clinically relevant bowel symptoms and association with disease activity. Rheumatology (Oxford). 2012;51(5):858-65. doi:10.1093/rheumatology/ker359.
14. Zhu J, Chen L, Shi X. Association between fecal calprotectina and inflammatory bowel disease in patients with ankylosing spondylitis: A systematic review and meta-analysis. PLoS One. 2020;15(4) :e0231640. https://doi.org/10.1371/journal.pone.0231640.
15. Van Praet L, Jans L, Carron P, Jacques P, Glorieus E, Colman R, et al. Degree of bone marrow oedema in sacroiliac joints of patients with axial spondyloarthritis is linked to gut inflammation and male sex: results from the GIANT cohort. Ann Rheum Dis. 2013;72(4):580-5. https://doi.org/10.1136/annrheumdis-2012-201766.
16. Benfaremo D, Luchetti MM, Di Carlo M, et al. Multicenter Validation of the DETAIL Questionnaire for the Screening of Spondyloarthritis in Patients With Inflammatory Bowel Diseases. J Rheumatol. 2021;48(2):179-87. doi: 10.3899/jrheum.200364.

17. Variola A, Zanolin ME, Cipriano G, et al. The IBIS-Q [IBd Identification of Spondyloarthritis Questionnaire]: A Novel Tool to Detect Both Axial and Peripheral Arthritis in Inflammatory Bowel Disease Patients. J Crohns Colitis. 2020;14(12):1680-6. doi: 10.1093/ecco-jcc/jjaa096.
18. Roda G, Jharap B, Neeraj N, Colombel JF. Loss of response to anti-TNFs: definition, epidemiology, and management. Clin Transl Gastroenterol. 2010;1(7):e6. https://doi.org/10.1038/ctg.2010.5.
19. Blair HA. Secukinumab: A Review in Ankylosing Spondylitis. Drugs. 2019;79(4):433-43.

capítulo 16

Colelitíase sintomática e pancreatite aguda durante a gestação

Raquel Canzi Almada de Souza
Dulce Reis Guarita

16.1 Colelitíase sintomática

Introdução

Durante a gestação, existe uma tendência subclínica clara à formação de cálculos biliares. Diferente da população não gestante, o desafio é o manejo da colelitíase, em razão da preocupação com a iatrogênese materno-fetal e, por outro lado, com o aumento das complicações pela falta de intervenção adequada.

A prevalência da colelitíase na população brasileira é de cerca de 10%, sendo maior entre as mulheres em todas as faixas etárias.[1] A obesidade e a gestação são fatores que aumentam essa prevalência. As taxas de incidência de barro biliar (bile espessa, precursora de cálculos biliares) e cálculos biliares são de até 30% e 12%, respectivamente, durante a gravidez e o pós-parto.

Fisiopatologia da bile litogênica e colelitíase durante a gestação

O aparecimento de barro biliar durante a gravidez é atribuído a dois mecanismos principais: anormalidades metabólicas induzidas pelo estrogênio, que determinam a formação da bile litogênica com ação colestática discreta, reduzindo a produção de ácidos biliares pelo fígado; e relaxamento da musculatura lisa, induzido pela progesterona, causando hipomotilidade da vesícula biliar, esvaziamento incompleto, estase biliar e precipitação de microcristais na vesícula biliar. Os altos níveis de estrogênio atuam na cascata de sinalização via receptor hepático de estrogênio α.[2]

Além das alterações hormonais, também ocorrem alterações imunológicas e metabólicas, associadas a uma dieta hipergordurosa, ganho de peso e resistência à insulina, bem como alteração da microbiota intestinal e da função imunológica.

A prevalência de cálculos biliares em mulheres que tiveram duas ou mais gestações é de 2 a 3 vezes maior em comparação com nulíparas. Interessantemente, na maioria das gestantes, o barro biliar e os microcálculos biliares tendem a se dissolver espontaneamente após o parto.[3]

Manifestações clínicas da colelitíase durante a gestação

O quadro clínico é semelhante ao observado em não gestantes, sendo, em muitas situações, um achado incidental em exames de imagem, em pacientes sem sintomas relacionados. Os sintomas variam de dor abdominal inespecífica, cólica biliar, icterícia e prurido, até quadros de maior gravidade como colecistite aguda, colangite e pancreatite aguda de origem biliar. Complicações relacionadas à colecistopatia calculosa são as causas não obstétricas mais comuns de hospitalização no primeiro ano após o parto, e crises de cólica biliar estão presentes em 30% dessas mulheres.[4]

Como em pacientes não gestantes, a doença biliar é classificada em doença não complicada (somente cólica biliar) e complicada (colecistite aguda, coledocolitíase, colangite, pancreatite biliar). Em pacientes gestantes com cólica biliar, os cuidados de suporte geralmente levam à resolução temporária dos sintomas, mas eles frequentemente recorrem durante a gravidez ou no pós-parto.

Investigação diagnóstica

O estudo por método de imagem fornecerá o diagnóstico na maioria dos casos. Em casos de suspeita clínica, a ultrassonografia transabdominal é o primeiro teste diagnóstico, pois pode identificar cálculos biliares de até 2 mm, com sensibilidade de aproximadamente 95%.

Em situações de dúvida diagnóstica, a ressonância magnética (RM), sem o uso de gadolínio intravenoso, pode ser realizada em qualquer fase da gravidez. A RM é preferida em relação à tomografia computadorizada por não utilizar radiação ionizante. Os agentes gadolínicos intravenosos atravessam a placenta e podem causar teratogênese; portanto, sua utilização deve ser limitada a casos selecionados.

Abordagem terapêutica

Na definição terapêutica, alguns fatos devem ser salientados: o barro biliar e os microcálculos biliares podem desaparecer espontaneamente após o parto em aproximadamente 60% dos casos, principalmente devido a um acentuado decréscimo nos níveis de estrogênio. O tratamento conservador da colelitíase sintomática geralmente se acompanha de sintomas biliares recorrentes e visitas frequentes ao pronto-socorro. Sintomas recorrentes ocorrem em 92% dos casos que já iniciam o quadro no primeiro trimestre, 64% no segundo trimestre e 44% no terceiro trimestre. A doença biliar é uma causa significativa de morbidade para mulheres grávidas. A litíase biliar complicada resulta em trabalho de parto prematuro em até 20% dos casos e perda fetal em 10% a 60% dos casos, dependendo da gravidade. O manejo não operatório da colecistite está associado a duas vezes mais chances de complicações materno-fetais, incluindo parto pré-termo e perda fetal.[5]

A colecistectomia e/ou colangiopancreatografia endoscópica retrógrada (CPRE) são abordagens seguras que vêm sendo adotadas nas gestantes. Em gestantes com barro biliar e/ou cálculos biliares assintomáticas, o manejo expectante e conservador é a regra geral. No entanto, na colelitíase sintomática, há consenso quanto à necessidade de intervenção cirúrgica, principalmente se ocorreram mais de uma crise biliar.[6] A maioria das pacientes com colelitíase sintomática não complicada (ou seja, cólica biliar) melhora momentaneamente com a terapia de suporte, que inclui controle da dor e fluidos intravenosos. seguirem seguida, devem ser avaliadas a indicação e o momento da cirurgia eletiva.[7]

Alguns autores recomendam colecistectomia apenas para aquelas com sintomas progressivos ou recorrentes. Além disso, alguns estudos citam que o efeito da cirurgia laparoscópica no feto em desenvolvimento, no primeiro trimestre da gravidez, é desconhecido, e a cirurgia é mais difícil no terceiro trimestre pelo aumento uterino, sugerindo o segundo trimestre como momento ideal para a colecistectomia ou adiando a cirurgia do terceiro trimestre para depois do nascimento, se não houver complicações.[8,9] Essa conduta deve ser criteriosamente individualizada, uma vez que um atraso na cirurgia pode estar associado a um pior desfecho materno-fetal.

A maioria das publicações confirma a segurança da cirurgia em qualquer momento da gestação. As diretrizes SAGES, publicadas inicialmente em 2007 e atualizadas em 2011 e 2017, recomendam colecistectomia laparoscópica precoce em qualquer dos trimestres da gestação.[10] Várias outras diretrizes recomendam que pacientes grávidas devem ser tratadas da mesma forma que pacientes não grávidas.[11,12] Nas complicações mais graves, como colecistite aguda, sepse, gangrena, icterícia obstrutiva e suspeita de peritonite, além de pancreatite aguda biliar, a indicação cirúrgica é indiscutível durante a internação.[8]

Quanto à coledocolitíase durante a gravidez, o tratamento é seguro pela CPRE isolada ou transoperatória.[13] As indicações para esse procedimento incluem: colangite aguda, icterícia persistente ou pancreatite grave com colestase por coledocolitíase. O feto deve ser protegido da radiação com cobertura da pelve materna com avental de chumbo e o tempo de fluoroscopia deve ser minimizado. Além disso, a monitorização fetal durante quaisquer procedimentos invasivos deve ser considerada.

Conclusão

Durante a gestação, para a colelitíase sintomática não complicada, recomenda-se inicialmente o manejo para controle da dor e, posteriormente, o tratamento cirúrgico em qualquer trimestre. No entanto, se os sintomas aparecerem no terceiro trimestre, o tratamento deverá ser individualizado, e a colecistectomia laparoscópica poderá ser realizada após o término da gestação. Nas complicações, a recomendação é a intervenção cirúrgica o quanto antes.

Referências bibliográficas

1. Graciano AR, Squeff FA. Perfil epidemiológico da colelitíase no Brasil: análise de 10 anos. Rev Educ Saúde 2019;7(2):111-17.
2. Wang HH, Afdhal NH, Wang DQ-H. Estrogen receptor alpha, but not beta, plays a major role in 17beta-estradiol-induced murine cholesterol gallstones. Gastroenterology. 2004;127:239-49.
3. Ko CW, Beresford SA, Schulte SJ, Matsumoto AM, Lee SP. Incidence, natural history, and risk factors for biliary sludge and stones during pregnancy. Hepatology. 2005 Feb;41(2):359-65.
4. Koncoro H, Lesmana CR, Philipi B. Choledocholithiasis during Pregnancy: Multimodal Approach Treatment. J Gastroenterol Hepatol Dig Endosc. 2016;17:58-63.
5. Othman MO, Stone E, Hashimi M, Parasher G. Conservative management of cholelithiasis and its complications in pregnancy is associated with recurrent symptoms and more emergency department visits. Gastrointest Endosc. 2012;76:564.

6. Lee JH, Choi JY, Kim YJ. Safety of laparoscopic surgery during pregnancy: a Korean nationwide population-based study. Surg Endosc. 2022 Oct;36(10):7529-40.
7. Neuhaus H. Choledocholithiasis in pregnancy: when and how to perform? ERCP? Endosc Int Open. 2020;8(10):E1508-1510.
8. Ball E, Waters N, Cooper N, et al. Evidence-Based Guideline on Laparoscopy in Pregnancy: Commissioned by the British Society for Gynaecological Endoscopy (BSGE) Endorsed by the Royal College of Obstetricians & Gynaecologists (RCOG). Facts Views Vis Obgyn. 2019;11:5.
9. Pearl JP, Price RR, Tonkin AE, Richardson WS, Stefanidis D. SAGES guidelines for the use of laparoscopy during pregnancy. Surg Endosc. 2017;31:3767-82.
10. Hong J, Yang J, Zhang X, et al. Considering delay of cholecystectomy in the third trimester of pregnancy. Surg Endosc. 2021;35:4673.
11. Schwulst SJ, Son M. Management of Gallstone Disease During Pregnancy. JAMA Surg. 2020;155:1162-3.
12. ACOG Committee Opinion Nº 775: Nonobstetric Surgery During Pregnancy. Obstet Gynecol. 2019;133:e285.
13. Azab M, Bharadwaj S, Jayaraj M, et al. Safety of endoscopic retrograde cholangiopancreatography (ERCP) in pregnancy: A systematic review and meta-analysis. Saudi J Gastroenterol. 2019;25:341.

16.2 Pancreatite aguda durante a gestação

Introdução

A pancreatite aguda (PA) é uma inflamação autolimitada e restrita à glândula pancreática em cerca de 80% dos casos, sendo classificada como pancreatite aguda leve.

Quando há envolvimento de outros órgãos ou complicações locais (necrose pancreática ou peripancreática), a doença é classificada como pancreatite aguda grave. Se a disfunção de outros órgãos reverter em até 48 horas, é denominada pancreatite moderadamente grave (Tabela 16.2.1).[1]

A prevalência da PA na gestação é incerta, com dados variáveis em relação ao seu impacto tanto materno quanto fetal. Em uma revisão sistemática, a prevalência da doença variou de 0,225 a 2.237 por 1.000 gestações, sendo a litíase biliar o principal fator etiológico (14,29% a 96,3%) no ocidente.[2]

Na gravidez normal, há um aumento da vesícula biliar e o fluxo biliar se torna mais lento, sendo a elevação de estrógeno e progesterona o principal fator relacionado a essas mudanças.[3]

Tabela 16.2.1. Classificação da PA – Consenso de Atlanta Modificado – 2012

Pancreatite aguda leve: não há complicações ou comprometimento de órgãos à distância
Pancreatite aguda moderadamente grave: pode haver complicações e a disfunção de órgãos à distância é revertida em 48 horas
Pancreatite aguda grave: pode haver complicações e há disfunção de órgãos à distância por mais de 48 horas

Fonte: Adaptada de Banks P et al.[1]

Na população oriental, a hipertrigliceridemia foi a primeira causa de PA na gestação,[4] sendo o mecanismo exato pelo qual isso ocorre desconhecido.[3] A elevada concentração de quilomícrons pode lesar a microcirculação, gerando isquemia e necrose. A hidrólise de triglicerídeos pela lipase pancreática produz ácidos graxos livres, causando dano às células acinares e aos capilares pancreáticos, com ativação concomitante do tripsinogênio, o que leva a pancreatite grave e a um processo inflamatório sistêmico. Nestes casos, a gravidade da pancreatite se correlaciona com a gravidade da hipertrigliceridemia.[3]

Pancreatite leve foi relatada em 33% a 100% das pacientes com pancreatite gestacional no Ocidente.[2] A incidência da afecção foi maior no terceiro trimestre de gestação (22% a 95%), a mortalidade materna variou de 0 a 12 por 100 gestações, a perda fetal variou de 0 a 23% e a má evolução fetal ocorreu de 0 a 57%.[2] Pacientes com PA que deram à luz apresentaram maior risco de mortalidade, hemorragia pós-parto e complicações relacionadas à hipertensão arterial, como pré-eclâmpsia, eclâmpsia e HELLP, em comparação com pacientes sem PA.[5]

A síndrome HELLP (hemólise associada a microangiopatia, enzimas hepáticas elevadas, plaquetopenia) normalmente se desenvolve antes da 37ª semana de gravidez, mas pode ocorrer logo após o parto, com frequência havendo um diagnóstico anterior de pré-eclâmpsia grave. No entanto, a correlação com pré eclâmpsia tem sido questionada, face a estudos recentes sugestivos de etiologias diversas para as duas patologias. Os sintomas incluem náuseas, cefaleia, dor abdominal e edema, e o tratamento requer antecipação do parto, ainda que prematuro.[6]

Niu et al., em levantamento retrospectivo, observaram maior incidência de partos prematuros e de morte fetal no grupo de pacientes com PA, além de maior porcentagem de lesão renal aguda, sepse grave e falência respiratória, sem que houvesse mudança na evolução materno-fetal naquelas pacientes que tiveram uma pancreatite biliar tratada.[5]

Quadro clínico

O quadro clínico inicial da afecção pancreática aguda é caracterizado por dor no abdome superior (que pode se irradiar para os hipocôndrios e para o dorso – dor em faixa), associada a náuseas e vômitos.[7-9]

Os quadros leves (cerca de 80%) são autolimitados e geralmente se resolvem em 48-72 horas. Já os quadros mais graves podem cursar com sinais e sintomas da Síndrome da Resposta Inflamatória Sistêmica (taquicardia, hipotensão, taquipneia e hipertermia) e apresentar os sinais de Cullen (equimose periumbilical), sugestivo de sangramento intraperitoneal de Grey-Turner (equimoses nos flancos), sugestivo de sangramento retroperitoneal.[7]

Diagnóstico

O diagnóstico da PA se baseia nos critérios de Atlanta[1] modificados, sendo necessários dois dentre três dos mesmos para que se suspeite da afecção, conforme a Tabela 16.2.2.

Em pacientes grávidas, o possível risco dos exames de imagem para o feto deve ser levado em conta, sendo a ultrassonografia abdominal a primeira opção.[3] A tomografia computadorizada de abdome tem seu uso limitado pelo potencial risco de radiação e contraste sobre o feto. A pancreatocolangioressonância magnética (PCRM) é útil na avaliação de grávidas, pois não utiliza radiação ionizante ou contraste e é sensível para a detecção de coledocolitíase. A ecoendoscopia é realizada sob sedação e é útil em pacientes nas quais o US ou a PCRM não mostraram litíase biliar.[3]

Existem diversos escores clínicos, como os de Ranson, BISAP, Glasgow e APACHE II, e radiológicos, validados para a determinação da gravidade da PA. A diferença entre eles está no número de variáveis analisadas e no fato de que alguns, como os de Ranson e Glasgow, necessitam de 48 horas para serem completados. O escore APACHE II tem maior complexidade e não é específico para quadros de PA, enquanto o BISAP, apesar de poder

Tabela 16.2.2. Diagnóstico de PA. Critérios de Atlanta modificados

Dor em abdome superior
Elevação sérica (três vezes o LSN) das enzimas amilase e/ou lipase
Exame de imagem (TC ou RM) compatível com PA

LSN: limite superior da normalidade; TC: tomografia computadorizada; RM: ressonância magnética; PA: pancreatite aguda.
Fonte: Obtida de Banks P et al.[1]

ser realizado à beira do leito e analisar apenas cinco variáveis (facilitando sua execução), não consegue predizer o risco de evolução para falência orgânica persistente.[7]

Os escores tomográficos parecem ter melhor acurácia para predizer mortalidade, falência orgânica persistente e necessidade de intervenção em tecido necrótico e infectado.[7]

Terapêutica

O tratamento da pancreatite aguda na gestação se assemelha ao instituído para todos os pacientes com PA. No entanto, nas PA por hipertrigliceridemia, os medicamentos para baixar os níveis de lipídios são contraindicados, o que torna a realização de plasmaférese uma alternativa para essas pacientes.

Hidratação

A hidratação com Ringer lactato na fase inicial da pancreatite aguda é possivelmente a conduta de maior impacto prognóstico na evolução da paciente, pois evita a hipovolemia, a desidratação e a hipoperfusão tecidual de órgãos a distância e do próprio pâncreas. Deve ser guiada por metas como a queda de frequência cardíaca, o aumento de pressão arterial, a avaliação da pressão venosa central e a avaliação de débito urinário.[7]

Analgesia

A dor na pancreatite aguda durante a gestação deve ser tratada preferencialmente com analgésicos simples comuns e antiespasmódicos, sendo os opioides evitados.[10]

Suporte nutricional

A alimentação precoce (nas primeiras 24 horas do diagnóstico) diminui infecções de necrose pancreática e disfunção múltipla de órgãos.[7-11] A introdução de dieta via oral deve ser tentada nas primeiras 24 horas e, se a paciente não a tolerar (por persistência da dor, distensão abdominal, íleo metabólico ou vômitos), pode-se aguardar 48 a 72 horas para a passagem de sonda nasoentérica.

A dieta parenteral deve ser exceção, havendo significativae redução da mortalidade, da disfunção de múltiplos órgãos, de intervenções cirúrgicas e de infecções sistêmicas naqueles pacientes que recebem nutrição enteral.[9,11]

Controvérsias

Colangiopancreatografia retrógrada endoscópica

Em gestantes com pancreatite aguda biliar e colestase importante, se a colecistectomia laparoscópica não for possível e a presença de litíase no ducto biliar comum for altamente suspeita nos exames de imagem, a esfincterotomia ou a colocação de *stent* biliar pode prevenir a recorrência do quadro agudo e adiar a colecistectomia para após o parto.[10,12]

Antibióticos profiláticos

A profilaxia antibiótica é contraindicada e deve ser reservada para infecções em outros sítios, concomitantes com o quadro de PA, ou quando há evidência clínica, laboratorial ou radiológica de infecção do tecido necrótico (que ocorre no mínimo 7 a 10 dias após o diagnóstico).[7,8,10]

Referências bibliográficas

1. Banks PA, et al. Classification of acute pancreatitis-2012: revision of the Atlanta classification and definitions by international consensus. Gut. 2013;62(1):102-11.
2. Kumar-MP, Singh AK, Samanta J, et al. Acute pancreatitis in pregnancy and its impact on the maternal and fetal outcomes: A systematic review. Pancreatology. 2022;22(2):210-8.
3. Ölmez S, Saritas B, Yalçin MS, et al. A retrospective study of pregnant patients with acute pancreatitis. Rev Assoc Med Bras. 2024;70(1):e20230810.
4. Haiyan Z, Na P, He J, et al. Acute Pancreatitis in Pregnancy: A Ten-Year Noninterventional, Retrospective Cohort Experience. Gastroenterol Res Pract. 2022 Jun 9;2022:3663079.
5. Niu C, Zhang J, Liu H, Zhu K, Okolo 3rd P. Maternal and fetal outcomes of acute pancreatitis in pregnancy: a population-based study. Eur J Gastroenterol Hepatol. 2023;35(12):1354-61.
6. Khalid F, Mahendraker N, Tonismae T. HELLP Syndrome. 2023 Jul 29. In: StatPearls [Internet]. Treasure Island (FL): StatPearls Publishing; 2024 Jan–. PMID: 32809450.
7. Marzinotto MAN, Guarita DR. Pancreatite Aguda. Casos comentados de gastroenterologia e hepatologia. Organização Vera Lúcia Angelo Andrade. Rio de Janeiro: Rubio; 2021.
8. Crockett SD, Wani S, Gardner TB, Falck-Ytter Y, Barkun AN. American Gastroenterological Association Institute Clinical Guidelines Committee. American Gastroenterological Association Institute Guideline on Initial Management of Acute Pancreatitis. Committee. Gastroenterology. 2018;154(4):1096-1101.
9. Goodchild G, Chouhan M, Johnson GJ. Practical guide to the management of acute pancreatitis. Frontline Gastroenterol. 2019 Jul;10(3):292-9.
10. Madro A. Pancreatitis in pregnancy. Eur J Environ Res Public Health. 2022;19(23):16179.
11. Al-Omran M, Albalawi ZH, Tashkandi MF, Al-Ansary LA. Enteral versus parenteral nutrition for acute pancreatitis. Cochrane Database Syst Rev. 2010 Jan 20;2010(1):CD002837.
12. Mali P. Pancreatitis in pregnancy: etiology, diagnosis, treatment, and outcomes. Hepatobiliary Pancreat Dis Int. 2016;15(4):434-8.

capítulo

17 Peculiaridades das hepatites virais agudas e crônicas

Alessandra Pierre
Maria Lucia Ferraz

Introdução

As hepatites virais são causadas por diferentes agentes etiológicos com estruturas, características epidemiológicas, clínicas e laboratoriais distintas, mas que apresentam em comum a capacidade de infectar e replicar no hepatócito humano. Os agentes infecciosos com tropismo primário para o fígado, os vírus hepatotrópicos, incluem: vírus da hepatite A (HAV), vírus da hepatite B (HBV), vírus da hepatite C (HCV), vírus da hepatite D (HDV) e vírus da hepatite E (HEV) (Tabela 17.1).[1]

Há uma diferença entre homens e mulheres quanto à prevalência, patogênese e desfecho dessas infecções. É importante, portanto, compreender as particularidades quando essas infecções acometem a população feminina.

Hepatite A

O HAV pertence à família Picornaviridae. Sua transmissão ocorre principalmente pela via fecal-oral, por ingestão de água ou alimentos contaminados ou através de contatos pessoais próximos, mas pode ser também por sexo oral-anal.[2] Durante a fase virêmica, pode haver transmissão através do sangue, e, por conseguinte, durante relações sexuais ou transfusões de sangue, embora esses casos sejam raros.[3]

Em países com baixas condições sanitárias, a população é exposta ao HAV já na infância. Nesta fase, a maioria das infecções é assintomática e resulta em uma elevada proporção de adultos que se tornam imunes. Já

Tabela 17.1. Características dos vírus hepatotrópicos

	Hepatite A	Hepatite B	Hepatite C	Hepatite D	Hepatite E
Transmissão	Fecal-oral sexual parenteral	Sangue Sexual Parenteral	Sangue Sexual Parenteral	Sangue Sexual Parenteral	Fecal-oral, Parenteral Zoonótica
Curso na gestação	Benigno e autolimitado	Infecção aguda e crônica. Flares são comuns	Infecção aguda e crônica	Requer coinfecção HBV para propagação	Aguda. Risco de mortalidade materna 20% durante gestação
Problema materno-fetal	Raro Parto prematuro. Rara insuficiência hepática do feto	Parto prematuro. Desfecho ruim em caso complicado	Problemas respiratórios e gastrointestinais	Como HBV	Parto prematuro. Ruptura prematura de membranas. Natimorto e elevada mortalidade materna
Transmissão vertical (TV)	Provável/Rara	30% Relacionada à viremia materna	3%-10% Relacionado à viremia materna	Excepcional	Sim (46%)
Amamentação	Sim/Segura	Sim/Segura	Sim/Segura	Sim	Não segura na fase aguda
Vacina	Sim	Sim	Não	Não	Sim (Trial)
Cronicidade	Não	Sim	Sim	Sim	Não*

*VT: transmissão vertical; HBV: vírus da hepatite B. *Imunossuprimidos podem cronificar. Fonte: Modificada de Chilaka; Konje, 2021.*

nos países desenvolvidos, a exposição acontece com menor frequência no decorrer da vida, gerando maior proporção de indivíduos suscetíveis. A evolução da hepatite A é mais grave na fase adulta, podendo cursar com quadros mais prolongados, com duração da icterícia por mais de 12 semanas, formas colestáticas e, embora raros, também de hepatite fulminante.[3] Não existem relatos de forma crônica, tanto em crianças como em adultos. Em casos extremamente raros, a hepatite A pode ser seguida de hepatite autoimune.[2]

O diagnóstico é baseado na presença do anticorpo anti-HAV IgM. A imunidade é adquirida com a produção de imunoglobulina IgG após a recuperação (anti-HAV IgG).[1] Não há tratamento específico, sendo indicado apenas o uso de sintomáticos. Nos casos com insuficiência aguda grave, o transplante hepático é indicado. A prevenção é feita através da melhoria das condições hidrossanitárias e vacinação.

Hepatite A na mulher

Não há diferenças na incidência da hepatite A entre homens e mulheres, embora o aumento de casos em adultos nos anos recentes tenha afetado mais homens que fazem sexo com homens, gerando maior incidência neste grupo específico. Também não há diferenças na ocorrência de insuficiência hepática e mortalidade entre homens e mulheres.[4]

A hepatite A não é frequente durante a gestação e a gravidez não determina impacto negativo no curso da hepatite. Entretanto, a infecção durante o segundo e terceiro trimestres pode estar associada a complicações gestacionais. Febre e hipoalbuminemia são sugeridas como marcadores de um curso mais agressivo da doença, levando a complicações como parto prematuro.[5] A transmissão vertical é incomum, embora existam alguns relatos de casos. A amamentação é relativamente segura e deve ser encorajada. Embora já tenha sido encontrado HAV-RNA e anticorpos anti-HAV IgM e IgG no leite materno, nenhum recém-nascido contraiu a infecção.[6]

O rastreio sorológico e a imunização com vacinação (duas doses com intervalo de seis meses) durante a gestação devem ser considerados em áreas com populações mais suscetíveis.

Hepatite B

A hepatite B é causada pelo vírus HBV, um vírus envelopado que pertence à família Hepadnaviridae e possui um DNA circular não covalente (ccc DNA). O genoma do HBV tem regiões que codificam a síntese de várias proteínas: pré S1, pré S2 e S, que codificam a síntese do antígeno de superfície (HBsAg); região P, responsável pela síntese da enzima DNA polimerase; região X (HBx), que codifica a proteína X; e regiões pré C e C, responsáveis pela síntese dos antígenos e (HBeAg) e core (HBcAg) do HBV, respectivamente. É considerado um vírus oncogênico, principalmente por mecanismos relacionados a HBx, e é um potencial causador de carcinoma hepatocelular (CHC) mesmo na ausência de cirrose. O HBV pode causar hepatite aguda e crônica. A persistência do cccDNA no fígado é uma das razões para a dificuldade em erradicar o HBV e para a reativação da replicação do HBV em pessoas que já resolveram a infecção quando são submetidas à imunossupressão.[7]

No nosso meio, a forma de transmissão mais comum é sexual. No entanto, também é possível a transmissão vertical ou perinatal, por meio de soluções de continuidade (pele e mucosa) e parenteral. O risco de progressão da fase aguda para crônica é inversamente proporcional à idade no momento da infecção. A maioria dos adultos desenvolve infecção aguda autolimitada e apenas 5% dos casos evoluirão para a forma crônica. Em contraste, 90% dos neonatos que adquirem o vírus por transmissão vertical evoluem para a cronicidade.[7]

A doença aguda pode se manifestar com pródromos como fadiga, desconforto em hipocôndrio direito, febre, artrite e exantema. Cerca de 1% dos casos evolui com hepatite fulminante, e a mortalidade é próxima a 80% quando não ocorre o transplante hepático. A fase crônica geralmente é assintomática e, muitas vezes, o portador do HBV só é identificado quando apresenta alguma manifestação da cirrose já instalada.

O diagnóstico na fase aguda é baseado na detecção de HBsAg e anti-HBc IgM no soro. Durante a fase inicial, os pacientes apresentam HBsAg, anti-HBc IgM, HBeAg e elevada carga viral detectada pela pesquisa quantitativa do ácido desoxirribonucleico do vírus B (HBV DNA). Após a recuperação, os pacientes apresentam anti-HBs e anti-HBc IgG positivos, HBV DNA sérico indetectável, embora o DNA viral possae persistir no fígado.[7]

A infecção crônica é definida pela persistência do HBsAg por mais de seis meses e anti-HBc-IgG. A detecção concomitante do anti-HBs pode ocorrer em menos de 10% dos pacientes HBsAg positivos, que devem ser conduzidos da mesma forma que os demais pacientes HBsAg positivos.[8] A quantificação da carga viral (HBV DNA quantitativo) é fundamental para avaliar a replicação e a reposta ao tratamento.

A maioria dos adultos imunocompetentes com infecção aguda pelo HBV se recupera espontaneamente e sem nenhum tratamento específico, sendo recomendados apenas suporte e prevenção de transmissão. No entanto, pacientes que evoluem com hepatite aguda grave, definida por: INR >1,5 ou curso protraído com sintomas e icterícia (bilirrubina total >3 mg/dL ou bilirrubina direta >1,5 mg/dL por mais de quatro semanas) ou encefalopatia ou ascite, devem ser tratados imediatamente com análogos nucleos(t)ídeos para evitar a progressão para insuficiência hepática ou para reduzir o risco de recorrência da infecção pelo HBV após o transplante hepático.[9] A terapia deve ser mantida até a negativação do HBsAg, caso isso ocorra na fase aguda.

Na fase crônica, desfechos negativos estão associados a níveis elevados de HBV DNA (≥ 2.000 UI/mL). Dessa forma, a carga viral é o principal parâmetro para indicação de tratamento. O tratamento é recomendado para[10]:

- Pacientes com HBV-DNA ≥ 2.000 UI/mL (independente do *status* do HBeAg) e níveis de ALT elevados (≥ 52 UI/L para homens e ≥ 37 UI/L para mulheres). Em caso de níveis elevados de HBV-DNA com aminotransferases persistentemente normais, proceder à avaliação do grau de fibrose hepática e tratar se houver achados sugestivos de fibrose avançada ou cirrose.

- Presença de características clínicas, radiológicas ou endoscópicas compatíveis com doença hepática avançada.
- História familiar de CHC.
- Presença de HBeAg reagente em indivíduos com idade acima de 30 anos.
- Coinfecção HBV-HIV, HBV-HCV ou HBV-HDV.
- Manifestações extra-hepáticas, como artrite, vasculite, nefropatia, poliarterite nodosa e neuropatia periférica.
- Prevenção de transmissão por profissionais de saúde que realizam procedimentos com alto risco de exposição.
- Prevenção da transmissão vertical em gestantes com carga viral elevada.
- Indicação de terapia preemptiva ou profilaxia antiviral para pacientes submetidos a transplantes e/ou terapia imunossupressora/quimioterapia.

A prevenção se dá por meio de medidas comportamentais, como o uso de preservativos, uso individual de objetos cortantes, e pela vacinação contra HBV.

Hepatite B na mulher

Historicamente, há uma predominância masculina na prevalência da hepatite B. A incidência de CHC em homens portadores de hepatite B é de 5 a 7 vezes maior do que nas mulheres. Portanto, o sexo masculino é um fator de risco para a hepatocarcinogênese associada ao HBV,[11] embora ainda não se conheçam todas as diferenças genéticas e epigenéticas entre os sexos que impactam a resposta imune ao HBV e o risco de CHC-HBV. O estrógeno apresenta um efeito protetor contra a progressão da hepatite crônica e o desenvolvimento de CHC relacionado ao HBV, através da redução da transcrição do HBV-RNA e dos níveis de citocinas inflamatórias. Enquanto os homens têm um aumento do risco pela ativação excessiva da sinalização do andrógeno e interação com HBx,[12] as mulheres apresentam carga viral mais baixa e menor prevalência de HBsAg. No entanto, estudos falharam em demonstrar benefício na sobrevida com terapia hormonal antiandrogênica.[13] Além disso, após a vacinação, as mulheres apresentam títulos de anticorpos mais elevados do que os homens.[14]

O rastreamento para HBV deve ser solicitado a todas as gestantes na primeira consulta do pré-natal, e a vacinação deve ser iniciada quando houver suscetibilidade.

Apesar da escassez de estudos, o efeito do HBV na gestação é mínimo.[1]

Nos casos de infecção aguda, as grávidas apresentam níveis de ALT mais baixos e bilirrubinas mais elevadas quando comparadas ao grupo-controle de não grávidas, e a soroconversão é menor, provavelmente indicando que a gestação pode ser um fator de risco para a cronificação do HBV.[15] Os critérios que definem a necessidade de iniciar o tratamento são os mesmos usados na população em geral, mas a escolha da terapêutica deve ser o tenofovir (TDF).

Em relação à transmissão perinatal ou vertical, deve-se avaliar a replicação viral por meio do HBeAg e do HBV-DNA. O principal fator de risco para falha na imunoprofilaxia é HBV DNA ≥ 200.000 UI/mL e HBeAg reagente. Em gestantes com HBeAg reagente, a transmissão ao recém-nascido ocorre em 90% dos casos se a profilaxia com vacinação e imunoglobulina humana contra hepatite B (HBIG) não forem instituídas. Todas as gestantes com HBeAg reagente e/ou HBV DNA ≥ 200.000 UI/mL devem receber terapia profilática com TDF 300 mg a partir de 24 semanas. Não há consenso sobre o melhor momento para suspender a terapia antiviral após o parto quando utilizada somente para profilaxia vertical, mas a manutenção do TDF até 1 a 3 meses após o parto parece reduzir discretamente o risco de *flare*. A amamentação não é contraindicada, independentemente do uso de antiviral, desde que não haja lesão da mama nem coinfecção com HIV, devendo-se proceder a imunoprofilaxia dos recém-nascidos.[10] A via de parto deve ser aquela indicada obstetricamente, não havendo vantagem no parto cesárea.

Hepatite C

O HCV é um vírus RNA da família Flaviviridae. Sua transmissão ocorre principalmente por via parenteral, sendo a transmissão sexual e vertical pouco frequente.

As formas agudas de hepatite C costumam ser oligossintomáticas, com sintomas inespecíficos, como astenia ou febre baixa, e cursam com icterícia em apenas 10% dos casos. Em cerca de 20% dos casos, há cura espontânea. A hepatite C crônica é assintomática até o desenvolvimento de fibrose hepática avançada.

O diagnóstico é feito pela positividade do anticorpo contra o HCV (anti-HCV) por ensaio imunoenzimático, associado à presença do HCV-RNA por técnica de reação em cadeia de polimerase (PCR).

O tratamento é recomendado para todos os pacientes, exceto aqueles com baixa expectativa de vida por causas não relacionadas ao fígado, gestantes, crianças com menos de 3 anos e pacientes com hipersensibilidade aos medicamentos.[16] O tratamento deve ser realizado preferencialmente com drogas pangenotípicas, e a resposta à terapia, avaliada 12 semanas após o término do tratamento, indica a cura da infecção.

Ainda não existem vacinas contra o HCV, mas a doença pode ser eliminada, desde que todos os portadores da infecção sejam identificados e tratados.

Hepatite C na mulher

Estudos revelam que as mulheres apresentam níveis de ALT e gamaglutamiltransferase (GGT) mais baixos em comparação aos homens, além de taxas mais elevadas de *clearance* espontâneo do HCV.[17]

Durante a gestação, todas as mulheres devem ser testadas, pois é uma oportunidade importante para identificar pacientes e rastrear recém-nascidos de mães com HCV. A transmissão vertical ocorre em torno de 4%, principalmente em níveis elevados de HCV RNA. Não há transmissão quando o HCV RNA é inferior a 3,5 log.[10] Até o momento, não há nenhuma intervenção específica para reduzir a transmissão vertical. Mães com HCV apresentam maior risco de parto prematuro, colestase intra-hepática da gravidez e hemorragia pós-parto.[18] Além disso, há referências a problemas respiratórios e gastrointestinais em filhos nascidos de mães infectadas pelo HCV.[19]

A infecção pelo HCV não é indicação formal de cesárea, pois essa medida não previne transmissão vertical. Alguns estudos avaliaram a segurança e eficácia dos regimes de tratamento contra HCV em gestantes, mas esses tratamentos ainda não estão disponíveis para uso. As mulheres são orientadas a tratar o HCV antes de engravidar.[20] O aleitamento materno não é contraindicado.

Hepatite D

O HDV pertence à família Deltaviridae e é um vírus defectivo, pois necessita do envelope do HBsAg para sua transmissão. É altamente infeccioso e pode causar doença hepática com rápida progressão para cirrose. A transmissão ocorre por exposição parenteral, sexual, percutânea e sanguínea, sendo rara a transmissão perinatal.

O diagnóstico é baseado na presença de anti-HDV, seguido pela confirmação através do PCR para HDV-RNA. Atualmente, o único tratamento disponível é a alfapeginterferona 2a, associada ou não a um análogo nucleosídeo, com dados apontando que a eliminação do HDV é alcançada em apenas 25% dos pacientes.[1] Drogas com maior eficácia estão sendo estudadas e deverão estar disponíveis em um futuro próximo.

Hepatite D na mulher

A infecção por HDV não parece afetar a gestação e a transmissão perinatal é rara. Nesse período, o uso de interferon não é recomendado devido à associação a restrição de crescimento intrauterino. Não há vacina disponível contra o HDV.[1]

Hepatite E

A hepatite E é causada pelo HEV, um vírus RNA da família Herpeviridae. Os genótipos HEV-1 e HEV-2 infectam exclusivamente seres humanos, são transmitidos através de água contaminada e causam hepatite aguda autolimitada. Em contraste, os genótipos HEV-3 e HEV-4 são zoonóticos e podem causar infecção crônica em populações imunossuprimidas. O diagnóstico é realizado por meio da pesquisa de anti-HEV IgM e IgG.[21] Não há tratamento específico para a infecção aguda pelo HEV, embora alguns estudos mostrem que a ribavirina em monoterapia pode resultar em rápido clareamento e normalização das enzimas hepáticas em casos graves.[21]

Hepatite E na mulher

Durante a gestação, a apresentação pode variar desde quadros oligossintomáticos, com resolução em 1 a 4 semanas, até hepatite fulminante, que tem elevada mortalidade. A maioria dos casos de infecção pelo HEV em gestantes ocorre no terceiro trimestre, com um aumento significativo na morbidade e mortalidade materna e fetal em comparação com a população não grávida.

A causa da gravidade da infecção pelo HEV durante a gestação é desconhecida, mas pode estar relacionada à redução da imunidade celular, à elevada carga viral e à desregulação do receptor de progesterona. As complicações gestacionais incluem parto prematuro, ruptura prematura de membranas e hemorragia pós-parto. A transmissão vertical pode ocorrer em mais de 40% dos casos, e os neonatos contaminados podem cursar com icterícia, hepatoesplenomegalia, síndrome do desconforto respiratório e sepse. O tratamento é de suporte.[21]

A Tabela 17.1 resume as principais características das hepatites virais e o impacto sobre a gestação.

Referências bibliográficas

1. Chilaka VN, Konje JC. Viral Hepatitis in pregnancy. Eur J Obstet and Gynecol Reprod Biol. 2021;256:287-96.
2. Castaneda D, Gonzales AJ, Alomari M, Tandon K, Zervos XB. From hepatitis A to E: A critical review of viral hepatitis. World J Gastroenterol. 2021;27(16):1691-715.
3. Migueres M, Lhomme S, Izopete J.Hepatitis A: Epidemiology High-Risk Groups, Prevention and Research on Antiviral Treatment. Viruses. 2021;13(10)1900.
4. Chang ML, Liaw YF. Gender Impacts on the Disease Severity of Overt Acute Hepatitis A: Different from Overt Acute Hepatitis B. Dig Dis Sci. 2019;64(2):570-5.
5. Elinav E, Ben-Dov IZ, Shapira Y, Daudi N, Adler R, Shouval D, Ackerman Z. Acute Hepatitis A infection in Pregnancy is Associated With High Rates of Gestational Complications and Preterm Labor. Gastroenterol. 2006;130:1129-34.
6. Daudi N, Shouval D, Stein-Zamir C, Ackerman Z. Breastmilk hepatitis A virus RNA in nursing mothers with acute hepatitis A virus infection. Breastfeeed Med. 2012;7:313-5.
7. Jeng WJ, Papatheodoridis GV, Lok ASF. Hepatitis B. Lancet. 2023;401(10381):1039-52.
8. Lee WM, King WC, Schwarz KB, Rule J, Lok ASF. Prevalence and clinical features of patients with concurrent HBsAg and anti-HBs: evaluation of the hepatitis B research network cohort. J Viral Hepat. 2020;27:922-31.
9. Tillmann HL, Patel K. Therapy of Acute and Fulminant Hepatitis B. Intervirology. 2014;57(3-4):181-8.
10. Brasil. Protocolo Clínico e Diretrizes Terapêuticas de Hepatite B e Coinfecções. Brasília: Ministério da Saúde; 2023.
11. Nevola R, Tortorella G, Rosato V, Rinaldi L, Imbriani S, Perillo P, et al. Gender Differences in the Pathogenesis and Risk Factors of Hepatocellular Carcinoma. Biology. (basel) 2023;12(7):984.
12. Liu WC, Liu QY. Molecular mechanism of gender disparity in hepatitis B virus-associated hepatocellular carcinoma. World J Gastroenterol. 2014;20(20):6252-61.
13. Zhang H, Spencer K, Burley SK, Zheng XFS. Toward improving androgen receptor-targeted therapies in male-dominant hepatocellular carcinoma. Drug Discov Today. 2021;26:1539-46.
14. Su FH, Chen JD, Cheng SH, Lin CH, Liu YH, Chu FY. Seroprevalence of Hepatitis-B infection amongst Taiwanese university students 18 years following the commencement of a national Hepatitis-B vaccination program. J Med Virol. 2007;79:138-43.
15. Han YT, Sun C, Liu CX, Xie SS, Xiao D, Liu L, et al. Clinical features and outcome of acute hepatitis B in pregnancy. BMC Infect Dis. 2014;14:368.
16. European Association for the Study of the Liver. EASL recommendations on treatment of hepatitis C: final update of the series. J Hepatol. 2020;73(5):1170-1218.
17. Narciso-Schiavon JL, Schiavon LL, Carvalho-Filho RJ, Freire CF, Cardoso JR, Bordin JO, et al. Anti-hepatitis C virus-positive blood donors are women any different? Transfus Med. 2008;18(3):175-83.

18. Kushner T, Djerboua M, Biondi MJ, Feld JJ, Terrault N, Flemming JA. Influence of hepatitis C viral parameters on pregnancy complications and risk of mother-to-child transmission. J Hepatol. 2022;77(5):1256-64.
19. Yoles I, Sheiner E, Abu-Freha, Wainstock T. Maternal hepatitis B or C status and the long-term risk of gastrointestinal morbidity for offspring: A population-based cohort study. Liver Int. 2019;39(11):2046-51.
20. Dionne-Odom J, Cozzi GD, Franco RA, Njei B, Tita ATN. Treatment and Prevention of Viral Hepatitis in Pregnancy. Am J Obstet Gynecol. 2022;226(3):335-46.
21. Aslan AT, Balban HY. Hepatitis E virus: Epidemiology, diagnosis, clinical manifestations, and treatment. World J Gastroenterol. 2020;26(37):5543-60.

capítulo

18 Hepatopatias autoimunes

Sílvia Romero
Priscilla Luna
Renata Leitão

Introdução

As hepatopatias autoimunes são doenças raras que causam inflamação hepática, podendo evoluir para cirrose e insuficiência hepática terminal, caso o diagnóstico não seja feito precocemente e o tratamento seja retardado.[1]

Hepatite autoimune (HAI), colangite biliar primária (CBP), colangite esclerosante primária (CEP) e a síndrome de sobreposição são consideradas hepatopatias autoimunes. A predominância do sexo feminino é marcante na CBP e na HAI, embora os mecanismos responsáveis ainda não sejam bem conhecidos. O sexo feminino pode influenciar o curso da doença e a ocorrência de complicações, como o hepatocarcinoma. Essa diferença pode estar associada a genes relacionados ao sexo, hormônios sexuais e à microbiota intestinal.[2]

Etiopatogenia

A etiologia exata das hepatopatias autoimunes ainda não é completamente compreendida, mas acredita-se que envolva uma combinação de fatores genéticos, imunológicos e ambientais.

- **Fator genético:** déficit de tolerância no papel das células T reguladoras na prevenção de autoimunidade e na promoção de autotolerância.
- **Fator imunológico:** disfunção do sistema imunológico associada à resposta inadequada aos autoantígenos, levando os linfócitos T e B a atacarem as células ou proteínas normais do organismo.[2]

- **Fator ambiental:** possível infecção microbiana ou modificação química/xenobiótica associada à quebra do efeito de tolerância devido ao mimetismo molecular.[3,4]

Abordaremos neste capítulo as hepatopatias autoimunes que predominam no sexo feminino.

Hepatite autoimune

A hepatite autoimune (HAI) afeta todas as raças e etnias, com manifestações clínicas variáveis.[5] Assim como a maioria das doenças autoimunes, há uma preponderância de incidência em mulheres, com a relação sexo feminino-masculino variando de 4:1 a 6:1.[6] A doença autoimune tem apresentação bimodal, com dois picos de incidência: o primeiro por volta de 10-30 anos e o segundo por volta de 40-60 anos. Picos de incidência em pessoas com mais de 60 anos têm sido relatados com mais frequência em trabalhos recentes. A HAI é subclassificada em dois tipos: HAI tipo 1 (HAI-1) e HAI tipo 2 (HAI-2). Estatisticamente, 96% dos adultos apresentam HAI-1, enquanto 9%-38% das crianças apresentam HAI-2, com diferenças na apresentação clínica, nos marcadores de autoimunidade e na evolução da doença.[5]

Manifestações clínicas

A HAI é uma patologia com fenótipo clínico heterogêneo, variando desde pacientes assintomáticos com aumento de aminotransferases até insuficiência hepática aguda grave (IHAG).[1] A maioria dos pacientes apresenta início insidioso, sem sintomas ou com sintomas inespecíficos, como fadiga, anorexia, artralgia ou perda de peso.[7] Um terço dos pacientes são diagnosticados com doença hepática avançada, e 30% dos casos podem ter a manifestação inicial semelhante à hepatite aguda, com icterícia, colúria e acolia fecal.[8] Doenças autoimunes extra-hepáticas são frequentes nos pacientes com HAI, especialmente doenças inflamatórias intestinais, tireoidites e artrite reumatoide nos portadores de HAI-1, e tireoidites, vitiligo e diabetes tipo 1 naqueles com HAI-2.[5,9,10]

Diagnóstico

O diagnóstico da HAI baseia-se na combinação de achados clínicos, bioquímicos, imunológicos, histológicos e na exclusão de outras causas de doença hepática, notadamente hepatite viral, doença hepática alcoólica e esteatose hepática por disfunção metabólica (MASLD). Importância adicional deve ser dada ao uso de medicações que, além de simular um quadro de HAI, podem ser indutores da própria patologia.[11]

- **Achados bioquímicos:** as aminotransferases têm valores variáveis, desde discretamente elevados até 50 vezes o limite superior da normalidade (LSN),[12] sendo um sinal de atividade inflamatória.[11] Bilirrubinas, gama GT (GGT) e fosfatase alcalina (FA) podem estar aumentadas; porém, aumento da FA acima de duas vezes o LSN pode relacionar-se com síndrome de sobreposição.[13] O aumento de gamaglobulina, especialmente de IgG, é variável e geneticamente determinado, estando presente na maioria dos pacientes.[11]
- **Marcadores imunológicos:** os autoanticorpos são parte importante no diagnóstico da HAI. O FAN associado ao antimúsculo liso (AML) está presente em 2/3 dos pacientes com HAI-1.[14] As titulações do AML são importantes para o diagnóstico: títulos >1:40 em adultos e >1:20 em crianças são sugestivos do diagnóstico.[12] O anticorpo antimicrossomal de fígado e rim tipo 1 (anti-LKM1) é o marcador típico da HAI-2, tem uma sensibilidade baixa em adultos e só deve ser testado nessa população quando FAN e AML são negativos.[5] Outros autoanticorpos, como o anticorpo antimicrossomal de fígado e rim tipo 3 (anti-LKM3) e o anticorpo anticitosol hepático tipo 1 (anti-LC1) e antiantígeno hepático solúvel/antifígado e pâncreas (anti SLA/LP) podem ser detectados mais raramente.[12] O anti-LKM3 pode estar presente em 19% dos pacientes com HAI-2, enquanto o anti-LC1 está presente em 20%-40% destes. O anti-SLA/LP é um anticorpo altamente específico e está associado a doenças mais graves.[14]
- **Achados histológicos:** a biópsia hepática é fundamental para o diagnóstico da HAI e é recomendada para avaliar aspectos típicos ou consistentes com o diagnóstico, detecção de doença biliar associada sugestiva de síndrome de sobreposição e para o diagnóstico diferencial de outras hepatopatias.[5,11,12] Os achados histológicos típicos da HAI são: hepatite de interface, infiltrado linfoplasmocitário rico em plasmócitos, formação de rosetas hepatocelulares e emperipolese.[5,11,12]
- **Sistema de escores diagnósticos:** o sistema de pontuação diagnóstica foi criado pelo grupo internacional de especialistas em hepatites autoimune em 1993, revisado em 1999 e simplificado em 2008 (Tabela 18.1).[5] Os critérios originais revisados têm uma sensibilidade maior (100% × 95%) e os simplificados têm uma especificidade

Tabela 18.1. Sistema de pontuação simplificado do grupo internacional de hepatite autoimune

Parâmetros	Resultado	Pontuação
Autoanticorpo		
FAN ou AML	≥ 1:40	+1
	≥ 1:80	+ 2
LKM-1	≥ 1:40	+2
SLA/LP	Positivo	+2
IgG	> LSN	+1
	> 1,1 × LSN	+2
Histologia hepática	Compatível com HAI*	+1
	Típica de HAI**	+2
Hepatite viral	Ausente	+2

Hepatite com infiltrado linfocitário sem todos os achados considerados típicos. **Hepatite de interface, infiltrado portal linfoplasmocitário com extensão para o lóbulo, emperipolese e rosetas.* ***Diagnóstico provável = 6 Diagnóstico definitivo ≥ 7.*
Fonte: Adaptada de Hennes EM et al., 2008.[16]

maior (90% × 73%).[15] Os critérios simplificados são mais precisos para os casos típicos e não devem ser usados na hepatite aguda grave e na síndrome de sobreposição; já o sistema revisado de pontuação diagnóstica é preferível nos casos complexos ou incomuns.[5,11]

Tratamento e prognóstico

Os objetivos do tratamento da HAI são: melhora dos sintomas, controle da inflamação hepática, remissão bioquímica, remissão completa e evitar a progressão da doença.[5] Há mais de cinco décadas, o tratamento com prednisona ou prednisolona, associada ou não à azatioprina, constitui a terapia imunossupressora padrão para HAI,[17] com 90% dos pacientes apresentando melhora bioquímica e redução da fibrose em 53%-57%. Todos os pacientes com HAI são candidatos ao tratamento, exceto aqueles com doença inativa.

Uma alternativa ao uso de predinisona/predinisolona é a budesonida, associada ou não à azatioprina, apresentando melhores taxas de remissão e menos efeitos colaterais. No entanto, a budesonida não deve ser usada em pacientes cirróticos ou com hepatite aguda grave.[12]

Resposta incompleta ao tratamento de primeira linha ocorre em aproximadamente 15% dos pacientes; 9% são não respondedores absolutos, enquanto 10% são intolerantes (Tabela 18.2).[9] O micofenolato mofetil

Tabela 18.2. *Endpoints* propostos pelo grupo internacional de estuda para HAI

Endpoint	Definição
Resposta bioquímica completa	N Normalização das aminotransferases e IgG< LSN em até 6 meses de tratamento
R Resposta incompleta	F Falta de resposta bioquímica completa após 6 meses de tratamento
S Sem resposta	< < 50% de queda das aminotransferases após 4 semanas de tratamento
R Remissão	A Atividade da hepatite < 4/18 critérios histológicos (após 12 meses do início d do tratamento
In Intolerância ao tratamento	E Evento adverso que leve à descontinuação do tratamento

Fonte: Adaptada de Papi S et al., 2022.

(MMF) é a alternativa mais estudada nessas situações, com taxas de resposta superiores a 80%. O tacrolimus (TAC), com taxas de resposta superiores a 90%, também é uma opção relatada. Em ambos os casos, a resposta é melhor nos intolerantes do que entre os não respondedores.[17]

Colangite biliar primária

A colangite biliar primária (CBP) é uma doença hepática colestática crônica, progressiva e autoimune, caracterizada por inflamação e destruição progressiva dos ductos biliares interlobulares, levando à ductopenia, que pode evoluir para insuficiência hepática.[3] É mais comum em mulheres, em uma proporção de 10:1, e ocorre principalmente na quinta década de vida.[4]

Manifestações clínicas

A CBP tem uma apresentação clínica variável, desde quadros assintomáticos, estáveis ou lentamente progressivos, até doença sintomática e rapidamente progressiva.[4] A doença apresenta quatro fases evolutivas:

- **Fase silenciosa:** apenas com anticorpo antimitocôndria positivo e sem sintomas.
- **Fase assintomática:** com elevação persistente de fosfatase alcalina.
- **Fase sintomática:** mais frequentemente com prurido e fadiga. Pode ocorrer ainda dor abdominal no quadrante superior direito, anorexia, hiperpigmentação, xantelasma, hepatoesplenomegalia, alteração no padrão do sono, osteoporose e síndrome de má absorção. A icterícia é sinal de doença em fase avançada.
- **Fase final:** complicações da hipertensão portal e insuficiência hepática.[18]

É possível também encontrar associação a outras doenças autoimunes, como a síndrome de Sjogren ou SICCA (50%), a esclerodermia e a síndrome CREST (calcinose, Raynaud, esclerodactilia e alterações na motilidade esofágica), e menos frequentemente com tireoidite, artrite reumatoide e doença celíaca.[3,18]

Diagnóstico

O diagnóstico da CBP baseia-se em critérios clínicos, bioquímicos, imunológicos e, eventualmente, histológicos.[3] A presença de dois dos três seguintes critérios, em paciente com colestase intra-hepática, é considerada suficiente para o diagnóstico:

- **Critério bioquímico:** elevação persistente da FA (superior a 6 meses).
- **Critério imunológico:** presença do anticorpo antimitocôndria (AMA) com titulações ≥ 1:40 (presente em cerca de 95% dos pacientes).
- **Critério histopatológico (se AMA negativo):** biópsia hepática demonstrando colangite destrutiva não supurativa, granulomas e/ou células epitelioides e perda dos ductos biliares interlobulares.[3,18]

Tratamento e prognóstico

Ácido ursodesoxicólico (UDCA) é o tratamento padrão para CBP, reduzindo a progressão da doença e melhorando a sobrevida. É um ácido biliar com propriedades coleréticas, imunomoduladoras e anti-inflamatórias. A dose recomendada é de 13-15 mg/kg/dia, em dose única ou dividida em até quatro tomadas.[3,18]

Recomenda-se avaliação da resposta após um ano de tratamento, podendo-se utilizar o critério de Paris II, que considera como falha terapêutica a FA ≥ 1,5 vez o LSN, AST ≥ 1,5 vez o LSN, ou bilirrubina total > 1 mg/dL.[19] Na ausência de resposta, pode-se adicionar uma segunda droga:

- Fibratos (bezafibrato 400 mg/dia) são melhores nas fases iniciais da doença e não devem ser usados na doença descompensada.
- Budesonida, apontada em alguns estudos como opção em pacientes com mais evidência de atividade inflamatória de interface na biópsia.
- Ácido obeticólico (não disponível no Brasil), que pode ser usado em associação ao UDCA ou isoladamente em intolerantes.

O transplante hepático é considerado em casos avançados, com falha terapêutica e/ou presença de prurido intratável.[20]

Síndrome de sobreposição HAI-CBP

A síndrome de sobreposição não tem definição bem estabelecida, adotando-se, pela maioria das sociedades de hepatologia, o conceito de que são pacientes com HAI, onde há alterações colestáticas evidentes que sugerem associação com CBP ou CEP, e vice-versa.[21]

A maioria dos pacientes acometidos são do sexo feminino, com idade entre 30-65 anos.[22,23] A prevalência da síndrome de sobreposição HAI-CBP é em torno de 10%, variando de 2% em pacientes previamente diagnosticados com HAI, até 19% nos que foram inicialmente diagnosticados com CBP.[21,23]

Manifestações clínicas

Variam de acordo com a doença dominante. As principais são fadiga, prurido difuso, anorexia, náusea e dor abdominal. A manifestação extra-hepática mais comum é a dislipidemia. Os pacientes podem ser assintomáticos, e a busca diagnóstica inicia-se após alterações em exames laboratoriais de rotina.[8,22] Na maioria das vezes, o fenótipo dominante é da CBP.[24]

No geral, pacientes com síndrome de sobreposição HAI-CBP apresentam doença mais grave, com manifestações clínicas e laboratoriais mais proeminentes, pior resposta ao tratamento e maior possibilidade de evolução para doença hepática terminal.[21,24]

Diagnóstico

Deve-se considerar a síndrome de sobreposição em pacientes com doença hepática autoimune que desviam do padrão de apresentação clínica, laboratorial e do perfil de autoanticorpos esperados, além daqueles que não respondem ao tratamento preconizado. O uso correto das medicações e o diagnóstico diferencial com outras doenças hepáticas, especialmente doença hepática induzida por drogas, devem ser sempre avaliados.[24]

O Critério de Paris foi criado com o objetivo de uniformizar o diagnóstico da síndrome de sobreposição HAI-CBP, e seu uso é estimulado pelas principais sociedades, como EASL e AASLD, com a ressalva de que a biópsia hepática, evidenciando hepatite de interface com atividade moderada a severa, é mandatória.[8,22,23,25] O critério requer a presença de dois dos três escores de cada doença. A sensibilidade e especificidade são de 92% e 97%, respectivamente (Tabela 18.3).[21,24]

Tabela 18.3. Critério de Paris

HAI (2 ou mais parâmetros)
ALT > 5× LSN
Antimúsculo liso positivo >1/80 ou IgG > 2× LSN
Hepatite de interface (moderada/severa) na biópsia hepática
CBP (2 ou mais parâmetros)
FA > 2× LSN ou GGT > 5× LSN
Antimitocôndria positivo >1/40
Colangite granulomatosa crônica na biópsia hepática

Fonte: Adaptada de Bittencourt et al., 2015.

Tratamento e prognóstico

Estudos evidenciaram que a associação de imunossupressor (prednisolona) com UDCA (13-15 mg/kg/dia) é benéfica, apresentando maior taxa de normalização bioquímica e resposta clínica, menor progressão para doença hepática terminal e menor necessidade de transplante hepático.[21,24]

Em pacientes que apresentam hepatite de interface com atividade leve na biópsia hepática, uma alternativa é iniciar UDCA em monoterapia por três meses. Na ausência de resposta, deve-se iniciar um agente imunossupressor.[23] O agente imunossupressor de primeira linha é a prednisona/prednisolona. A azatioprina pode ser iniciada após resposta inicial ao corticoide. A segunda linha de tratamento inclui MMF ou ciclosporina.[23,26]

A resposta bioquímica ocorre na maioria dos pacientes. Entretanto, estudos evidenciaram maior taxa de não resposta e de progressão para doença hepática avançada, com necessidade de transplante hepático.[23,27,28]

O transplante deve ser indicado em casos de fibrose hepática avançada, prurido intratável ou colangite de repetição.[23,28] Após o transplante, a recorrência da doença hepática autoimune é maior entre pacientes com síndrome de sobreposição do que entre aqueles com doença hepática autoimune isolada. Além disso, a recorrência tende a ser mais agressiva. Entretanto, a sobrevida após o transplante parece ser similar entre os grupos.[23,24,28]

Referências bibliográficas

1. Muratori L, Lohse AW, Lenzi M. Diagnosis and management of autoimmune hepatitis. BMJ. 2023 Feb 6;380:1-18.
2. Schwinge D, Schramm C. Sex-related factors in autoimmune liver diseases. Semin Immunopathol. 2019 Mar;41(2):165-75.

3. Bandeira BB, Mendes LSC. Colangite Biliar Primária. In: Andrade VLA. Casos Comentados de Gastroenterologia e Hepatologia. Rio de Janeiro: Rubio; 2021. Caso 79. p. 527-532.
4. Teixeira R, Silva LD, Filho OAM. Cirrose biliar primária. In: Mattos AA, Dantas-Corrêa EB. Tratado de hepatologia. Rio de Janeiro: Editora Rubio; 2010. Cap. 31. p. 399-409.
5. Mack CL, Adams D, Assis DN, Kerkar N, Manns MP, Marlyn J, et al. Diagnosis and Management of Autoimmune Hepatitis in Adults and Children: 2019 Practice Guidance and Guidelines From the American Association for the Study of Liver Diseases. Hepatology. 2020 Aug;72(2):671-722.
6. Tanaka A. Autoimmune Hepatitis: 2019 Update. Gut and Liver. 2020 Jul 15;14(4):430-8.
7. Pape S, Snijders RJALM, Gevers TJG, Chazouillères O, Dalekos GN, Hirschfield GM, et al. Systematic review of response criteria and endpoints in autoimmune hepatitis by the International Autoimmune Hepatitis Group. J Hepatol. 2022 Apr 1;76(4):841-9.
8. Bittencourt PL, Cançado EL, Couto CA, Levy C, Porta G, Silva AE, et al. Brazilian society of hepatology recommendations for the diagnosis and management of autoimmune diseases of the liver. Arq Gastroenterol. 2015 Dec 1;52(suppl 1):15-46.
9. Birn-Rydder R, Jensen MD, Jepsen P, Grønbaek L. Extrahepatic autoimmune diseases in autoimmune hepatitis: Effect on mortality. Liver Int. 2022 Aug 18;42(11):2466-72.
10. Bittencourt PL, Farias AQ, Porta G, Cançado EL, Miura I, Pugliese R, et al. Frequency of Concurrent Autoimmune Disorders in Patients With Autoimmune Hepatitis. J Clin Gastroenterol. 2008 Mar 1;42(3):300-5.
11. Lemoinne S, Heurgue A, Bouzbib C, Hanslik B, Gournay J, Nguyen-Khac E, et al. Non-invasive diagnosis and follow-up of autoimmune hepatitis. Clin Res Hepatol Gastroenterol. 2022 Jan 1;46(1):101772.
12. European Association for the Study of the Liver. EASL Clinical Practice Guidelines: Autoimmune hepatitis. J Hepatol. 2015 Oct;63(4):971-1004.
13. Czaja AJ, Carpenter HA. Autoimmune Hepatitis Overlap Syndromes and Liver Pathology. Gastroenterol Clin North Am. 2017 Jun;46(2):345-64.
14. Terziroli Beretta-Piccoli B, Mieli-Vergani G, Vergani D. Autoimmune Hepatitis: Serum Autoantibodies in Clinical Practice. Clin Rev Allergy Immunol. 2022 Oct; 63(2):124-37.
15. Czaja AJ. Performance parameters of the diagnostic scoring systems for autoimmune hepatitis. Hepatology. 2008 Jul 9;48(5):1540-8.
16. Hennes EM, Zeniya M, Czaja Albert J, Parés A, Dalekos GN, Krawitt EL, et al. Simplified criteria for the diagnosis of autoimmune hepatitis. Hepatology. 2008 Jul;48(1):169-76.
17. Vierling JM, Kerkar N, Czaja AJ, Mack CL, Adams D, Assis DN, et al. Immunosuppressive Treatment Regimens in Autoimmune Hepatitis: Systematic Reviews and Meta-Analyses Supporting American Association for the Study of Liver Diseases Guidelines. Hepatology. 2020 Aug;72(2):753-69.
18. Couto CA, Faria LC. Colangite Biliar Primária. In: Bittencourt PL, Couto CA. Manual de condutas em doenças colestáticas e autoimunes do fígado. São Paulo: DOC Contente; 2019. Cap.2. p. 20-27.
19. Brasil. Protocolo Clínico e Diretrizes Terapêuticas. Colangite biliar primária. Brasilia, DF: Ministério da Saúde; 2019.
20. Lisboa P, Claudia B, Couto A. Manual de Condutas em Doenças Colestáticas e Autoimunes do Fígado [Internet]. Disponível em: https://sbhepatologia.org.br/wp-content/uploads/2019/10/Manual-de-Doenc%CC%A7as-Colesta%CC%81ticas-SET-06.pdf
21. Feldman M. Sleisenger and Fordtran's Gastrointestinal and Liver Disease. 2 Volume Set: Pathophysiology, Diagnosis, Management. Elsevier – Health Science; 2020.

22. Boberg KM, Chapman RW, Hirschfield GM, Lohse AW, Manns MP, Schrumpf E. Overlap syndromes: The International Autoimmune Hepatitis Group (IAIHG) position statement on a controversial issue. J Hepatol. 2011 Feb;54(2):374-85.
23. Bunchorntavakul C, Reddy KR. Diagnosis and Management of Overlap Syndromes. Clinics in Liver Disease. 2015 Feb;19(1):81-97.
24. Chazouillères–O. Overlap Syndromes. Dig Dis. 2015 Jan 1;33(Suppl. 2):181-7.
25. To U, Silveira M. Overlap Syndrome of Autoimmune Hepatitis and Primary Biliary Cholangitis. Clinics in Liver Disease [Internet]. 2018 Aug 1 [cited 2021 Oct 9];22(3):603-11.
26. Couto CA, Terrabuio DRB, Cançado ELR, Porta G, Levy C, Silva AEB, et al. Update of the Brazilian Society of Hepatology recommendations for diagnosis and management of autoimmune diseases of the liver. Arq Gastroenterol. 2019 Jun;56(2):232-41.
27. Rust C, Beuers U. Overlap syndromes among autoimmune liver diseases. World J Gastroenterol. [Internet]. 2008 [cited 2019 Oct 28];14(21):3368.
28. Carbone M, Neuberger JM. Autoimmune liver disease, autoimmunity and liver transplantation. J Hepatol. 2014 Jan;60(1):210-23.

capítulo

19 Doenças hepáticas na gravidez

Ananda Castro Chaves Ale
Andrea Benevides Leite
Cristina Melo Rocha
Clara Costa Mendes

Introdução

Cerca de 3% a 5% das gestantes apresentam alterações nos exames do painel hepático,[1] podendo acarretar importante morbidade materna e perinatal, algumas com consequências fatais para a mãe e o bebê.

Fisiologicamente, o suprimento de sangue ao fígado durante a gravidez permanece inalterado, apesar do aumento do débito cardíaco. Telangiectasia e eritema palmar, que são marcadores clínicos de doença hepática, são observados comumente durante a gravidez devido ao estado hiperestrogênico.[2] Há diminuição da motilidade da vesícula biliar com aumento da secreção de colesterol no segundo e terceiro trimestres, aumentando assim a litogenicidade da bile.[3]

Os valores séricos de alanina transaminase (ALT), aspartato transaminase (AST), gamaglutamil transpeptidase e bilirrubina permanecem inalterados durante a gravidez; entretanto, suas faixas são alteradas, com redução no limite superior, secundária à hemodiluição que ocorre durante a gravidez. A fosfatase alcalina está elevada (em até 300%), mas é de origem placentária.[4] Há aumento da síntese hepática dos fatores de coagulação VII, VIII e X e do fibrinogênio; entretanto, os tempos de protrombina e tromboplastina parcial ativada permanecem inalterados. Acredita-se que o tempo de protrombina prolongado seja um bom marcador precoce de disfunção hepática sintética. As concentrações séricas de albumina caem devido à hemodiluição. É importante notar que a alfafetoproteína é produzida naturalmente pela vesícula vitelina embrionária e, posteriormente, pelo fígado fetal, não tendo utilidade para rastreamento de carcinoma hepatocelular em gestantes.[5,6]

A abordagem diagnóstica de distúrbios hepáticos na gestação pode ser difícil e, por isso, requer uma história clínica detalhada, exame físico, análises laboratoriais e avaliação por imagens radiológicas. A história clínica deve incluir doenças anteriores à gravidez e complicações hepáticas associadas, uso de drogas intravenosas, transfusões, se a gravidez foi a termo, e uso de contraceptivos orais. Além disso, a paciente deve ser avaliada quanto a sinais e sintomas que possam sugerir disfunção hepática, como náuseas, vômitos, icterícia, prurido generalizado, dor abdominal, poliúria e polidipsia, e pesquisa de outras comorbidades, como diabetes.[7]

Pequenas varizes esofágicas clinicamente insignificantes podem ocorrer em até 50% das mulheres grávidas no final do segundo e terceiro trimestres. Isso ocorre devido à compressão da veia cava inferior (VCI) pelo útero dilatado e à redução do retorno venoso.[6] A biópsia hepática raramente é indicada na gravidez, mas, se realizada, não acarreta riscos adicionais. A histologia hepática é essencialmente normal nas gestantes, embora a microscopia eletrônica mostre algum aumento no retículo endoplasmático.[8]

As doenças hepáticas durante a gravidez são classificadas em duas categorias principais: aquelas relacionadas à gravidez e aquelas não relacionadas ou coincidentes com a gravidez. Neste capítulo, vamos abordar aquelas relacionadas à gravidez (Tabela 19.1).

Tabela 19.1. Tabela comparativa entre as doenças hepáticas da gravidez

Doença	Colestase intra-hepática da gravidez	Fígado gorduroso agudo da gravidez	Pré-eclâmpsia com disfunção hepática	Síndrome HELLP
Trimestre	Segundo – terceiro	Terceiro – pós-parto	> 20 semanas	Terceiro – pós-parto (25%)
Frequência	0,1%–5%	0,01%	5%–10%	0,2%–0,6%
Características clínicas	Prurido, icterícia (25%)	Dor abdominal, vômito, polidipsia/poliúria	Dor abdominal, hipertensão, proteinúria, cefaleia	Dor abdominal, vômito, proteinúria, cefaleia, edema periférico

(Continua)

Tabela 19.1. Tabela comparativa entre as doenças hepáticas da gravidez

Doença	Colestase intra-hepática da gravidez	Fígado gorduroso agudo da gravidez	Pré-eclâmpsia com disfunção hepática	Síndrome HELLP
Plaquetas	–	–	–	–
Hemólise	–	–	–	+/–
Bilirrubina	<5 mg/dL	<10 mg/dL	<5 mg/dL	<5 mg/dL
Ácidos biliares	30-100×	–	–	–
Aminotransferases	1–5×	5–10×	1–100× (20%–30%)	1–100×
LDH	–			≥600 IU/L
FA	–	–	leve	–
Hipoglicemia	–	+/–	–	–
Ácido úrico	–	(80%)	–	–
Creatinina	–	–		–
Proteinúria	–	+/–		+/–
Imagens do fígado (USG, TC)	Normal	Normal ou infiltração gordurosa	Infartos hepáticos, hematomas, ruptura	Infartos hepáticos, hematomas, ruptura
Histopatologia hepática	Bílis hepatocelular e tampões biliares canaliculares, colestase sem inflamação parenquimatosa	Esteatose microvesicular, hepatócitos espumosos, necrose hepática	Deposição de fibrina, hemorragia, necrose hepatocelular	Deposição de fibrina, hemorragia, necrose hepatocelular
Complicações	Morte intrauterina tardia	Mortalidade materna e fetal/ perinatal 50% terão evidência de pré-eclâmpsia	Ruptura e necrose hepática. Mortalidade materna e fetal/ perinatal	Mortalidade materna e fetal/ perinatal
Tratamento	Ácido ursodeoxicólico e parto com 37 semanas	Parto após o diagnóstico deve ser fortemente considerado	Controle da hipertensão e parto urgente para evitar eclâmpsia	Parto com 34 semanas ou antes com corticoides para maturação pulmonar fetal
Recorrência	+++	Raramente. Risco de 25% em defeitos de oxidação de ácidos graxos b	++	++

Doenças hepáticas relacionadas à gravidez

Hiperêmese gravídica

Náuseas e vômitos são comuns na gravidez; porém, a hiperêmese gravídica é caracterizada como uma forma grave e refratária ao tratamento clínico. O tema está abordado no Capítulo 4.

Colestase intra-hepática da gravidez

A colestase intra-hepática da gravidez (CIG) é a doença hepática mais comum durante a gravidez (Tabela 19.1) e é caracterizada por colestase e prurido, que geralmente se iniciam no final do segundo e no início do terceiro trimestre da gestação. Está associada à função anormal das enzimas hepáticas na ausência de outras doenças hepáticas e se resolve completamente após o parto. Um sintoma típico é o prurido intenso, principalmente localizado nas palmas das mãos e nas plantas dos pés, que progride durante a gravidez e piora à noite. Sintomas menos comuns incluem icterícia e esteatorreia.[6,9]

Os fatores de risco para a colestase intra-hepática da gravidez (CIG) incluem idade materna avançada, multiparidade, gravidez gemelar, tratamento para fertilidade, história de colestase secundária e história pessoal ou familiar de CIG. Alguns estudos sugerem maior prevalência em pacientes com hepatite C,[10] colelitíase e doença hepática esteatótica metabólica.[11]

A etiologia da CIG é multifatorial e envolve fatores genéticos, hormonais e ambientais. A suscetibilidade genética ao distúrbio é apoiada por evidências de agrupamento familiar, risco aumentado em alguns grupos étnicos e alta recorrência. A predisposição genética pode alterar a composição da membrana celular dos ductos biliares e dos hepatócitos, além de causar disfunção dos transportadores canaliculares biliares. Variantes nos genes MDR3/ABCB4, ATP8B1/FIC1 e BSEP/ABCB11 foram encontradas em pacientes com CIG.[11] O estrogênio e a progesterona também podem desempenhar um papel na patogênese da CIG. Baixos níveis de selênio na dieta e deficiência de vitamina D podem modular a expressão da doença.[12]

Os achados laboratoriais incluem ácidos biliares > 10 mmol/L (a maioria das complicações ocorre em níveis superiores a 40 mmol/L) e aumento das aminotransferases hepáticas. A elevação de bilirrubinas pode ocorrer em até 10% das grávidas. Diagnósticos diferenciais devem ser realizados com exames de sangue e imagem para coledocolitíase, colangite biliar primária, colangite esclerosante primária ou hepatites virais.[13]

O tratamento de escolha é o ácido ursodesoxicólico, que resulta na melhora dos sintomas maternos e da bioquímica em 75% dos casos. A dose recomendada é de 10 a 15 mg/kg de peso corporal (dose máxima de 2 g/dia) e é geralmente bem tolerada e segura para o feto. O ácido ursodesoxicólico também pode reduzir as chances de parto prematuro. No controle do prurido, ele se mostra mais eficaz do que a colestiramina e a dexametasona. Anti-histamínicos não mostraram efeitos significativos. Em casos refratários, o tratamento pode ser combinado com rifampicina.[14]

A CIG geralmente desaparece seis semanas após o parto. Embora os efeitos maternos sejam leves, há risco de sofrimento fetal (20% a 40%), parto prematuro (20% a 40%), natimorto ou morte intrauterina por asfixia fetal. Portanto, o parto precoce, com 37 semanas de gestação, após confirmação da maturidade pulmonar fetal, deve ser considerado, pois a morte intrauterina é mais comum no último mês da gestação.[11,14]

As mulheres com CIG têm até 70% de chance de desenvolver a doença em uma gestação futura, sendo aconselhável a triagem genética em casos graves e de início precoce. Além disso, a CIG pode estar associada a um perfil metabólico anormal em mulheres afetadas e a uma maior prevalência de doença hepatobiliar ao longo da vida.[14]

Esteatose hepática aguda da gravidez

A esteatose hepática aguda da gravidez (EHAG) é uma doença considerada rara, com uma prevalência que varia de 1 a cada 1.000 a 1 a cada 35.000 gestações, sem forte predileção geográfica ou étnica (Tabela 19.1). Trata-se de uma doença grave, caracterizada pela infiltração gordurosa microvesicular do fígado, insuficiência hepática e encefalopatia. Geralmente ocorre durante o último trimestre da gestação, entre 30 e 38 semanas, podendo também aparecer no pós-parto imediato, e está associada a uma alta taxa de mortalidade materna (3%-12%) e fetal (15%-66%). Entre os fatores de risco estão a nuliparidade e gravidez gemelar.[15]

Estudos indicam que a deficiência das enzimas dos ácidos graxos mitocondriais pode desempenhar um papel importante no desenvolvimento da EHAG. A deficiência mais comumente relatada é a de 2-hidroxiacil-CoA-desidrogenase de cadeia longa.[17]

O diagnóstico precoce é crucial para salvar a vida da mãe e do feto e deve considerar a pré-eclâmpsia e síndrome HELLP como diagnósticos diferenciais. A biópsia hepática é útil para confirmar o diagnóstico, mas tem sido considerada não essencial. No exame físico, podem estar presentes icterícia, hipertensão, edema e encefalopatia hepática. Os achados laboratoriais podem incluir elevação de aminotransferases, bilirrubinas, leucocitose, coagulopatia, hipoalbuminemia, hipoglicemia e lesão renal aguda.[17]

A avaliação clínica com pelo menos seis critérios de Swansea (Tabela 19.2), na ausência de outras causas, é considerada suficiente para o diagnóstico.

A mortalidade materna e fetal é alta, podendo chegar a 10% e 45%, respectivamente. Assim que o diagnóstico da esteatose hepática aguda da gravidez for estabelecido, deve ser tratado como uma emergência médica, procedendo-se a estabilização materna seguida do parto, independentemente da idade gestacional. É fundamental realizar tratamento intensivo para complicações como insuficiência hepática, edema cerebral, coagulopatia, hipoglicemia e disfunção renal aguda. A recuperação ocorre na maioria das mulheres de 1 a 4 semanas após o parto, mas é necessário suporte intensivo no pós-parto imediato. O monitoramento de gestações futuras deve ser realizado, pois há risco de recorrência.[15,16]

Doenças associadas à hipertensão arterial gestacional: pré-eclâmpsia, eclâmpsia e síndrome HELLP

Pré-eclâmpsia e eclâmpsia

A pré-eclâmpsia é caracterizada pela tríade de hipertensão arterial de início recente (pressão arterial sistólica ≥ 140 mmHg e pressão arterial diastólica ≥ 90 mmHg, medida em duas ocasiões com intervalo de 4 a 6 horas), edema e proteinúria (≥ 300 mg em urina de 24 horas). Ocorre em 3% a 5% das grávidas, após a 20ª semana de gestação.[18] A presença de convulsões diferencia a pré-eclâmpsia da eclâmpsia.[18]

Tabela 19.2. Critérios de Swansea

Vômitos	Leucocitose (> 11×103)
Dor abdominal	Ascite ou esteatose
Poliúria ou polidipsia	Elevação de AST ou ALT (>42 U/L)
Encefalopatia	Hiperamonemia (>66 mcg/dL)
Hiperbilirrubinemia (> 0,8 mg/dL)	Disfunção renal (Cr > 1,7 mg/dL)
Hipoglicemia (<72 mg/dL)	Coagulopatia (TP > 14 s)
Hiperuricemia (>5,7 mg/dL)	Biópsia hepática com esteatose microvesicular

TP: tempo de protrombina; Cr: creatinina; AST: aspartato aminotransferase; ALT: alanina aminotransferase.

Fatores de risco incluem nuliparidade, idade materna menor de 18 anos ou maior de 40 anos, resistência à insulina, doença renal crônica, obesidade, infecções, história prévia de pré-eclâmpsia, doença autoimune e fertilização *in vitro*.[18]

A etiopatogenia é complexa e envolve uma série de fatores, principalmente angiogênicos, que geram uma resposta vascular anormal ao crescimento placentário, associada a vasoconstrição, disfunção endotelial, alterações metabólicas e aumento da resposta inflamatória.[18] São liberados óxido nítrico, prostaglandinas e endotelina do tecido placentário, que induzem agregação plaquetária, disfunção endotelial e hipertensão arterial. A fibrina liberada pelo dano endotelial forma redes reticuladas nos pequenos vasos sanguíneos, resultando em anemia hemolítica microangiopática. A patogênese do envolvimento hepático é postulada como secundária à deposição de fibrina nos sinusoides hepáticos, resultando em obstrução sinusoidal e subsequente isquemia hepática. É a combinação de obstrução sinusoidal hepática e isquemia que pode resultar em hematomas subcapsulares, hemorragia parenquimatosa e, até, ruptura hepática.[19]

O envolvimento hepático não é comum, mas quando presente, indica alta morbidade e mortalidade materna e fetal. As alterações hepáticas são variáveis, ocorrendo nos dias que antecedem o parto ou no pós-parto imediato. Em casos leves de pré-eclâmpsia, há uma discreta elevação de transaminases e fosfatase alcalina, bem como sinais menores de coagulação intravascular disseminada com plaquetopenia. A icterícia é rara, com etiologia hemolítica e bilirrubina total não excedendo 6 mg/dL na maior parte das vezes.[18,19]

As complicações para o feto incluem restrição de crescimento intrauterino (10%-25%), descolamento prematuro da placenta, parto prematuro (10%-65%) e morte fetal. A condição hepática materna associada à pré-eclâmpsia/eclâmpsia não necessita de tratamento específico, e a abordagem médica baseia-se no controle da pressão arterial, alívio dos sintomas e tratamento imediato das convulsões. Após 37 semanas, as mulheres com pré-eclâmpsia têm indicação de parto. Se houver piora fetal ou materna em casos graves, o parto deve ser realizado antes.[18]

Síndrome HELLP

A síndrome HELLP é um distúrbio específico da gravidez com prognóstico reservado. Seu nome é um acrônimo que se refere às principais características clínicas e laboratoriais da condição: hemólise (H), elevação de enzimas hepáticas (EL) e baixa contagem de plaquetas (LP). Descrita inicialmente por Weinstein em 1982,[20] a síndrome HELLP ocorre em 1% das gestações e, em 70%–80% dos casos, coexiste com a pré-eclâmpsia. Pode ocorrer em gestações a termo (18%), prematuras (53%) ou no pós-parto (30%).[21]

Acredita-se que a síndrome HELLP seja causada por uma placentação anormal e pela subsequente liberação de fatores que resultam em hipoperfusão placentária, isquemia e microangiopatias sistêmicas.[20]

Os fatores de risco incluem nuliparidade, idade materna avançada, e história pessoal ou familiar de síndrome HELLP ou pré-eclâmpsia. Acredita-se que fatores genéticos e ambientais desencadeiam uma resposta inflamatória angiopática sistêmica.[20]

Os pacientes podem ser assintomáticos ou desenvolver sintomas inespecíficos como náuseas, vômitos, mal-estar e dor abdominal. Os achados laboratoriais característicos incluem hemólise intravascular, esquizócitos no esfregaço periférico, alteração nas enzimas hepáticas (geralmente ALT) e plaquetopenia, conforme a classificação de Tennessee (Tabela 19.3). A síndrome HELLP pode ser parcial se dois critérios estiverem presentes, ou completa se três critérios forem atendidos. Pode haver hiperbilirrubinemia não conjugada devido à hemólise. Outras complicações hepáticas incluem infarto, hemorragia e ruptura hepática. Complicações sistêmicas graves também podem ocorrer, como lesão renal aguda, descolamento de retina e edema agudo de pulmão, decorrentes da má perfusão dos órgãos.[22]

A síndrome HELLP apresenta uma mortalidade materna de 5%, comparada com uma mortalidade fetal de 30%. O tratamento depende da idade gestacional e inclui suporte clínico em unidade de terapia intensiva, uso de medicações anti-hipertensivas, administração de sulfato de

Tabela 19.3. Critérios diagnósticos para síndrome HELLP – Classificação de Tennessee

1. Hemólise, estabelecida por pelo menos dois critérios: ▪ Esfregaço periférico com esquizócitos ▪ Bilirrubina sérica > 1,2 mg/dL ▪ Haptoglobina sérica ≤ 25 g/L ou DHL > 2 vezes o nível superior do normal ▪ Anemia grave não relacionada à perda de sangue (hemoglobina <8-10 g/dL)
2. Transaminases elevadas maior que 2 vezes o nível superior do normal
3. Plaquetopenia < 100.000 mm³

magnésio e parto precoce. Se a idade gestacional for inferior a 34 semanas, deve-se realizar corticoterapia por 24-48 horas para avaliar a maturidade fetal antes do parto. Gestações subsequentes em pacientes com síndrome HELLP apresentam um alto risco de complicações, incluindo a recorrência da síndrome.[23]

Ruptura, infarto e hematoma hepáticos

Ruptura, infarto e hematoma hepáticos podem ocorrer como complicações de pré-eclâmpsia, eclâmpsia, síndrome HELLP e esteatose hepática aguda da gravidez, estando associados a uma mortalidade de até 50%.[24] Os pacientes podem apresentar dor abdominal, febre e, em casos graves, choque hipovolêmico e colapso cardiovascular. As investigações laboratoriais frequentemente revelam transaminases elevadas (acima de 1.000 U/L, leucocitose e anemia. A tomografia computadorizada ou ressonância magnética são os métodos de imagem preferidos para o diagnóstico.[25]

A hemorragia hepática intraparenquimatosa e os hematomas contidos em pacientes hemodinamicamente estáveis são tratados de forma conservadora, com correção agressiva de coagulopatia e da anemia. Se houver qualquer evidência de instabilidade hemodinâmica, a angiografia urgente com embolização da artéria hepática e/ou intervenção cirúrgica, como tamponamento do fígado, ligadura da artéria hepática e ressecção, pode ser necessária.[26]

Conclusão

As doenças hepáticas durante a gravidez são comuns, podendo variar desde perturbações fisiológicas e bioquímicas leves na mãe e no feto, que requerem apenas terapia de suporte, até emergências que exigem parto imediato ou até mesmo transplante de fígado. A abordagem multidisciplinar, incluindo obstetras e hepatologistas, é ideal para minimizar os eventos adversos relacionados à mãe e ao bebê. A educação precoce e o envolvimento da gestante também são fundamentais para reduzir os índices de mortalidade associados a essas doenças.

Referências bibliográficas

1. Hay JE. Liver Disease in Pregnancy. Hepatology. 2008;47(3):1067-76.
2. Henry F, Quatresooz P, Valverde-Lopez JC, Pierard GE. Blood vessel changes during pregnancy: a review. Am J Clin Dermatol. 2006;7:65-9.
3. Shabanzadeh DM. New determinants for gallstone disease. Dan Med J. 2018;65(2):B5438.

4. Giles M, et al. Clinical and virological predictors of hepatic flares in pregnant women with chronic hepatitis B. Gut. 2015 Nov;64(11):1810-5.
5. Joshi D, et al. Liver disease in pregnancy. Lancet. 2010 Feb 13;375(9714):594-605.
6. Westbrook RH, Dusheiko G, Williamson C. Pregnancy and liver disease. J Hepatol. 2016;64:933–45.
7. García-Romero CS, Guzman C, Cervantes A, Cerbón M. Liver disease in pregnancy: Medical aspects and their implications for mother and child. Ann Hepatol. 2019;18:553-62.
8. Rolfes DB, Ishak KG. Liver disease in pregnancy. Histopathology. 1986;10:555-70.
9. EASL Clinical Practice Guidelines: management of cholestatic liver diseases. J Hepatol. 2009;51:237-67.
10. Wijarnpreecha K, Thongprayoon C, Sanguankeo A, Upala S, Ungprasert P, Cheungpasitporn W. Hepatitis C infection and intrahepatic cholestasis of pregnancy: a systematic review and meta-analysis. Clin Res Hepatol Gastroenterol. 2017;41:39-45.
11. Ozkan S, Ceylan Y, Ozcan OV, Yildirim S. Review of a challenging clinical issue: intrahepatic cholestasis of pregnancy. World J Gastroenterol. 2015;21:7134-41.
12. Pataia V, Dixon PH, Williamson C. Pregnancy and bile acid disorders. Am J Physiol Gastrointest Liver Physiol. 2017 Jul 1;313(1):G1-G6. (Pařízek A, Dušková M, Vítek L, et al. O papel dos hormônios esteróides no desenvolvimento da colestase intra-hepática da gravidez. Fisiol Res. 2015;64:S203.
13. Conti-Ramsden F, McEwan M, Hill R, et al. Detection of additional abnormalities or co-morbidities in women with suspected intrahepatic cholestasis of pregnancy. Obstet Med. 2020;13:185-91.
14. Ovadia C, Sajous J, Seed PT, et al. Ursodeoxycholic acid in intrahepatic cholestasis of pregnancy: a systematic review and individual participant data metaanalysis. Lancet Gastroenterol Hepatol. 2021;6:547-58.
15. Fesenmeier MF, Coppage KH, Lambers DS, et al. Acute fatty liver of pregnancy in 3 tertiary care centers. Am J Obstet Gynecol. 2005;192(5):1416-9.
16. Natarajan SK, Thangaraj KR, Eapen CE, et al. Liver injury in acute fatty liver of pregnancy: possible link to placental mitochondrial dysfunction and oxidative stress. Hepatology. 2010;51(1):191-200.
17. Casey LC, Fontana RJ, Aday A, et al. Acute liver failure (ALF) in pregnancy: how much is pregnancy-related? Hepatology. 2020;72:1366-77.
18. Armaly Z, Jadaon JE, Jabbour A, Abassi ZA. Preeclampsia: Novel Mechanisms and Potential Therapeutic Approaches. Front Physiol. 2018 Jul 25;9:973.
19. Agatisa PK, Ness RB, Roberts JM, Costantino JP, Kuller LH, McLaughlin MK. Impairment of endothelial function in women with a history of preeclampsia: an indicator of cardiovascular risk. Am J Physiol Heart Circ Physiol. 2004;286:H1389–H1393.
20. Weinstein L. Syndrome of hemolysis, elevated liver enzymes, and low platelet count: A severe consequence of hypertension in pregnancy. Am J Obstet Gynecol. 1982;142:159-67.
21. Mikolasevic I, Filipec-Kanizaj T, Jakopcic I, Majurec I, Brncic-Fischer A, Sobocan N, et al. Doença hepática durante a gravidez: uma questão clínica desafiadora. Med Sci Monit. 2018;24:4080-90.
22. Haram K, Svendsen E, Abildgaard U. The HELLP syndrome: clinical issues and management. A Review. BMC Pregnancy Childbirth. 2009 Feb 26;9:8.
23. Wallace K, Harris S, Addison A. HELLP syndrome: Pathophysiology and current therapies. Curr Pharm Biotechnol. 2018;19:816-26.

24. Sibai BM, Ramadan MK, Usta I, Salama M, Mercer BM, Friedman SA. Maternal morbidity and mortality in 442 pregnancies with hemolysis, elevated liver enzymes, and low platelets (HELLP syndrome). Am J Obstet Gynecol. 1993;169:1000-6.
25. Barton JR, Sibai BM. Hepatic imaging in HELLP syndrome (hemolysis, elevated liver enzymes, and low platelet count). Am J Obstet Gynecol. 1996;174:1820-5 [Discussion 1825–1827].
26. Greenstein D, Henderson JM, Boyer TD. Liver hemorrhage: recurrent episodes during pregnancy complicated by preeclampsia. Gastroenterology. 1994;106:1668-71.

capítulo 20

Doença esteatótica do fígado associada à disfunção metabólica

Claudia Pinto Marques Souza de Oliveira
Helma Pinchemel Cotrim
Maria Gabriela Fernandes Dezan

Introdução

A doença hepática gordurosa não alcoólica (DHGNA), ou *nonalcoholic fatty liver disease* (NAFLD), agora é denominada *metabolic associated steatotic liver disease* (MASLD) ou doença esteatótica do fígado associada à disfunção metabólica, nomenclatura que será utilizada neste capítulo. A MASLD é considerada a doença hepática mais frequente no mundo, com uma prevalência estimada em 30% da população global. Seus principais fatores de risco são a obesidade, diabetes *mellitus* tipo 2 (DM T2) e a síndrome metabólica. O espectro da doença inclui esteatose, esteato-hepatite com ou sem fibrose, cirrose e carcinoma hepatocelular. No entanto, a MASLD é reconhecida hoje como uma condição clínica multisistêmica, que pode estar associada a doenças cardiovasculares, renais e endócrinas.[1-4]

Epidemiologia

Estima-se que a prevalência global da MASLD seja de 30%, influenciada pelo *background* genético, etnia, localização geográfica e hábitos de vida, como sedentarismo e padrão alimentar.[1] A incidência também está em ascensão, com um estudo de coorte americano mostrando um aumento de cerca de 90%.[5,6]

Um grupo que merece especial atenção é o das pessoas que vivem com obesidade, com uma prevalência geral de MASLD de 72,3% e de esteato-hepatite (MASH) de 43,1%.[8]

Fatores de risco e doenças associadas

Entre os fatores de risco mais frequentes estão a obesidade, diabetes *mellitus* tipo 2 (DM T2), dislipidemia e síndrome metabólica. Indivíduos com MASLD têm o dobro de chance de serem portadores de dislipidemia. Da mesma forma, a HAS também é comumente associada à MASLD, com sua incidência aumentando de 6,5 para 14,5 por 100 pessoas/ano conforme a progressão da doença inicial para a cirrose hepática. As doenças cardiovasculares, que se manifestam como cardiopatia isquêmica, insuficiência cardíaca e fibrilação atrial, são complicações e causas relevantes de morte na MASLD.[1,5,9]

A MASLD pode estar associada à síndrome dos ovários policísticos, hipotireoidismo, hipogonadismo, sarcopenia e osteoporose. A síndrome de apneia obstrutiva do sono (SAHOS) também deve ser investigada nesses pacientes, assim como a doença renal crônica, que pode influenciar a progressão da fibrose hepática e o prognóstico de pacientes com MASLD.[10,11]

A prevalência da MASLD em indivíduos com DM2 varia de 30% a 75%, sendo esse o fator de risco mais importância na progressão da fibrose hepática e no risco de CHC. A obesidade central também desempenha um papel na progressão da doença, uma vez que a distribuição de gordura corporal é um fator relevante na associação entre MASLD e outras comorbidades. A distribuição androide de gordura corporal está relacionada a maior risco de resistência insulínica, doença cardiovascular e fibrose hepática, independentemente do valor do índice de massa corpórea (IMC).[1]

Outra condição associada à MASLD de relevância são as neoplasias, tanto hepáticas quanto extra-hepáticas. Sabe-se que o aumento da adiposidade e o estado pró-inflamatório que ela ocasiona aumentam a liberação de fator de necrose tumoral alfa (TNF-α), interleucina-6 (IL-6) e leptina, reduzindo a secreção de adiponectina. Nesse contexto, as citocinas inflamatórias estimulam a proliferação celular, crescimento tumoral, angiogênese e até metástase, enquanto a resistência insulínica leva à hiperinsulinemia e liberação de maiores taxas do fator de crescimento insulina-*like* 1 (IGF-1), predispondo à carcinogênese.[9]

A correlação da MASLD com o CHC está estimada em 30% a 40% dos casos em todo o mundo, sendo que aproximadamente 35,5% dos casos de câncer ocorrem em pacientes com fibrose avançada ou cirrose hepática. A incidência anual de CHC em pacientes com esteato-hepatite metabólica (*MASH)* da Europa e nos Estados Unidos chega a 2,6%, enquanto no Brasil a incidência em 5 anos alcança cerca de 5%.[12] Um estudo de coorte nos EUA, que avaliou 5.098 pacientes com CHC entre 2011 e 2015, mostrou que *MASLD* foi a principal etiologia encontrada (35,6% dos casos, dos quais 57,9% eram cirróticos).[13] Embora ainda haja muita discussão acerca do melhor momento para iniciar o rastreamento de CHC em pacientes com *MASLD* sem cirrose, os dados atuais da literatura recomendam que este *screening* seja realizado apenas em indivíduos com fibrose avançada ou cirrose, a cada 6 meses.[14]

MASLD e a saúde da mulher

A incidência e prevalência da *MASLD* na população geral são maiores em homens do que em mulheres. No entanto, quando se avaliam grupos por faixa etária, percebe-se que essa diferença tende a diminuir em mulheres na pós-menopausa (≥ 50–60 anos). Isso ocorre porque o estrógeno exerce um papel protetor contra a síndrome metabólica no sexo feminino. Inclusive, a terapia de reposição hormonal tem demonstrado reduzir a prevalência da *MASLD*, bem como as taxas de síndrome metabólica, elevação de enzimas hepáticas e resistência insulínica.[15,16] Além disso, a deficiência de estrógenos em mulheres na menopausa pode aumentar o risco de doença mais grave com fibrose hepática. Em mulheres mais jovens com *MASLD*, as elevadas taxas de testosterona dobram o risco de *MASH*, fibrose hepática e deposição de gordura abdominal.[1,2]

Outra relação já bem estabelecida que tangencia as mulheres com *MASLD* é a síndrome dos ovários policísticos (SOP). Essas duas condições estão intimamente ligadas e se associam de forma independente às formas mais severas da doença hepática, como a esteato-hepatite e fibrose.[1,2] A SOP dispara como principal causa de infertilidade anovulatória e afeta até 10% das mulheres em idade reprodutiva. Daí vem a importância de entender esse eixo fígado-gônadas, que provavelmente perpassa pelo aumento dos níveis de andrógenos associado à resistência insulínica, comum às duas condições.[16,17]

Outro ponto que merece especial atenção é o risco de desfechos gestacionais desfavoráveis. A doença hepática esteatótica e resistência insulínica ocasionam diversas alterações metabólicas que podem influenciar o desenvolvimento fetal, como maior liberação de glicose e ácidos graxos livres, o que pode levar ao crescimento fetal excessivo e às consequências obstétricas inerentes a esse processo. Um estudo recente avaliou essa interação e encontrou que o risco de ocorrência de um feto grande para a idade gestacional aumentou significativamente em pacientes com esteatose hepática graus 2 e 3 no primeiro trimestre, mesmo após ajuste para idade materna, índice de massa corpórea pré-gestação, diabetes gestacional e níveis maternos de triglicerídeos.[18]

Fisiopatologia

A fisiopatologia da *MASLD* é multifatorial. Entre os fatores envolvidos, estão os polimorfismos genéticos, que têm um impacto importante na suscetibilidade à *MASLD* e têm sido relacionados à progressão da doença hepática e à ocorrência de CHC em pacientes com MASH com fibrose e cirrose.[19-22] Fatores metabólicos, resistência à insulina e a microbiota intestinal também desempenham um papel significativo. A resistência insulínica, o estresse oxidativo e a agressão mitocondrial nos hepatócitos são de grande relevância, pois, entre outros fatores, estimulam a progressão da *MASLD* para formas mais graves.[1] Além disso, as alterações da microbiota intestinal contribuem para a progressão da *MASLD*, uma vez que o supercrescimento bacteriano causado pelo desequilíbrio na microbiota pode comprometer a integridade da barreira intestinal. Através da veia porta, bactérias e seus metabólitos (como os PAMPs – padrões moleculares associados a patógenos) podem ser levados ao fígado, processo que tem sido implicado na agressão hepatocelular e progressão da *MASLD*.[23]

Quadro clínico

Os pacientes com *MASLD* são, em geral, assintomáticos, e sua apresentação mais comum ocorre através de um diagnóstico incidental de esteatose em exames de imagem. Contudo, os pacientes podem ser diagnosticados já com cirrose hepática (descompensada ou não) ou com carcinoma hepatocelular (CHC). Diretamente proporcional ao aumento da incidência e prevalência da *MASLD* está o aumento dos casos de cirrose, CHC, descompensação hepática e morte.

A *MASLD* deve ser investigada também nos indivíduos magros, denominados de *"lean NASH"*, especialmente se tiverem mais de 40 anos e forem portadores de DM T2. Estima-se em 20% a prevalência de indivíduos com composição corporal eutrófica e *MASLD*. Uma vez estabelecido o diagnóstico de *MASLD* nesse grupo, eles devem ser avaliados quanto ao diagnóstico de DM T2, HAS e dislipidemia. Além disso, é indispensável a estratificação desses pacientes quanto ao risco de fibrose avançada e cirrose hepática.[24]

Diagnóstico

Para o diagnóstico da *MASLD*, deve-se considerar aspectos clínicos (história clínica, exame físico), exames bioquímicos, marcadores séricos não invasivos (escores); métodos de imagem e biópsia hepática, quando indicada. Embora a esteatose hepática seja um achado radiológico facilmente evidenciado em exames de imagem, o diagnóstico da *MASLD* exige atenção e multidisciplinariedade. No diagnóstico clínico, devem-se considerar os fatores de risco e doenças associadas, a avaliação bioquímica, os exames de imagem e os marcadores não invasivos de fibrose, que devem ser complementados, sempre que possível, pela elastografia.

Entre os marcadores não invasivos de fibrose, os mais utilizados são o FIB-4 (*Fibrosis-4 Index for Liver Fibrosis*), o APRI, que considera idade, gênero, AST e plaquetas, e o *NAFLD Fibrosis Score* (NFS), que inclui a idade, IMC, glicemia de jejum alterada ou DM T2, valores de AST, ALT, plaquetas e albumina. Esses escores podem ser facilmente calculados por aplicativos existentes ou na *internet*, mas devem ser avaliados de forma criteriosa.[25,26] Diante de um resultado excluindo fibrose avançada, esses cálculos devem ser repetidos a cada 1 a 2 anos, especialmente em pessoas com resistência à insulina não controlada, DM T2 ou dois ou mais dos fatores de risco metabólicos acima citados. É importante lembrar que valores normais de aminotransferases não excluem a presença de fibrose avançada ou cirrose.[1]

A elastografia hepática para diagnóstico de fibrose pode ser realizada por diversos métodos, dentre eles a elastografia hepática transitória (EHT), o *point-shear-wave* (pSW), a 2D-*shear-wave* (2D-SW) e a eletrografia por ressonância magnética, considerando, de cada método, sua aplicabilidade e limitações. Em indivíduos com *MASLD*, a EHT é o método mais validado para avaliar a fibrose hepática, embora a elastografia por RM seja o método não invasivo que apresenta maior eficácia. Valores de rigidez hepática < 8 kPa na EHT excluem fibrose avançada. No caso da elastografia pSW e 2D-SW, rigidez < 5 kPa ou < 9 kPa na ausência de outros sinais clínicos exclui doença hepática crônica avançada compensada.[27,28]

A biópsia hepática na *MASLD* deve ser indicada para pacientes que apresentam marcadores não invasivos de fibrose e/ou elastografia sugerindo fibrose avançada, no diagnóstico diferencial com outras doenças do fígado e em ensaios clínicos. A avaliação histopatológica ainda é o único método capaz de graduar a atividade necroinflamatória e fazer um diagnóstico mais acurado dos graus de fibrose.[1,27]

Tratamento

Mudanças do estilo de vida

As mudanças no estilo de vida, com consequente controle do peso corporal, são medidas fundamentais, principalmente em pessoas com obesidade. Mesmo perdas ponderais discretas podem ter um impacto significativo, especialmente em indivíduos sem doença avançada. Perdas de 3% a 5% do peso corporal melhoram a esteatose, enquanto perdas superiores a 10% podem ter efeito sobre a esteato-hepatite e até mesmo a fibrose. Para alcançar essas metas, os pacientes devem ser orientados a seguir uma dieta hipocalórica restrita em carboidratos refinados e gorduras saturadas, e estimulados a praticar exercícios físicos por, pelo menos, 150 minutos por semana, de forma individualizada, preferencialmente com a participação de nutricionistas e profissionais da educação física.[1]

Cirurgia bariátrica

A cirurgia bariátrica é considerada uma forma de tratamento da *MASLD* para pessoas com IMC $\geq$ 35 kg/m^2. Esse procedimento pode reverter a *MASH* e melhorar o grau de fibrose hepática. Entretanto, em pacientes com cirrose e hipertensão portal, a cirurgia deve ser discutida caso a caso, considerando o risco-benefício do procedimento e a experiência e excelência do centro onde a cirurgia bariátrica será realizada.[1]

Terapia medicamentosa

Recentemente, foi aprovado pelo FDA como o primeiro medicamento em bula para *MASLD* com fibrose graus 2 e 3, o Resmetiron. Trata-se de um agonista do receptor de tireoide que demonstrou melhora histológica da *MASH* e redução da fibrose.[29] Em breve, espera-se a aprovação de mais medicamentos eficazes e seguros para o tratamento da *MASLD*. Atualmente, alguns medicamentos podem colaborar no tratamento da *MASLD*. Alguns deles, aprovados para tratamento das comorbidades, como os agonistas do GLP-1 (liragutida e semaglutida), indicados para tratamento DM T2 ou obesidade, também têm benefícios no tratamento da *MASH*. Estudos de fase 3 estão em andamento para *MASLD* com essas drogas. A pioglitazona e a vitamina E podem ser consideradas para pacientes diabéticos e não diabéticos, respectivamente, com melhora da *MASH* e estabilização da fibrose, conforme sugerido por alguns estudos.[1,30]

Conclusão

A *MASLD* é uma condição de crescente prevalência global que requer abordagens diagnóstica e terapêutica multidisciplinares. Muitos são os desafios encontrados em seu manejo, desde a falta de conhecimento pela população em geral até a escassez de programas para diagnóstico precoce e condutas adequadas. Acrescenta-se a isso a dificuldade que os pacientes têm em manter uma terapêutica adequada, como mudanças no estilo de vida baseadas em alimentação, exercícios físicos, e a falta de disponibilidade de muitas medicações adequadas para tratamento da doença. Medidas de saúde pública para o tratamento da obesidade e diabetes *mellitus* são tão necessárias quanto medicações efetivas para o tratamento das fases mais avançadas da *MASLD*.

Embora a *MASLD* tenha maior prevalência em indivíduos do sexo masculino, há muitas nuances próprias à saúde sexual, hormonal e reprodutiva da mulher que demandam cuidado e atenção.

Referências bibliográficas

1. Rinella ME, Neuschwander-Tetri BA, Siddiqui MS, Abdelmalek MF, Caldwell S, Barb D, et al. AALSD Practice Guideline on the clinical assessment and management of nonalcoholic fatty liver disease. Hepatology. 2023;77:1797-835. DOI: 10.1097/HEP.0000000000000323.
2. Eslam M, Newsome PN, Sarin SK, Anstee QM, Targher G, Romero-Gomez M, et al. A new definition for metabolic dysfunction-associated fatty liver disease: An international expert consensus statement. J Hepatol. 2020;70:202-9. DOI: 10.1016/j.jhep.2020.03.039.
3. Rinella ME, Lazarus JV, Ratziu V, Francque SM, Sanyal AJ, Kanwall F, et al. A multisociety Delphi consensus statement on new fatty liver disease nomenclature. J Hepatol. 2023;79:1542-56. DOI: 10.1016/j.jhep.2023.06.003.
4. Cotrim HP. From Nonalcoholic Steatohepatitis to Steatotic Liver Disease: A Long Way. Diagnostics. 2023;30;13(19):3104. DOI: 10.3390/diagnostics13193104.
5. Yip TCF, Vilar-Gomez E, Petta S, Yilmaz Y, Wong GLH, Adams LA, et al. Geographical similarity and differences in the burden and genetic predisposition of NAFLD. Hepatology. 2022;77:1404-27. DOI: 10.1002/hep.32774.
6. Kanwal F, Kamer JR, Duan Z, Yu X, White D, El-Serag HB. Trends in the Burden of Non-alcoholic Fatty Liver Disease in a US Cohort of Veterans. Clin Gastroenterol Hepatol. 2016;14(2):301-8. DOI: 10.1016/j.cgh.2015.08.010.
7. Younossi ZM, Golabi P, Paik JM, Henry A, Van Dongen C, Henry L. The global epidemiology of nonalcoholic fatty liver disease (NAFLD) and nonalcoholic steatohepatitis (NASH): a systematic review. Hepatology. 2022;77:1335-47. DOI: 10.1097/HEP.0000000000000004.
8. Quek J, Chan KE, Wong ZY, Tan C, Tan B, Lim WH, et al. Global prevalence of non-alcoholic fatty liver disease and non-alcoholic steatohepatitis in the overweight and obese population: a systematic review and meta-analysis. Lancet Gastroenterol Hepatol. 2023;8:20-30. DOI: 10.1016/S2468-1253(22)00317-X.

9. Ibrahim MK, Simon TG, Rinella ME. Extrahepatic Outcomes of Nonalcoholic Fatty Liver Disease: Nonhepatocellular Cancers. Clin Liver Dis. 2023;27(2):251-73. DOI: 10.1016/j.cld.2023.01.004.
10. Daltro C, Cotrim HP, Alves E, Freitas LA, Araújo L, Boente L, et al. Nonalcoholic Fatty Liver Disease Associated with Obstructive Sleep Apnea: Just a Coincidence? Obes Surg. 2010;20:1536-43. DOI: 10.1007/s11695-010-0212-1.
11. Carvalho KD, Daltro C, Rocha R, Cotrim HP. Nonalcoholic fatty liver disease: A risk factor for chronic kidney disease. Annals of Hepatology. 2023;28(5):101122. DOI: 10.1016/j.aohep.2023.101122.
12. Cavalcante LN, Dezan MGF, Paz CLSL, Lyra AC. Risk factors for hepatocelular carcinoma in patients with non-alcoholic fatty liver disease. Arq Gastroenterol. 2022;59(4):540-8. DOI: 10.1590/S0004-2803.202204000-93.
13. Karim MA, Singal AG, Kum HE, Lee YT, Park S, Rich NE, et al. Clinical Characteristics and Outcomes of Nonalcoholic Fatty Liver Disease-Associated Hepatocellular Carcinoma in the United States. Clin Gastroenterol Hepatol. 2023;21:670-80. DOI: 10.1016/j.cgh.2022.03.010.
14. Loomba R, Lim JK, Patton H, El-Serag HB. AGA Clinical Practice Update on Screening and Surveillance for Hepatocellular Carcinoma in Patients with Nonalcoholic Fatty Liver Disease: Expert Review. Gastroenterology. 2020;158:1822-30. DOI: 10.1053/j.gastro.2019.12.053.
15. Lonardo A, Nascimbeni F, Ballestri S, Fairweather D, Win S, Than TA, et al. Sex Differences in NAFLD: State of the Art and Identification of Research Gaps. Hepatology. 2019;70(4):1457-69. DOI: 10.1002/hep.30626.
16. Hutchison AL, Tavaglione F, Romeo S, Charlton M. Endocrine aspects of metabolic dysfunction-associated liver disease (MASLD): Beyond insulin resistance. J Hepatol. 2023;79:1524-41. DOI: 10.1016/j.jhep.2023.08.030.
17. Liu D, Gao X, Pan XF, Zhou T, Zhu C, Li F, et al. The hepato-ovarian axis: genetic evidence for a causal association between non-alcoholic fatty liver disease and polycystic ovary syndrome. BMC Medicine. 2023;21(1):62. DOI: 10.1186/s12916-023-02775-0.
18. Lee SN, Kim BJ, Koo JN, Norwitz ER, Oh IH, Kim SM, et al. Nonalcoholic fatty liver disease is a risk factor for large-for-gestational-age birthweight. PLoS ONE.2019;14(8):e0221400. DOI: 10.1371/journal.pone.0221400.
19. Winberg ME, Motlagh MK, Stenkula KG, Holm C, Jones HA. Adiponutrin: a multimeric plasma protein. Biochem Biophys Res Commun. 2014;446:1114-9. DOI: 10.1016/j.bbrc.2014.03.078.
20. Mazo DF, Malta FM, Stefano JT, Salles APM, Gomes-Gouvea MS, Nastri ACS, et al. Validation of PNPLA3 polymorphisms as risk factor for NAFLD and liver fibrosis in an admixed population. Ann Hepatol. 2019;18:466-71. DOI: 10.1016/j.aohep.2018.10.004.
21. Arrese M, Arab JP, Riquelme A, et al. High prevalence of PNPLA3 rs738409 (I148M) polymorphism in Chilean Latino population and its association to nonalcoholic fatty liver disease risk and histological disease severity. Hepatology. 2015;62:1285.
22. Seko Y, Yamaguchi K, Tochiki N, Yano K, Takahashi A, Okishio S, et al. The Effect of Genetic Polymorphism in Response to Body Weight Reduction in Japanese Patients with Nonalcoholic Fatty Liver Disease. Genes (Basel). 2021;12:628. DOI: 10.3390/genes12050628.
23. Szabo G, Bala S, Petrasek J, Gattu A. Gut-Liver Axis and Sensing Microbes. Dig Dis. 2011;28(6):737-44. DOI: 10.1159/000324281.

24. Long MT, Noureddin M, Lim JK. AGA Clinical Practice Update: Diagnosis and Management of Nonalcoholic Fatty Liver Disease in Lean Individuals: Expert Review. Gastroenterology. 2022;163:764-74. DOI: 10.1053/j.gastro.2022.06.023.
25. Younossi ZM, Noureddin M, Bernstein D, Kwo P, Russo M, Shiffman ML, et al. Role of Noninvasive Tests in Clinical Gastroenterology Practices to Identify Patients with Nonalcoholic Steatohepatitis at High Risk of Adverse Outcomes: Expert Panel Recommendations. Am J Gastroenterol. 2021;116:254-62. DOI: 10.14309/ajg.0000000000001054
26. Castellana M, Donghia R, Guerra V, Procino F, Castellana F, Zupo R, et al. Fibrosis-4 Index vs. Nonalcoholic Fatty Liver Disease Fibrosis Score in Identifying Advanced Fibrosis in Subjects With Nonalcoholic Fatty Liver Disease: A Meta-Analysis. Am J Gastroenterol. 2021;116:1833-41. DOI: 10.14309/ajg.0000000000001337.
27. European Association for the Study of the Liver. EASL Clinical Practice Guidelines on non-invasive tests for evaluation of liver disease severity and prognosis – 2021 update. Journal of Hepatology. 2021;75(3):659-89. DOI: 0.1016/j.jhep.2021.05.025.
28. Cardoso AC, Villela-Nogueira CA, Figueiredo-Mendes C, Filho HL, Silva RAP, Tovo CV, et al. Brazilian Society of Hepatology and Brazilian College of Radiology practice guidance for the use of elastography in liver diseases. Ann Hepatol. 2021;22:100341. DOI: 10.1016/j.aohep.2021.100341.
29. Harrison SA, Bedossa P, Guy CD, Schattenberg JM, Loomba R, Taub R, et al. A Phase 3, Randomized, Controlled Trial of Resmetirom in NASH with Liver Fibrosis. N Engl J Med. 2024 Feb 8;390(6):497-509. DOI: 10.1056/NEJMoa2309000
30. Moreira RO, Valerio CM, Cercato C, Gerchman F, Lottenberg AMP, Godoy-Matos AF, et al. Brazilian evidence-based guidelines for screening, diagnosis, treatment, and follow-up of metabolic dysfunction-associated steatotic liver disease (MASLD) in adult individuals with overweight or obesity: A joint position statement from the Brazilian Society of Endocrinology and Metabolism (SBEM), Brazilian Society of Hepatology (SBH), and Brazilian Association for the Study of Obesity and Metabolic Syndrome (Abeso). Arch Endocrinol Metab. 2023;67(6):1-23. DOI: 10.20945/2359-4292-2023-0123.

capítulo 21

Contracepção e terapia de reposição hormonal na cirrose hepática

Lourianne Nascimento Cavalcante
Maria Gabriela Fernandes Dezan
Aloma Conceição Magno Campeche Leão

Introdução

Mulheres com doença hepática crônica compõem um grupo que merece especial atenção no que diz respeito à contracepção e à reposição hormonal. Por um lado, existe a possibilidade de gestação de risco diante desta condição; por outro, há o risco de eventos adversos hepáticos decorrentes do uso de contraceptivos hormonais.[1,2] Além disso, há um interesse crescente por parte da comunidade médica e das mulheres na reposição hormonal para fins terapêuticos no período pós-menopausa e para fins estéticos, com potenciais complicações associadas ao metabolismo hepático das diversas drogas utilizadas, especialmente considerando o órgão já comprometido.[1,2]

Metabolismo hepático dos hormônios sexuais

Os hormônios sexuais (testosterona, estrogênio e progesterona) são hormônios esteroides com funções críticas na reprodução, desenvolvimento sexual, puberdade, metabolismo lipídico, distribuição de gordura corporal e transmissão neuronal nos sistemas reprodutivo e não reprodutivo. São produzidos, principalmente, pelas gônadas (testículos e ovários) e glândulas suprarrenais, incluindo córtex da suprarrenal, e, em menor extensão, no fígado e no tecido adiposo. O metabolismo desses hormônios ocorre no fígado por meio de diversos processos, incluindo a biossíntese e a conversão de outros hormônios.[3]

Especificamente, a pregnenolona é convertida em progesterona pela 3β-hidroxiesteroide desidrogenase (3β-HSD), que também pode metabolizar desidroepiandrosterona (DHEA), formado a partir da pregnenolona via 17α-hidroxiprogesterona em androstenediona ou androstenediol em testosterona (metabolizada a partir de DHEA pela 17β-hidroxiesteroide desidrogenase, 17β-HSD).[4] A aromatase (CYP19A1) pode catalisar a formação de E1 ou E2 a partir da androstenediona e testosterona, respectivamente. No fígado, baixos níveis de aromatase em hepatócitos têm sido associados a condições como cirrose e esteatose, especialmente no sexo masculino, com poucos estudos em mulheres.[4]

O estrogênio aumenta a capacidade de oxidação das mitocôndrias nos hepatócitos, além de exercer outras funções metabólicas relevantes que levam à redução da fibrose hepática e de outros tipos de danos hepáticos.[4,6] Este mesmo hormônio diminui significativamente a pressão da veia porta, estimulando a expressão da óxido nítrico sintase endotelial.[6]

Ensaios em modelos animais demonstraram que a esteatose hepática tornou-se evidente em cobaias com deficiência de aromatase e diminuiu após tratamento com E2.[4,7] Em outras análises, o E2 suprimiu a fibrose hepática, inibiu a ativação da proteína ativadora 1 e do fator nuclear *kappa B* em hepatócitos cultivados e submetidos a estresse oxidativo, além de atenuar a ativação de células estreladas hepáticas.[4] Descobriu-se, também, que variantes de receptores de estrogênio são expressas em maior extensão em pacientes do sexo masculino com doença hepática crônica do que em mulheres, com níveis ainda menores em mulheres na pós-menopausa e em pacientes cirróticos de ambos os sexos.[7] Com estas informações, busca-se desenvolver terapias antifibrogênicas eficazes associadas ao sexo dos indivíduos.[7]

Níveis elevados de progesterona podem se associar com maior resistência à insulina devido ao estímulo feito ao componente da membrana do receptor de progesterona (PGRMC1), que aumenta a produção hepática de glicose.[4,6] Adicionalmente, o acúmulo de metabólitos de progesterona (PM2DiS, PM3S, PM3DiS) está relacionado ao risco aumentado de colestase intra-hepática da gravidez em indivíduos suscetíveis.[6] A progesterona se liga ao receptor e estimula os componentes PRGMC1 e PRGMC2, facilitando a proliferação de células do ducto biliar, ativando os elementos reativos de oxigênio através de sua sinalização, resultando, então, na ativação de células estreladas hepáticas por TGF-β1.[4,6]

As mulheres também produzem testosterona, que é sintetizada na glândula suprarrenal, no ovário e em outros tecidos extragonadais, incluindo o fígado.[5] Durante a menopausa, há um aumento relativo nos níveis de andrógenos associado à redução na conversão em estrogênios nos ovários. Baixos níveis de testosterona aumentam a atividade da lipase lipoproteica e a suprarregulação do SREBP-1c (proteína ligadora de elementos reguladores de esteróis-1c) e ácido graxo sintase (FASN) podem ocasionar maior deposição de lipídios hepáticos e agravar a resistência à insulina, podendo contribuir para esteatose hepática.[6]

Dados sobre mulheres nesse tema ainda são escassos, levando-nos a inferir a partir dos achados de estudos conduzidos predominantemente no sexo masculino. Dessa forma, mais estudos dentro desta temática se fazem necessários para que se possa entender melhor a ligação entre os hormônios sexuais e a sua influência no desenvolvimento de hepatopatias em mulheres.

Contracepção na doença hepática crônica

A escolha do método contraceptivo adequado para mulheres com doença hepática crônica é desafiadora. Embora esteja bem estabelecido que a cirrose hepática prejudica a fertilidade devido à alteração do metabolismo dos hormônios sexuais, essa é uma questão que permeia o cuidado de saúde dessas pacientes. Não há na literatura dados exatos sobre a proporção de infertilidade em mulheres com cirrose compensada ou descompensada; entretanto, sabe-se que, quanto mais avançada a doença hepática, maior a desregulação do eixo hipotálamo-hipofisário e menor será liberação de FSH e LH.[10,11] Essa cascata culmina em amenorreia, redução significativa da ovulação e infertilidade.[10,11] Cerca de um quarto das mulheres com doença hepática crônica avançada apresentam oligo ou amenorreia.[10,11]

Existem outras condições crônicas hepáticas, ainda sem evolução para cirrose ou hipertensão portal clinicamente significante, nas quais a fertilidade está preservada e há o desejo, por parte da paciente, de evitar a gestação. Diante da escassez de literatura sobre o tema, a conduta deve ser compartilhada entre a paciente e a equipe assistente, almejando opções seguras, eficazes e com melhor adesão terapêutica.[10–12]

Os anticoncepcionais orais combinados de estrogênio e progesterona (AOC), geralmente, não elevam enzimas hepáticas nem interferem na progressão da cirrose e no risco de evolução para carcinoma hepatocelular (CHC).[10,13] Deste modo, o diagnóstico de doença hepática crônica compensada não deveria modificar a escolha do método contraceptivo[13] (Tabela 21.1). Mulheres com doenças colestáticas, hepatite autoimune, hepatites virais crônicas e doença hepática associada ao álcool, mesmo com cirrose hepática, desde que Child-Pugh A e sem hipertensão portal clinicamente significante, podem escolher entre diversas opções disponíveis, tais como: dispositivo intrauterino (DIU) de cobre, sistema intrauterino (SIU) liberador de levonorgestrel, implantes de progesterona, progesterona injetável, pílula de progesterona e outros AOC, pesando sempre os riscos e os benefícios de cada método individualmente[2,10,13,14] (Tabela 21.1). Já no caso de doença hepática avançada descompensada, hepatite viral aguda (ou crônica agudizada),

Tabela 21.1. Uso de métodos contraceptivos em pacientes com doença hepática crônica (hepatopatia)

	DIU de cobre	DIU de levonorgestrel	Implante de progesterona	Progesterona injetável	Pílula de progesterona	AOC
Doença colestática	Aceitável	Aceitável	Aceitável	Aceitável	Aceitável	Aceitável, com cautela[1]
Hepatite autoimune	Aceitável	Aceitável	Aceitável	Aceitável	Aceitável	Aceitável, com cautela[1]
Cirrose compensada	Aceitável	Aceitável	Aceitável	Aceitável, com cautela	Aceitável	Aceitável
Cirrose descompensada, hipertensão portal	Aceitável	Aceitável	Aceitável	Aceitável, com cautela	Aceitável	Não
Doença vascular hepática	Aceitável	Aceitável	Aceitável	Aceitável	Aceitável	Não[2]
Hepatite viral	Aceitável	Aceitável	Aceitável	Aceitável	Aceitável	Aceitável
Doença hepática esteatótica associada ao metabolismo	Aceitável	Aceitável	Aceitável	Aceitável	Aceitável	Aceitável
Doença alcoólica	Aceitável	Aceitável	Aceitável	Aceitável	Aceitável	Aceitável[3]
Tumores	Aceitável	Aceitável	Aceitável	Aceitável	Aceitável	Não
Transplante hepático	Aceitável	Aceitável	Aceitável	Aceitável[4]	Aceitável	Aceitável[1,5]

1. Pode ocasionar lesão hepática colestática em 10% dos casos. 2. AASLD proíbe uso, EASL libera uso apenas para pacientes anticoagulados. 3. Ponderar possiblidade de má aderência devido ao hábito etílico. 4. AASLD recomenda dar preferência a outras modalidades de contracepção. 5. AASLD contraindica se falência do enxerto. DIU: dispositivo intrauterino; SIU: sistema intrauterino; AOC: anticoncepcional oral. Fonte: Adaptada de EASL Clinical Practice Guidelines on the management of liver diseases in pregnancy. J Hepatol. 2023 Sep;79(3):768-828.[2]; Sarkar M et al. Hepatology. 2021 Jan 3;73(1):318-65.[11]

doenças associadas à trombose em vasos hepáticos (trombose da veia porta, Budd-Chiari) e qualquer etiologia com presença de insuficiência hepática ou tumores hepáticos, deve-se avaliar cautelosamente as opções, dando preferência aos compostos unicamente progestínicos, considerando a maior ação trombogênica associada ao uso de estrogênios.[2,10,13,14]

Em indivíduos com esteato-hepatite associada à disfunção metabólica, embora os AOC sejam considerados seguros, há fontes que advogam que seu uso deva ser evitado devido ao maior risco cardiovascular inerente a esta condição.[2,10,13] Contudo, esse tema ainda requer evidências científicas que respaldem estas condutas.[2,10] Já em pacientes com doença de Wilson, há o risco potencial de descompensação relacionada à presença do DIU de cobre, devido à possível sobrecarga deste elemento.[1] Logo, neste perfil de pacientes é sugerido o uso de dispositivos de progesterona, devido a esta controvérsia.[1]

É válido ressaltar que mulheres com histórico de doenças hepáticas inerentes à gravidez, como pré-eclâmpsia, síndrome HELLP, hiperêmese gravídica, esteatose hepática aguda e colestase intra-hepática da gravidez, podem fazer uso de todos os métodos contraceptivos no puerpério, após recuperação hepática.[1,2] Contudo, faz-se ressalva para escolha adequada de método contraceptivo, especialmente se hormonal, apenas para as mulheres que apresentaram pré-eclâmpsia e síndrome HELLP, no caso de hipertensão arterial preexistente e colestase intra-hepática, pois as terapias hormonais podem elevar os níveis da pressão arterial, além de predispor aparecimento de síndrome colestática em pacientes com colestase intra-hepática familiar progressiva tipo 3 (PFIC3).[1,2]

Em caso de contracepção de emergência, todas as modalidades disponíveis podem ser aplicadas em mulheres com patologia hepática crônica[10] (Tabela 21.1).

Contracepção e carcinoma hepatocelular

O carcinoma hepatocelular (CHC) é o tipo mais comum de câncer primário do fígado e o sexto câncer mais comum no mundo, tendo como principal fator de risco a cirrose hepática.[15] Devido à existência de receptores de estrógenos nos hepatócitos e ao aumento desses receptores no CHC, supostamente, os contraceptivos orais poderiam exercer algum papel na história natural da neoplasia, com aumento da taxa de proliferação celular e, consequentemente, de mutações; no entanto, as evidências ainda são escassas.[13,16,17]

Deve-se, em primeira análise, ratificar que o CHC é uma neoplasia multifatorial e associa-se à gravidade da doença hepática, bem como à sua etiologia, além de fatores demográficos e clínicos. Individualizando cada situação, é possível utilizar métodos contraceptivos nestes pacientes, dando preferência àqueles com monoterapia de progesterona ou dispositivos intrauterinos (Tabela 21.1).

Contracepção e tumores hepáticos benignos

Além do CHC, deve-se pontuar a relação entre o uso de contraceptivos hormonais e os nódulos hepáticos benignos. Adenoma hepático, hemangioma e hiperplasia nodular focal (HNF), todos mais prevalentes em mulheres, são nódulos benignos hipervasculares, que merecem diagnóstico diferencial entre eles. Os adenomas têm associação significativa com o uso de anticoncepcionais hormonais ou esteroides androgênicos, sendo indicada a interrupção do uso se diagnosticado; o diabetes e a esteatose hepática também podem estar associados ao surgimento do tumor. A complicação mais grave do adenoma hepático é a transformação maligna, que ocorre em torno de 5% dos casos, especialmente com a ativação da betacatenina. A HNF e os hemangiomas hepáticos não têm relação com anticoncepcionais ou outras terapias hormonais que contraindiquem seu uso.[13,18]

Contracepção e transplante hepático

Cerca de um ano após o transplante hepático bem-sucedido, ocorre o reestabelecimento da fertilidade em 97% das mulheres e, sem contracepção adequada, há casos de gravidez após um mês do procedimento.[2] Neste grupo de pacientes, a gestação é considerada de alto risco e, por este motivo, é recomendado um intervalo médio de um ano após o transplante.[19] No período de pós-transplante precoce, deve-se preferir métodos de barreira. Após um ou dois anos, com função hepática normal, métodos hormonais podem ser utilizados, com exceção dos dispositivos intrauterinos que são considerados mais precocemente aceitáveis, mesmo em caso de falha do enxerto.[2,10] No entanto, outros estudos indicam haver segurança para a introdução precoce de ACO de baixa dosagem em mulheres jovens com enxertos plenamente funcionantes.[19] Dessa forma, é de suma importância a discussão sobre métodos contraceptivos em mulheres transplantadas em idade fértil.

Um estudo que avaliou o impacto do transplante hepático na sexualidade de mulheres mostrou que cerca de 80% das pacientes desejam ter informações sobre sua fertilidade e sexualidade no período pré e pós-transplante, e que o transplante hepático tem impacto positivo na sexualidade e na função reprodutiva das receptoras do sexo feminino[20] (Tabela 21.1).

Terapia de reposição hormonal na pós-menopausa e doença hepática crônica

A terapia de reposição hormonal (TRH) é um tratamento eficaz para os sintomas da menopausa, incluindo sintomas vasomotores e síndrome geniturinária.[22] O estrogênio na TRH, administrado por via transdérmica, parece ter menos efeitos metabólicos no fígado, tornando esta via de administração aparentemente mais segura em pacientes com doença hepática crônica. Contudo, a terapia hormonal na menopausa não deve ser usada em mulheres com função hepática descompensada, síndrome de Budd-Chiari ou adenomas hepáticos.

A prevalência de osteoporose entre pacientes com colangite biliar primária (CBP) é, em média, de 30%.[23] Um estudo randomizado avaliou mulheres com CBP em período pós-menopausa que receberam TRH baseada em estradiol e medroxiprogesterona, administrada transdermicamente duas vezes por semana, durante dois anos. A TRH melhorou significativamente a densidade mineral óssea (DMO) em comparação com a suplementação de vitamina D e cálcio. A diferença entre os grupos foi mais pronunciada no quadril, onde a DMO aumentou aproximadamente 2% por ano, enquanto nos pacientes que não receberam TRH, a perda óssea média foi de aproximadamente 1% por ano.[23] Três participantes do estudo suspenderam a terapia devido à icterícia e/ou elevação significativa de aminotransferases relacionadas ao uso do estradiol.[23]

Um estudo francês avaliou mulheres menopausadas com hepatite crônica C e observou que a gravidade da fibrose estava associada a maior duração da infecção, maior índice de massa corporal, esteatose avançada e à menopausa. Aquelas que receberam TRH apresentaram fibrose em estágio inferior quando comparadas às sem TRH, reforçando a hipótese do potencial papel protetor dos estrogénios na progressão da fibrose ou do papel deletério da disfunção metabólica associada ao período pós-menopausa, acelerando a progressão da doença hepática.[24]

Existem poucos dados associando o uso da TRH em pacientes com doença hepática crônica e menos ainda em pacientes com cirrose hepática avançada. Assim, recomenda-se considerar a possibilidade de iniciar TRH e as suas indicações da mesma forma que em mulheres sem hepatopatias.

Hepatotoxicidade da reposição hormonal terapêutica e estética

O uso de terapias hormonais com finalidade contraceptiva, terapêutica e de reposição hormonal no período de pós-menopausa deve ser cuidadosamente ponderado no contexto de saúde de mulheres com doenças hepáticas, a despeito de potenciais eventos adversos. Contudo, medicamentos com finalidades estéticas, especialmente de ação androgênica, têm sido utilizados de forma crescente, com ênfase nos possíveis benefícios e subestimação dos riscos.

Os esteroides anabolizantes têm sido implicados em quatro formas distintas de lesão hepática: elevações transitórias das enzimas séricas, síndrome colestática aguda, lesão vascular crônica do fígado (peliose hepática) e tumores hepáticos, incluindo adenomas e carcinoma hepatocelular. A elevação transitória de aminotransferases no plasma tem sido amplamente relatada em usuários de anabolizantes, mas o dano hepático pode não ser a única causa das alterações enzimáticas, sendo necessário considerar dano muscular (rabdomiólise).[25] Os esteroides injetáveis esterificados, incluindo cipionato e enantato de testosterona, parecem causar menos lesões hepáticas e estar menos associados à colestase (em pacientes sem patologias crônicas do fígado); contudo, o uso a longo prazo pode aumentar o risco de tumores hepáticos.[25] Outro ponto de reflexão é o número crescente de suplementos dietéticos de venda livre contendo quantidades não declaradas destas substâncias nos rótulos, fato que tem sido associado a complicações de todos os tipos, porém subnotificadas.[25]

Os esteroides administrados por via oral, que têm a modificação do grupo 17-a-alquila, demonstram mais eventos adversos hepáticos em comparação com a administração parenteral de testosterona esterificada.[25] Os mecanismos propostos de lesão hepática incluem infiltração de células inflamatórias induzida por esteroides anabolizantes e ativação de células de Kupffer, resultando em produção de citocinas inflamatórias e deposição de colágeno, aumento do estresse oxidativo com subsequente degeneração mitocondrial nas células hepáticas e estímulo de receptores androgênicos intracelulares de esteroides, induzindo o crescimento desregulado de hepatócitos.[25]

Dados apontam que a testosterona pode ser um fator de risco precoce para a progressão da doença hepática esteatótica em mulheres em fase pré-menopausa, antes do início de fatores de risco metabólicos mais dominantes relacionados à idade.[26] Um estudo abordando este perfil de mulheres na pré-menopausa e com doença hepática esteatótica confirmada por biópsia demonstrou que níveis mais elevados de testosterona estavam associados a risco dobrado de esteato-hepatite, fibrose hepática e aumento do risco de adiposidade abdominal, apoiando uma potencial associação causal entre a adiposidade abdominal e lesão hepática associada à testosterona.[26]

Os danos hepáticos associados aos estrogênios e contraceptivos orais são mais comuns com doses mais altas de estrogênios, mas também são descritos com o uso de pílulas anticoncepcionais mais modernas e com baixas dosagens, além da terapia de reposição hormonal de estrogênio. A colestase causada por estrogênios e anticoncepcionais orais, em geral, parece estar relacionada aos efeitos dos estrogênios nos receptores nucleares órfãos que modulam o metabolismo dos ácidos biliares e da bilirrubina.[10,11]

Altas doses de progesterona podem causar elevações das enzimas hepáticas que geralmente aumentam após 1 a 2 semanas de uso e consistem, em grande parte, em elevações séricas das aminotransferases sem alterações na fosfatase alcalina ou bilirrubina. Essas anormalidades geralmente são de curta duração e se resolvem com a modificação ou interrupção da dose. Essas elevações podem ser mais frequentes quando há associação com estrogênios em alta dosagem ou tamoxifeno.[3,10]

Conclusão

A contracepção em pacientes com doença hepática crônica deve ser uma decisão compartilhada, considerando as alterações de fertilidade inerentes a este grupo de mulheres, bem como os riscos e benefícios do uso de contraceptivos. É necessário avaliar o estado atual da doença hepática, o desejo e as expectativas da mulher, a adesão terapêutica, o risco de trombose, a progressão da doença e a possibilidade de descompensação hepática. De modo geral, o dispositivo intrauterino de cobre, o sistema intrauterino de levonorgestrel, os implantes e as pílulas de progesterona são aceitáveis neste perfil de pacientes. Os contraceptivos de progesterona injetáveis exigem cautela em pacientes cirróticos, e os anticoncepcionais orais combinados são os que mais apresentam ressalvas e contraindicações.

Existem poucos dados na literatura associando o uso da terapia de reposição hormonal pós-menopausa em pacientes com doença hepática crônica, e menos ainda em pacientes com cirrose hepática avançada. O estrogênio, na TRH, administrado por via transdérmica, está associado a menos efeitos metabólicos no fígado, sendo potencialmente mais seguro em pacientes com doença hepática crônica. Contudo, a terapia hormonal na menopausa não deve ser usada em mulheres com função hepática descompensada, pacientes com trombofilias e adenomas.

Individualizar a tomada de decisão é o mais importante para a escolha do método pertinente para cada mulher e sua condição, não devendo ser vista como contraindicação absoluta à contracepção ou à terapia de reposição hormonal em pacientes com patologias crônicas do fígado, mesmo com cirrose, insuficiência hepática ou pós-transplante hepático, apesar da carência de evidências robustas.

Referências bibliográficas

1. Connolly TJ, Zuckerman AL. Contraception in the patient with liver disease. Semin Perinatol. 1998 Apr;22(2):178-82.
2. European Association for the Study of the Liver. Electronic address: easloffice@easloffice.eu, European Association for the Study of the Liver. EASL Clinical Practice Guidelines on the management of liver diseases in pregnancy. J Hepatol. 2023 Sep;79(3):768-828.
3. Sarkar M, Lai JC, Sawinski D, Zeigler TE, Cedars M, Forde KA. Sex hormone levels by presence and severity of cirrhosis in women with chronic hepatitis C virus infection. J Viral Hepat. 2019 Feb;26(2):258-62.
4. Fuentes N, Silveyra P. Estrogen receptor signaling mechanisms. Adv Protein Chem Struct Biol. 2019 Feb 4;116:135-70.
5. Kasarinaite A, Sinton M, Saunders PTK, Hay DC. The influence of sex hormones in liver function and disease. Cells. 2023 Jun 11;12(12).
6. Xu L, Yuan Y, Che Z, Tan X, Wu B, Wang C, et al. The Hepatoprotective and Hepatotoxic Roles of Sex and Sex-Related Hormones. Front Immunol. 2022 Jul 4;13:939631.
7. Vilar-Gomez E, Calzadilla-Bertot L, Wai-Sun Wong V, Castellanos M, Aller-de la Fuente R, Metwally M, et al. Fibrosis Severity as a Determinant of Cause-Specific Mortality in Patients With Advanced Nonalcoholic Fatty Liver Disease: A Multi-National Cohort Study. Gastroenterology. 2018 Aug;155(2):443-57.e17.
8. Chen W, Pang Y. Metabolic syndrome and PCOS: pathogenesis and the role of metabolites. Metabolites. 2021 Dec 14;11(12).
9. Vaishnav B, Tambile R, Minna K, Addepalli S, Wadivkar A, Pailla R, et al. Study of Gonadal Hormones in Males With Liver Cirrhosis and Its Correlation With Child-Turcotte-Pugh and Model for End-Stage Liver Disease Scores. Cureus. 2023 Jan 21;15(1):e34035.

10. Levy C, Brady CW, Terrault N, Stotts MJ, Sarkar M. Reproductive health and liver disease: a patient-friendly summary of the 2021 AASLD guidance. Clin Liver Dis (Hoboken). 2023 Jan 23;21(1):19-35.
11. Sarkar M, Brady CW, Fleckenstein J, Forde KA, Khungar V, Molleston JP, et al. Reproductive health and liver disease: practice guidance by the american association for the study of liver diseases. Hepatology. 2021 Jan 3;73(1):318-65.
12. Dehlendorf C, Grumbach K, Schmittdiel JA, Steinauer J. Shared decision making in contraceptive counseling. Contraception. 2017 May;95(5):452-5.
13. Kapp N, Curtis KM. Hormonal contraceptive use among women with liver tumors: a systematic review. Contraception. 2009 Oct;80(4):387-90.
14. Kapp N. WHO provider brief on hormonal contraception and liver disease. Contraception. 2009 Oct;80(4):325-6.
15. Negro F. Natural history of NASH and HCC. Liver Int. 2020 Feb;40 Suppl 1:72-6.
16. Maheshwari S, Sarraj A, Kramer J, El-Serag HB. Oral contraception and the risk of hepatocellular carcinoma. J Hepatol. 2007 Oct;47(4):506-13.
17. De Benedetti VM, Welsh JA, Yu MC, Bennett WP. p53 mutations in hepatocellular carcinoma related to oral contraceptive use. Carcinogenesis. 1996 Jan;17(1):145-9.
18. Colombo M. EASL clinical practice guidelines on the management of benign liver tumors. Clin Liver Dis (Hoboken). 2020 Apr;15(4):133-5.
19. Jabiry-Zieniewicz Z, Bobrowska K, Kaminski P, Wielgos M, Zieniewicz K, Krawczyk M. Low-dose hormonal contraception after liver transplantation. Transplant Proc. 2007 Jun;39(5):1530-2.
20. Parolin MB, Rabinovitch I, Urbanetz AA, Scheidemantel C, Cat ML, Coelho JCU. Impact of successful liver transplantation on reproductive function and sexuality in women with advanced liver disease. Transplant Proc. 2004 May;36(4):943-4.
21. Flores VA, Pal L, Manson JE. Hormone therapy in menopause: concepts, controversies, and approach to treatment. Endocr Rev. 2021 Nov 16;42(6):720-52.
22. El Khoudary SR, Greendale G, Crawford SL, Avis NE, Brooks MM, Thurston RC, et al. The menopause transition and women's health at midlife: a progress report from the Study of Women's Health Across the Nation (SWAN). Menopause. 2019 Oct;26(10):1213-27.
23. Ormarsdóttir S, Mallmin H, Naessén T, Petrén-Mallmin M, Broomé U, Hultcrantz R, et al. An open, randomized, controlled study of transdermal hormone replacement therapy on the rate of bone loss in primary biliary cirrhosis. J Intern Med. 2004 Jul;256(1):63-9.
24. Codes L, Asselah T, Cazals-Hatem D, Tubach F, Vidaud D, Paraná R, et al. Liver fibrosis in women with chronic hepatitis C: evidence for the negative role of the menopause and steatosis and the potential benefit of hormone replacement therapy. Gut. 2007 Mar;56(3):390-5.
25. Petrovic A, Vukadin S, Sikora R, Bojanic K, Smolic R, Plavec D, et al. Anabolic androgenic steroid-induced liver injury: An update. World J Gastroenterol. 2022 Jul 14;28(26):3071-80.
26. Sarkar MA, Suzuki A, Abdelmalek MF, Yates KP, Wilson LA, Bass NM, et al. Testosterone is associated with nonalcoholic steatohepatitis and fibrosis in premenopausal women with NAFLD. Clin Gastroenterol Hepatol. 2021 Jun;19(6):1267-1274.e1.

capítulo

22 Cirrose e gestação

Liliana Sampaio Costa Mendes
Leila Maria Soares Tojal de Barros Lima
Clara Costa Mendes

Introdução

A gravidez é um evento raro em mulheres com cirrose hepática, em parte devido à diminuição das taxas de fertilidade natural. A prevalência de cirrose em mulheres em idade reprodutiva é de 0,045%. A incidência de cirrose na gravidez é relatada como aproximadamente 1 em 4.500 gestações. Em todo o mundo, as causas mais comuns de cirrose hepática em mulheres são hepatite viral, hepatite autoimune, doença hepática alcoólica e doença hepática gordurosa não relacionada ao álcool. Embora a gravidez e a cirrose sejam uma combinação rara, parece ter se tornado mais frequente nas últimas décadas, possivelmente devido a melhorias no tratamento da cirrose hepática, ao aumento da conscientização sobre a cirrose após a introdução do rastreamento em populações de alto risco e à disponibilidade de técnicas de reprodução assistida. Tanto para os médicos quanto para os pacientes, ao decidirem sobre o planeamento familiar e o tratamento obstétrico, os efeitos da cirrose hepática no curso da gravidez e os efeitos da gravidez na cirrose subjacente são ambos importantes.[1,2]

Manifestações clínicas e laboratoriais

A gravidez normal causa alterações hormonais e metabólicas em mulheres saudáveis, mas especialmente naquelas com doença hepática subjacente. A gravidez também aumenta o débito cardíaco em 40%, levando a uma diminuição relativa na contagem de eritrócitos, na concentração de hemoglobina e no hematócrito. A contagem de trombócitos permanece normal, mas a contagem de leucócitos aumenta. Os parâmetros laboratoriais de inflamação, incluindo proteína C reativa e velocidade de hemossedimentação, aumentam durante o segundo e terceiro trimestres da gravidez. Alterações em termos de circulação hiperdinâmica estão subjacentes ao agravamento da descompensação hepática. Sendo um dos indicadores mais importantes da função sintética do fígado, a albumina diminui durante a gravidez, especialmente no segundo e terceiro trimestres. Em contraste, a fosfatase alcalina (FA) aumenta devido ao desenvolvimento do esqueleto fetal e à secreção pelo fígado fetal. Os marcadores hepatobiliares aspartato aminotransferase (AST), alanina transaminase (ALT) e gamaglutamiltransferase (GGT) apresentam limites superiores mais baixos durante a gravidez. Além disso, as concentrações de bilirrubina são mais baixas nos três trimestres, enquanto os ácidos biliares em jejum permanecem inalterados. O fibrinogênio e os fatores de coagulação (I, II, V, VII, X e XII) estão aumentados, mas o tempo de protrombina (TAP) e a tromboplastina parcial ativada (TTPA) estão dentro dos valores normais. Os sinais físicos que podem ser observados e refletem o estado hiperestrogênico incluem telangiectasias e eritema palmar, que podem indicar descompensação. Além disso, há maior incidência de coledocolitíase durante a gravidez. Qualquer desvio nestes parâmetros hematológicos e bioquímicos indica possível patologia hepática. A doença hepática que ocorre durante a gravidez pode ser classificada em três grupos: doença hepática relacionada à gravidez, doença preexistente relacionada à gravidez e doença hepática relacionada à coincidência durante a gravidez. Por esse motivo, é extremamente importante monitorar a paciente antes e durante a gravidez para evitar resultados indesejáveis para a mãe e a criança.[3]

Em comparação com o MELD pré-concepcional (modelo para doença hepática em estágio terminal), o escore de albumina-bilirrubina pré-concepcional (ALBI) previu com maior precisão o nascimento vivo com uma área sob a curva (AUROC) de 0,741 ($p < 0{,}001$), e o índice AST-plaquetas pré-concepcional (APRI) previu com maior precisão a capacidade de prosseguir além de 37 semanas de gestação com uma AUROC de 0,700 ($p < 0{,}001$). Portanto, as pontuações ALBI e APRI podem prognosticar os resultados da gravidez em mulheres com cirrose hepática.[4]

Como manejar a gestante com cirrose hepática durante o pré-natal

O pré-natal consiste na avaliação periódica da gestante, realizada por uma equipe de médicos, assistente social, psicólogos e nutricionistas, visando à saúde da mãe e do feto. O ideal é que, antes da gestação, seja realizada a avaliação pré-concepcional para identificar hepatopatias preexistentes e condições que possam classificar a gestação como de alto risco.[5,6]

Nessa avaliação pré-concepcional, é possível identificar portadoras de cirrose hepática de etiologias conhecidas e determinar o estágio da cirrose. Atualmente, o conceito de hipertensão portal clinicamente significativa exige cuidados antes mesmo do desenvolvimento de varizes esofagogástricas, avaliáveis por imagem abdominal ou endoscopia digestiva alta, que necessitem de profilaxia primária de hemorragia digestiva alta.[7]

Durante o pré-natal, é possível identificar o uso de substâncias ilícitas ou consumo de bebidas alcoólicas, permitindo a orientação acerca da necessidade de abstinência. Também é possível identificar gestantes em risco de hepatites virais B e C através de anamnese e informações sobre possíveis exposições a medicamentos e ervas hepatotóxicas, recomendando a suspensão desses.[5,6]

As enzimas hepáticas não estão incluídas como exames a serem solicitados no pré-natal de baixo risco. Uma vez identificada a elevação de enzimas hepáticas por outras vias durante o pré-natal, a investigação de causas agudas e crônicas de hepatopatia será iniciada, e a ultrassonografia de abdome poderá identificar sinais de cronicidade no fígado e evidências de hipertensão portal com e sem ascite.

Quando identificada a cirrose hepática durante a gestação, a paciente será acompanhada por um especialista durante o pré-natal, sendo solicitadas provas de função hepática (albumina, fibrinogênio, tempo de atividade de protrombina) e bioquímica hepática (bilirrubinas, transaminases, FA e GGT). A dosagem de creatinina e sódio séricos também é indicada. A ultrassonografia abdominal é importante para avaliar a presença ou não de ascite e classificá-la em graus I, II ou III (leve, moderada ou intensa, respectivamente). Esses exames permitirão estadiar a cirrose pelo escore Child-Pugh-Turcotte (A, B ou C) e calcular o MELD-Na.

Nas gestantes com cirrose hepática, o rastreio de carcinoma hepatocelular é realizado da mesma forma que nas não gestantes, através de ultrassonografias de abdome superior semestrais. A adição de alfafetoproteína ao ultrassom em não gestantes aumenta em cerca de 30% a chance de detectar nódulos hepáticos; no entanto, essa glicoproteína é produzida no saco vitelino fetal até a 12ª semana de gestação e posteriormente pelo fígado fetal, atingindo o pico entre a 13ª e 14ª semanas gestacionais.[8] A sorologia para hepatite B é solicitada na primeira consulta e, uma vez identificada a presença de HBsAg, a gestante é encaminhada ao especialista.[5] A portadora de hepatite crônica B com cirrose hepática será tratada com antiviral, e será necessária a dosagem de carga viral da hepatite B a cada seis meses.

No caso de gestante com cirrose hepática por outra etiologia, sem o perfil sorológico compatível com vacinação prévia contra a hepatite B (anti-HBs positivo isoladamente), ela deverá ser encaminhada para vacinação.[5] O percentual de cronificação no RN infectado pelo VHB por transmissão vertical pode chegar a 90%, com maior risco de evolução para cirrose e hepatocarcinoma numa fase precoce da vida, tornando a triagem da hepatite B e a vacinação materna obrigatórias no pré-natal. Não há necessidade de confirmação sorológica da conversão após a vacinação completa, que tem eficácia em 95% dos casos.[9]

Nas gestantes, as vacinas indicadas são administradas conforme o Quadro 22.1.[10] São contraindicadas em gestantes as vacinas BCG, rotavírus, pólio, febre amarela, varicela, dengue, sarampo-caxumba-rubéola (SCR), varicela (V), SCR-V e HPV. Em vigência de imunossupressão grave, as vacinas vivas atenuadas estão contraindicadas em hepatopatas; estas incluem BCG, rotavírus, pólio oral (VOP), febre amarela, sarampo-SCR, varicela (V), SCR-V e dengue. Se paciente for moderadamente imunocomprometida, os parâmetros clínicos e o risco epidemiológico devem ser avaliados para a recomendação das vacinas de febre amarela, SCR, SCR-V e varicela.

A hemorragia digestiva alta é reportada em 5% dos casos de gestantes com cirrose hepática, associando-se a significativa morbimortalidade materna e fetal. Os *guidelines* recomendam o rastreamento de varizes esofágicas em portadoras de cirrose hepática no segundo trimestre da gestação.[11] A ligadura elástica de varizes tem sido reportada como segura em gestantes e pode prevenir um sangramento significativo, especialmente devido à compressão da veia cava pelo útero gravídico. Os betabloqueadores podem ser iniciados ou continuados na gestação desde que não haja efeitos colaterais. Enquanto o octreotide é considerado seguro, a terlipressina é contraindicada durante a gestação.

Quadro 22.1. Vacinas indicadas para gestantes

Vacina	Perfil da gestante	Esquema vacinal
Tríplice bacteriana acelular do tipo adulto (difteria, tétano e coqueluche) – dTpa ou dTpa-VIP dupla adulto (difteria e tétano) – dT	Se três doses de vacina contendo o componente tetânico Vacinação incompleta tendo recebido uma dose de vacina contendo o componente tetânico Vacinação incompleta tendo recebido duas doses de vacina contendo o componente tetânico Não vacinadas e/ou histórico vacinal desconhecido	Uma dose de dTpa a partir da 20ª semana de gestação Uma dose de dT e uma dose de dTpa, sendo que a dTpa deve ser aplicada a partir da 20ª semana de gestação. Respeitar intervalo mínimo de um mês entre elas Uma dose de dTpa a partir da 20ª semana de gestação Duas doses de dT e uma dose de dTpa, sendo que a dTpa deve ser aplicada a partir da 20ª semana de gestação. Respeitar intervalo mínimo de um mês entre elas
Hepatite B	Não vacinadas previamente	Três doses, 0-1-6 meses
Influenza (gripe)	Não vacinadas previamente ou dose anual há mais de um ano	Dose única anual. Em imunodeprimidas, pode ser considerada uma segunda dose a partir de 3 meses após a dose anual
Hepatite A (vacina inativada)	Situações especiais	Duas doses, no esquema 0-6 meses
Pneumocócicas	Gestantes de risco para doença pneumocócica invasiva (DPI)	Esquema sequencial de VPC13 ou VPC15 e VPP23
Meningocócicas conjugadas ACWY ou C Meningocócica B	Avaliação da situação epidemiológica e/ou a presença de comorbidades consideradas de risco para a doença meningocócica	Uma dose: conjugadas ACWY ou C Duas doses se B
Febre amarela	Normalmente contraindicada em gestantes. Porém, em situações em que o risco da infecção supera os riscos potenciais da vacinação, pode ser feita durante a gravidez	Se recebeu a primeira dose antes dos 5 anos de idade, indicada uma segunda dose. Se aplicada a partir dos 5 anos: dose única

Fonte: Adaptado de SBIM – Sociedade Brasileira de Imunizações (2024/2025). Calendário de vacinação para a gestante.

A ascite pode complicar o curso de certas hepatopatias na gestação, como esteatose aguda da gestação, pré-eclâmpsia e a síndrome de hemólise, elevação de enzimas hepáticas e plaquetopenia (HELLP). Sua presença está correlacionada com maior mortalidade.[12] No entanto, a literatura carece de dados específicos para a interpretação da ascite em gestantes com cirrose hepática. A presença de ascite recém-diagnosticada demanda a necessidade de paracentese diagnóstica em portadoras de cirrose hepática independentemente da gestação.

Reposições de vitamina K são seguras em casos de colestase da gestação em pacientes com cirrose hepática.

Comportamento e tratamento de doenças causadoras de cirrose hepática durante a gestação

Hepatite crônica por vírus B

Geralmente, os diagnósticos realizados na gestação são assintomáticos. Os análogos de núcleos(t)ídeos disponíveis, como tenofovir desoproxila (TDF), entecavir (ETV) e tenofovir alafenamida (TAF), são fármacos com alta potência antiviral, alta barreira genética, poucos efeitos adversos e administração oral. Na cirrose hepática em não gestantes, no estágio Child A sem uso prévio de lamivudina, o ETV é indicado. Para pacientes Child A com uso prévio de lamivudina, o TAF é recomendado. Nos estágios Child B ou C, o ETV é indicado. Todos os medicamentos antivirais para VHB são da categoria C, exceto TDF e telbivudina, que são da categoria B. O TDF constitui o tratamento preferencial para hepatite B durante a gestação ou amamentação, sendo seguro para o feto.[13] A amamentação não deve ser desencorajada, e o parto vaginal é preferido.

Hepatite crônica por vírus C

As gestantes com doenças hepáticas costumam ser assintomáticas e devem ser incentivadas a amamentar e optar pelo parto vaginal. Os *guidelines* americanos e europeus de hepatologia recomendam que o tratamento seja considerado em situações individualizadas, quando os benefícios superam os riscos. Estudos experimentais mostram que sofosbuvir/ledipasvir são seguros para fetos, e estudos com sofosbuvir/velpatasvir em gestantes humanas estão em andamento.[13]

Doença hepática gordurosa não alcoólica – nova nomenclatura: doença hepática esteatótica associada à disfunção metabólica

A doença hepática esteatótica associada à disfunção metabólica (MASLD) deve ser considerada uma condição obstétrica de alto risco, com implicações clínicas para o aconselhamento sobre potenciais complicações obstétricas e cuidados adequados durante a gravidez. O manejo da MASLD na gravidez inclui diagnóstico precoce e suporte médico abrangente para a implementação de medidas preventivas e abordagens nutricionais que podem reduzir o risco de resultados adversos. Aconselhamento pré-concepcional e manejo nutricional adequado durante a gravidez são recomendados.

Mulheres obesas com MASLD preexistente devem ser monitoradas durante a gravidez para complicações obstétricas de alto risco, como exacerbação de patologias já existentes, hipertensão, sangramento pós-parto e parto prematuro. Além disso, um bebê nascido de uma mãe com MASLD deve ser considerado em risco de desenvolver MASLD durante a infância. A amamentação e um desmame saudável devem ser fortemente promovidos. Como não existe farmacoterapia aprovada atualmente para o manejo da MASLD na gravidez, o tratamento é principalmente realizado por meio de intervenções no estilo de vida, como alimentação saudável e atividades físicas apropriadas permitidas durante a gravidez.[14-16]

Colangite biliar primária

Até 30% dos diagnósticos de novos casos de colangite biliar primária (CBP) são feitos durante a gravidez, e a manifestação comum de prurido nessas pacientes pode ser confundida com colestase gestacional.[17] Geralmente, não há complicações hepáticas graves, e até 70% das mulheres com CBP apresentam sintomas estáveis ou melhorados durante a gravidez. No entanto, a atividade da doença hepática acontece em 2/3 das pacientes após o parto.[13]

O ácido ursodesoxicólico deve ser continuado durante a gravidez e amamentação. O ácido obeticólico não é recomendado durante a gravidez ou a amamentação, e os fibratos podem ser usados após o primeiro trimestre, avaliando-se o custo-benefício.[17]

Hepatite autoimune

A gravidez e o parto costumam ser seguros para a mãe e o recém-nascido, mas em 10%-20% dos casos ocorrem complicações fetais e maternas. Se a doença estiver estabilizada antes da gestação, a azatioprina deve ser mantida nas mesmas doses, pois a teratogenicidade observada em animais não acontece em seres humanos. Se o micofenolato mofetil for o tratamento antes da concepção, deverá ser substituído por monoterapia com esteroides em pacientes que não toleram azatioprina, pois é teratogênico para seres humanos. Após o parto, pode ocorrer recaída bioquímica, sendo sugerido o uso de esteroides por um curto período.[18]

Colangite esclerosante primária (CEP)

É seguro manter o ácido ursodesoxicólico durante a gestação tanto para a mãe quanto para o feto.[17]

Hepatopatia relacionada ao uso de álcool

Deve-se orientar a abstinência e a manutenção do apoio psicossocial durante a gestação e o puerpério.

Prognóstico

A taxa de mortalidade materna em gestantes com cirrose é de 0,89%, enquanto na população obstétrica em geral, a mortalidade materna é extremamente rara, sendo de apenas 0,010%. A hemorragia varicosa ocorre em 4,0% das gestações e é a causa mais comum de morte materna entre gestantes com cirrose hepática. A prematuridade ocorre entre 19% e 67% dos casos, e a hemorragia pós-parto acontece em 5% a 45% dos casos.[1-3]

O aconselhamento pré-concepcional, o uso de escores preditivos, a triagem de varizes durante a gravidez e o tratamento adequado das doenças de base podem estratificar as pacientes e melhorar os resultados.

Referências bibliográficas

1. Giard JM, Terrault NA. Women with cirrhosis: prevalence, natural history, and management. Gastroenterol Clin North Am. 2016;45(2):345-58.
2. van der Slink LL, Scholten I, van Etten-Jamaludin FS, Takkenberg RB, Painter RC. Pregnancy in women with liver cirrhosis is associated with increased risk for complications: A systematic review and meta-analysis of the literature. BJOG. 2022 Sep;129(10):1644-52. doi: 10.1111/1471-0528.17156. Epub 2022 Mar 31. PMID: 35319158.
3. Milić S, Tatalović T, Mikolašević I. Pre-existing liver disease in pregnancy: Cirrhosis, autoimmune hepatitis and liver transplantation. Best Pract Res Clin Gastroenterol. 2020 Feb-Apr;44-45:101668. doi: 10.1016/j.bpg.2020.101668. Epub 2020 Mar 16.
4. Gonsalkorala ES, Cannon MD, Lim TY, Penna L, Willliamson C, Heneghan MA. Non-Invasive Markers (ALBI and APRI) Predict Pregnancy Outcomes in Women With Chronic Liver Disease. Am J Gastroenterol. 2019 Feb;114(2):267-75. doi: 10.1038/s41395-018-0181-x.
5. Federação Brasileira das Associações de Ginecologia e Obstetrícia (FEBRASGO). Manual de assistência pré-natal. 2.. ed. São Paulo: 2014.
6. Ministério da Saúde. Atenção ao pré-natal de baixo risco. Brasília: Editora do Ministério da Saúde; 2012. 318 p.
7. de Franchis R, Bosch J, Garcia-Tsao G, Reiberger T, Ripoll C. Baveno VII Faculty. Baveno VII – Renewing consensus in portal hypertension. J Hepatol. 2022 Apr;76(4):959-74. doi: 10.1016/j.jhep.2021.12.022. Epub 2021 Dec 30. Erratum in: J Hepatol. 2022 Jul;77(1):271. doi: 10.1016/j.jhep.2022.03.024. PMID: 35120736; PMCID: PMC11090185.
8. Glowska-Ciemny J, Szymanski M, Pankiewicz J, Malewski Z, von Kaisenberg C, Kocylowski R. Influence of selected factors on serum AFP levels in pregnant women in terms of prenatal screening accuracy – literature review. Ginekol Pol. 2023;94(2):158-66. doi: 10.5603/GP.a2022.0148. Epub 2023 Jan 4. PMID: 36597745.
9. Ministério da Saúde. Gestação de alto risco: manual técnico. 2. ed. (2012).
10. Sociedade Brasileira de Imunizações (SBIM). Calendário de vacinação para a gestante. (2024/2025).

11. Westbrook RH, et al. Clin Gastroenterol Hepatol. 2011;9:694-9.
12. Devarbhavi H, Rao P, Patil M, Adarsh CK. Characteristics Hepatol. 2012 May;10(5):599-62. Doi: 10.1016/j.cgh.2011.11.029. Epub 2011 Dec 15. PMID: 22179020.
13. European Association for the Study of the Liver. Electronic address: easloffice@easloffice.eu; European Association for the Study of the Liver. EASL Clinical Practice Guidelines on the management of liver diseases in pregnancy. J Hepatol. 2023 Sep;79(3):768-828. doi: 10.1016/j.jhep.2023.03.006. Epub 2023 Jun 30. PMID: 37394016.
14. Mandato C, Panera N, Alisi A. Pregnancy and Metabolic Associated Fatty Liver Disease. Endocrinol Metab Clin N Am 52 (2023) 521–31. https://doi.org/10.1016/j.ecl.2023.02.005.
15. Nakanishi A, Henry L, Nguyen M H. MAFLD and Pregnancy: What are the Consequences? Clin Gastroenterol Hepatol 2022 Nov;20(11):2653. doi: 10.1016/j.cgh.2022.01.008. Epub 2022 Jan 17.
16. Jung YM, Lee SM, Wi W, Min-Jeong OH, Park J S, Cho G J, Kim W. Adverse pregnancy outcomes as a risk factor for new-onset metabolic dysfunction-associated steatotic liver disease in postpartum women: A nationwide study. JHEP Reports 2024. February 2024; vol. 6: 1–9. https://doi.org/10.1016/j.jhepr.2024.101033.
17. Efe C, Ozaslan E, Purnak T. Outcome of pregnancy in patients with autoimmune hepatitis/primary biliary cirrhosis overlap syndrome: A report of two cases, Clinics and Research in Hepatology and Gastroenterology. 2011;35(10):687-689. ISSN 2210-7401.
18. Chung YY, Heneghan MA. Autoimmune hepatitis in pregnancy: Pearls and pitfalls. Hepatology. 2022;76:502-17. doi:10.1002/hep.32410.

capítulo 23

Nódulos hepáticos

Gabriela Perdomo Coral
Cristiane Valle Tovo
Angélica Maria Lucchese

Introdução

Os nódulos hepáticos são lesões sólidas, benignas ou malignas, e seu diagnóstico correto é fundamental para a definição da conduta terapêutica. No entanto, em muitos casos, esta definição diagnóstica pode representar um desafio.

O presente capítulo abordará os principais nódulos hepáticos benignos (hemangioma, hiperplasia nodular focal e adenoma) e malignos primários do fígado (carcinoma hepatocelular e colangiocarcinoma intra-hepático).

Nódulos benignos

Hemangioma

Os hemangiomas são os tumores hepáticos benignos mais comuns, com uma prevalência de 0,4%-20%. Podem ocorrer em todas as faixas etárias, embora se manifestem mais frequentemente na terceira, quarta e quinta décadas de vida. As mulheres são predominantemente afetadas (4:1 a 6:1). Sua apresentação pode variar em tamanho, sendo solitários ou múltiplos. São definidos como gigantes quando ≥ 10 cm.[1]

Do ponto de vista anatomopatológico, são malformações vasculares congênitas ou hamartomas que se expandem por ectasia vascular. São compostos por múltiplos vasos sanguíneos revestidos por uma única camada de células endoteliais em um estroma fino e fibroso.[2]

A maioria dos pacientes é assintomática, e o diagnóstico é incidental, durante exames de imagem de rotina ou investigação de outras condições. Quando os pacientes apresentam sintomas, outras causas devem ser descartadas. Dor abdominal aguda pode indicar trombose ou sangramento intratumoral com distensão da cápsula de Glisson.[1]

Na grande maioria dos casos, os hemangiomas permanecem estáveis ao longo do tempo. A ruptura, seja espontânea ou por traumatismo contuso, é extremamente incomum. A síndrome de Kasabach-Merritt é uma complicação rara, mas bem estabelecida, caracterizada por uma combinação de tumor vascular e coagulopatia de consumo. Os pacientes apresentam trombocitopenia grave, baixos níveis de fibrinogênio e altos níveis de produtos de degradação da fibrina devido à fibrinólise secundária e hemólise microangiopática.[1]

Em geral, os testes de função hepática estão normais, exceto nos casos com trombose, sangramento ou compressão das vias biliares. Na ultrassonografia abdominal, os hemangiomas geralmente se apresentam como nódulos hiperecoicos com realce acústico posterior. Podem ser hipoecoicos se houver esteatose hepática acentuada. Outras lesões podem ter aparência semelhante na ultrassonografia; portanto, são recomendadas imagens complementares com contraste, como tomografia computadorizada (TC) ou ressonância magnética (RM) de abdome superior. Na TC, na fase sem contraste, os hemangiomas apresentam-se como uma massa bem definida e hipoatenuante; a captação do contraste é caracterizada por aumento do realce periférico na fase inicial, seguido por um padrão centrípeto de "preenchimento" durante a fase tardia. A RM é uma modalidade com alta especificidade (91% a 99%), onde o nódulo é homogêneo, bem demarcado, hipointenso em T1 e hiperintenso em T2. Por outro lado, os hemangiomas pequenos podem apresentar captação rápida e uniforme de contraste e representar um desafio diagnóstico. A biópsia hepática por agulha só deve ser considerada em casos raros em que há suspeita de malignidade.[3]

O tratamento dos hemangiomas é conservador, independentemente do tamanho. O uso de anticoncepcionais orais (ACO) ou outras terapias hormonais não é contraindicado. Pacientes com dor ou sintomas indicativos de compressão extrínseca de estruturas adjacentes devem ser considerados candidatos à ressecção cirúrgica, desde que outras causas tenham sido excluídas. No caso de complicações raras, como ruptura (espontânea ou traumática) ou coagulopatia de consumo, na síndrome de

Kasabach-Merritt, o tratamento cirúrgico pode ser necessário. A embolização hepática transcateter pode ser uma opção para tratar esta síndrome, assim como a terapia com corticosteroides ou vincristina.[3-5]

Hiperplasia nodular focal

É uma lesão benigna, resultante de uma resposta regenerativa a uma malformação vascular. É mais comum em mulheres jovens, com uma prevalência estimada de 0,9% a 3%, dez vezes maior que o adenoma hepático. A hiperplasia nodular focal (HNF) ocorre em todas as idades, mas a maioria dos pacientes apresenta-se na terceira e quarta décadas de vida; a distribuição etária é semelhante à dos adenomas, e as duas lesões podem coexistir. Pode ocorrer com maior frequência nas síndromes hereditárias associadas a anormalidades vasculares, como telangiectasia hemorrágica (doença de Rendu-Osler-Weber) ou ausência congênita de veia porta.[2,6]

O diagnóstico de HNF pode ser sugerido pela ultrassonografia, mas deve ser confirmado por TC ou RM. Se não houver cicatriz central e/ou outros sinais indicativos de HNF, a RM com contraste hepatoespecifico (Primovist) está indicada. Nesta, a retenção do contraste na fase hepatobiliar é caracaterística.[4]

Do ponto de vista anatomopatológico, é uma lesão circunscrita com uma cicatriz fibrosa central, contendo vasos de paredes espessas e septos fibrosos que irradiam da cicatriz. Normalmente, há reação ductular acentuada e infiltrado inflamatório na interface entre os septos e o parênquima hepático, dando uma aparência de cirrose focal. Em casos atípicos, o principal diagnóstico diferencial é o adenoma. A imuno-histoquímica pode ser útil nesses casos, sendo o padrão de glutationa sintetase (GS) *map like* característico da HNF.[2]

O tratamento é conservador. O acompanhamento através de exames de imagem pode ser realizado a cada 6 meses a 2 anos. Não há indicação para descontinuação de ACO, e o acompanhamento durante a gravidez não é necessário. Nódulos excepcionalmente grandes associados a sintomas ou compressão de estruturas adjacentes podem ser considerados para ressecção cirúrgica.[4,5]

Adenoma hepático

Adenoma hepático (AH) é uma neoplasia rara e benigna, mais frequente em mulheres em idade reprodutiva e fortemente associada ao uso de ACO. Outros fatores de risco incluem: uso de esteroides anabolizantes, distúrbios vasculares (síndrome de Budd-Chiari, derivações da veia porta e agenesia), distúrbios metabólicos e genéticos (polipose adenomatosa familiar, síndrome de Peutz-Jeghers, síndrome de Klinefelter, doença de armazenamento de glicogênio). O aumento recente na prevalência de adenomas está nitidamente correlacionado com o aumento da incidência de obesidade e síndrome metabólica.[1]

O AH pode ser único ou múltiplo. Hemorragia ou ruptura podem ocorrer em tumores maiores de 5 cm. A transformação para carcinoma hepatocelular (CHC) tem sido relatada, principalmente em tumores maiores que 5 cm relacionados à exposição a andrógenos ou esteroides anabolizantes e em AH com mutação beta-catenina.[4]

Com base em características genéticas e fenotípicas, subgrupos de adenomas hepáticos são descritos.

1. **HNF1A mutado ou esteatótico:** possuem expressão negativa da proteína ligadora de ácidos graxos (LFABP) e representam 30%–40% dos casos.
2. **Inflamatórios:** representam 40%–50% dos casos e exibem características inflamatórias associadas à ativação da via JAK-STAT, sendo morfologicamente caracterizados por telangiectasia, inflamação, reação ductular e imuno-histoquímica positiva para proteína C reativa e amiloide sérico A.
3. **β-catenina mutados:** a mutação pode ser encontrada no éxon 7/8 ou 3, morfologicamente apresentam formação pseudoglandular e atipias celulares, na imuno-histoquímica são positivos para glutamina sintetase (GS) e possuem expressão nuclear de β-catenina. Esses adenomas apresentam maior risco de transformação maligna e representam cerca de 10% dos casos de adenomas hepáticos.
4. **Mistos:** inflamatórios e β-catenina ativados.
5. ***Sonic hedgehog:*** este subtipo possui risco alto de hemorragia e está relacionado ao sexo feminino, obesidade e esteato-hepatite.
6. **Não classificados:** quando não possuem características específicas.[7]

O exame de imagem de escolha é a RM com contraste hepatoespecífico, que também pode sugerir o subtipo. A biópsia hepática percutânea deve ser reservada para casos de incerteza diagnóstica em que a definição da conduta dependa desta análise.[4]

Do ponto de vista anatomopatológico, na macroscopia, são lesões não encapsuladas, homogêneas, de coloração branco-amarelada a marrom e, às vezes, com áreas de necrose ou hemorragia. Histologicamente, a neoplasia pode ser demarcada do fígado normal adjacente por uma pseudocápsula ou fígado comprimido e é composta de hepatócitos relativamente monomórficos. Não possui tratos portais verdadeiros e mostra artérias não pareadas de paredes finas.[2]

Quanto ao tratamento, o uso de ACO ou esteroides anabólicos androgénicos deve ser interrompido. Mudanças no estilo de vida e redução de peso corporal também são recomendadas, pois alguns subtipos de adenomas estão relacionados com a gordura corporal. Possuem indicação cirúrgica: os adenomas em mulheres com lesões maiores de 5 cm após 6 meses de observação após suspensão do ACO, e os adenomas em homens, independentemente do tamanho, devido a uma incidência significativamente maior de transformação maligna. Como a gestação pode levar ao crescimento de adenomas hepatocelulares, a ressecção deve ser oferecida a mulheres com nódulos grandes, ou mesmo menores que 5 cm, que desejam engravidar. Se a intervenção cirúrgica não for indicada, a progressão dos AH deve ser monitorizada por exames de imagem a cada 6 meses.[4,8]

Tumores malignos

Carcinoma hepatocelular

O carcinoma hepatocelular (CHC) é o tumor maligno primário mais comum do fígado. É a sexta causa de câncer no mundo e ocupa o quarto lugar na mortalidade anual por câncer. Em relação ao sexo, os homens são geralmente mais suscetíveis do que as mulheres (2,4:1). A incidência de CHC aumenta progressivamente com o avanço da idade em todas as populações. A fibrose avançada e cirrose hepática, independentemente da etiologia, são fatores de risco. Além disso, a infecção pelo vírus da hepatite B (VHB) e a esteatose hepática metabólica (MASLD) são fatores de risco mesmo em pacientes sem cirrose.[9]

Pacientes com fibrose avançada (F3) ou cirrose (de qualquer etiologia) devem ser submetidos ao rastreamento com ultrassonografia e dosagem de alfafetoproteína semestralmente. Quando um nódulo menor que 1 cm é detectado, deve-se repetir o US em 3 meses. Nódulos igual ou maiores de 1 cm devem ser avaliados por exame dinâmico (TC ou RM).[9,10] A TC e RM possuem sensibilidade e especificidade semelhantes e baseiam-se no arranjo vascular peculiar dessa neoplasia. Os nódulos são classificados de acordo com a classificação de LI-RADS, que leva em consideração o hiperrealce (*wash-in*) e o *wash-out*, bem como o tamanho do nódulo e a restrição à difusão. A classificação de LI-RADS engloba seis grandes categorias de diagnóstico: LR-NC (não categorizável); LR-1 (lesão definitivamente benigna); LR-2 (lesão provavelmente benigna); LR-3 (lesão com probabilidade intermediária de malignidade); LR-4 (lesão provavelmente CHC); LR-5 (lesão definitivamente CHC); LR-M (lesão provavelmente ou definitivamente maligna, não necessariamente CHC) e LR-TIV (lesões com invasão vascular tumoral).[11] Lesões classificadas como LI-RADS M devem ser submetidas à biópsia hepática. Em relação ao LI-RADS 4, existem duas opções: realizar biópsia pelo risco de neoplasia ou repetir exame de imagem dinâmico em três meses.[9]

Uma vez que o diagnóstico tenha sido estabelecido, é crucial classificar a neoplasia para determinar o prognóstico e possibilitar a seleção do tratamento mais apropriado de acordo com o paciente. Ao contrário da maioria dos tumores sólidos, a presença de duas condições potencialmente fatais – câncer e cirrose – torna as avaliações prognósticas mais complexas. Um sistema de classificação adequado deve levar em consideração a carga tumoral, a função hepática e o estado de saúde geral (*performance status*) do paciente.[12] O sistema de estadiamento do BCLC tem sido consistentemente validado e é amplamente recomendado para prever o prognóstico e determinar o tratamento apropriado. Os pacientes com carcinoma hepatocelular (CHC) são classificados em cinco estágios (0, A, B, C e D) com base em variáveis prognósticas predeterminadas de acordo com variáveis relacionadas ao tumor (tamanho, número, invasão vascular, presença de metástases), função hepática (níveis de bilirrubina, presença de hipertensão portal, função hepática preservada) e estado de saúde geral (ECOG).[13]

1. **CHC muito precoce (BCLC estágio 0):** tumor único menor que 2 cm de diâmetro, sem invasão vascular ou satélites, em pacientes com excelente estado de saúde (ECOG-0) e função hepática bem preservada (Child-Pugh classe A). Os tratamentos são ablação por radiofrequência, ressecção cirúrgica (em pacientes sem hipertensão portal clinicamente significativa) ou transplante hepático (TH). A sobrevida neste estágio é maior que 5 anos.
2. **CHC precoce (BCLC estágio A):** definido como CHC solitário, >2 cm, sem limite máximo de tamanho; ou CHC multifocal, com até três nódulos, nenhum excedendo 3 cm, apresentando um estado de saúde excelente (ECOG-0) e função hepática preservada. As opções de tratamento incluem o transplante de fígado, a ressecção cirúrgica e ablação local

em candidatos adequadamente selecionados. A abordagem de tratamento deve ser adaptada com base no número de tumores e no nível de comprometimento da função hepática e presença de hipertensão portal. Tumores solitários maiores que 5 cm, na ausência de hipertensão portal, podem ser submetidos à ressecção cirúrgica. Em pacientes com hipertensão portal, o TH oferece melhor sobrevida a médio e longo prazo e tem o potencial de curar tanto o tumor quanto a doença hepática subjacente. Ainda com relação ao TH, os melhores candidatos são aqueles dentro dos critérios de Milão (tumores únicos ≤ 5 cm ou até três nódulos ≤ 3 cm). Valores elevados de alfafetoproteína (AFP) acima de 1.000 ng/mL têm sido aplicados por alguns grupos como um critério de exclusão para o transplante, pois geralmente estão associados a uma doença mais agressiva e a um pior prognóstico. A sobrevida no BCLC-A é de 50% a 70% após cinco anos.

3. **CHC intermediário (BCLC estágio B):** definido como CHC multinodular (excedendo os critérios do BCLC-A) com função hepática preservada, sem sintomas relacionados ao câncer (PS 0) e sem invasão vascular ou disseminação extra-hepática. A TACE (quimioembolização arterial transcateter) é considerada o tratamento de primeira linha. Estudos de coorte recentes relataram uma sobrevida média de cerca de 40 meses em candidatos bem selecionados com uma técnica de última geração e uma abordagem superseletiva.
4. **CHC avançado (BCLC estágio C):** pacientes com sintomas relacionados ao câncer (tumores sintomáticos, ECOG 1-2), invasão macrovascular (invasão segmentar ou portal) ou disseminação extra-hepática (envolvimento de linfonodos ou metástases) devem ser avaliados para terapia sistêmica. Diferentes opções são eficazes para primeira linha: combinação de atezolizumabe com bevacizumabe e a associação tremelimumabe com durvalumabe são atualmente o tratamento de primeira linha em pacientes com função hepática preservada (Child-Pugh A). Outras drogas de primeira linha são sorafenibe e lenvatinibe. Como segunda linha, as opções são: regorafenib, cabozatinib e ramucirumab (AFP≥400 ng/mL).
5. **CHC em fase terminal (BCLC estágio D):** são pacientes com uma condição de saúde extremamente debilitada (ECOG 3-4), com incapacidade significativa decorrente do câncer. A expectativa de vida média é de 3 a 4 meses, com uma taxa de sobrevida anual de apenas 11%. Analogamente, pacientes com a classificação Child-Pugh C,

que possuem tumores que ultrapassam os critérios para transplante, enfrentam um prognóstico igualmente desfavorável.[13]

A discussão dos pacientes em equipes multidisciplinares é essencial para abranger e adaptar completamente as opções de tratamento individualizadas.

Colangiocarcinoma intra-hepático

O colangiocarcinoma intra-hepático (iCCA) é uma neoplasia maligna que surge do epitélio do ducto biliar intra-hepático, sendo a segunda neoplasia primária mais comum do fígado, responsável por cerca de 15% das neoplasias hepáticas malignas primárias. Os fatores de risco estão associados à inflamação biliar crônica e incluem: colangite esclerosante primária (CEP), infestação parasitária hepática (*Opisthorchis viverrini, Clonorchis sinensis* e *Schistosoma japonica*) em áreas endêmicas, hepatolitíase, cisto de colédoco, doença de Caroli e agentes tóxicos como Thorotrast. A cirrose e a hepatite pelo vírus da hepatite C também estão associadas a um risco maior desta neoplasia. Entretanto, mais de 80% dos casos não apresentam fatores predisponentes associados.[14]

O marcador tumoral CA19-9 apresenta uma sensibilidade de 50% e uma especificidade variando entre 75% e 90% quando considerado um nível superior a 100 U/mL. Além do CA19-9, a dosagem de alfafetoproteína (AFP) e antígeno carcinoembrionário (CEA) está recomendada nos casos em que é necessário estabelecer diagnóstico diferencial.

Os exames de imagem indicados são a TC trifásica de abdome ou a RM. A TC multifásica é vantajosa por permitir a visualização durante as fases arterial e venosa, contribuindo significativamente para o planejamento cirúrgico, quando indicado. Na TC, o iCCA geralmente se apresenta como uma lesão irregular e hipodensa na fase sem contraste, com realce periférico na fase arterial seguido por hiperatenuação progressiva na fase venosa. Na RM, é hipodenso na fase venosa, com imagens ponderadas em T1 e hiperintensas em T2. A adição da colangiopancreatografia por ressonância magnética (CPRM) oferece informações valiosas sobre o envolvimento do sistema biliar e a extensão da invasão tumoral. A tomografia com emissão de pósitrons com marcador F-flúor-deoxi-2-glicose é recomendável para pacientes ressecáveis com o intuito de identificar metástases linfonodais não detectadas nos exames de imagem.[15]

O papel da biópsia no iCCA antes da cirurgia é objeto de debate, podendo ser dispensada quando o cirurgião planeja uma ressecção com intenção curativa. No entanto, na doença metastática não ressecável localmente avançada ou quando tratamento neoadjuvante for considerado, a obtenção de uma biópsia é útil para confirmar o diagnóstico. O padrão histológico mais comum é o tubular ou glandular em um estroma desmoplásico. É classificado em pequenos ou grandes ductos, sendo os principais diagnósticos diferenciais o CHC e o adenocarcinoma metastático.

Quanto ao tratamento, a ressecção é considerada a única chance de cura, com taxas de sobrevida em cinco anos variando entre 20% e 40%. O iCCA muitas vezes é diagnosticado em estágios avançados, com tumores maiores e complexos, envolvendo estruturas vasculares e biliares. Portanto, é crucial que os pacientes sejam avaliados por um cirurgião especializado, pois frequentemente requerem procedimentos cirúrgicos complexos. Antes da ressecção, é fundamental descartar a presença de doença multifocal ou metastática, o que também pode ser feito através da laparoscopia. O objetivo da ressecção cirúrgica é remover o tumor completamente (ressecção R0), mantendo, ao mesmo tempo, uma drenagem hepática adequada e preservando o futuro remanescente hepático. Em muitos casos, isso requer uma hepatectomia maior, com ou sem reconstrução das vias biliares. Às vezes, pode ser necessário realizar embolização da veia porta para garantir que o remanescente hepático seja adequado. Além da ressecção, a linfadenectomia dos linfonodos regionais também deve ser realizada. A presença de metástases linfonodais é o indicador mais significativo para a sobrevida dos pacientes com iCCA. A neoadjuvância pode ser considerada em casos selecionados.[15]

No contexto da terapia sistêmica, o estudo BILCAP se destacou como o primeiro estudo prospectivo a evidenciar um benefício significativo na sobrevida para pacientes submetidos à ressecção e tratados com capecitabina adjuvante em comparação com aqueles que apenas receberam observação após a cirurgia. É importante observar que, devido à raridade da doença, o estudo incluiu outros tipos de câncer do trato biliar, sendo o iCCA responsável por apenas 8% do grupo de estudo.[16] Com relação ao iCCA não ressecável e metastático, o tratamento padrão para pacientes com iCCA metastático ou irressecável é a quimioterapia paliativa.

Referências bibliográficas

1. Adrian M, Di Bisceglie, Alex S. Hepatic Tumors and Cysts. In: Sleisenger and Fordtran's Gastrointestinal and Liver Disease. 11th ed. Elsevier; 2020. p. 1509-31.
2. Bioulac-Sage P, Laumonier H, Balabaud C. Benign Hepatocellular Tumors. In: Saxena R. Practical Hepatic Pathology. Philadelphia: Saunders/Elsevier; 2011. p. 473-88.

3. Kacala A, Dorochowicz M, Matus I, Pula M, Korbecki A, Sonanski M, et al. Hepatic hemangioma: Review of Imaging and Therapeutic Strategies. Medicina. 2024;60:449.
4. EASL Clinical Practice Guidelines on the management of benign liver tumors. J Hepatol. 2016;65:386-98.
5. Strauss E, et al. Diagnosis and treatment of benign liver nodules: Brazilian Society of Hepatology (SBH) recommendations. Arq Gastroenterol. 2015;Suppl 1:47-54.
6. Kim JV, Wu GY. Focal Nodular Hyperplasia: A Comprehensive Review with a Particular Focus on Pathogenesis and Complications. J Clin Transl Hepatol. 2024;12(2):182-90.
7. Nault J-C, Couchy G, Balabaud C, et al. Molecular classification of Hepatocellular adenoma associates with risk factors, bleeding and malignant transformation. Gastroenterology. 2017;152:880-94.
8. Herman P, Fonseca GM, Kruger JAP, et al. Guidelines for treatment of hepatocellular adenoma in the Era of Molecular biology: an experienced-based surgeons' perspective. J Gastrointest Surg. 202:1-9.
9. Singal AG, Llovet JM, Yarchoan M, Mehta N, Heimbach JK, Dawson LA. AASLD practice guidance on prevention, diagnosis, and treatment of hepatocellular carcinoma. Hepatology. 2023;78(6):1922-65.
10. Galle PR, Forner A, Llovet JM, Mazzaferro V, Piscaglia F, Raoul JL, et al. EASL Clinical Practice Guidelines: Management of hepatocellular carcinoma. J Hepatol. 2018;69(1):182-236.
11. Chernyak V, Fowler KJ, Kamaya A, Kielar AZ, Elsayes KM, Bashir MR, et al. Liver Imaging Reporting and Data System (LI-RADS) version 2018: Imaging of hepatocellular carcinoma in at-risk patients. Radiology. 2018;289(3):816-30.
12. Chagas AL, Mattos AA, Carrilho FJ, Bittencourt PL, Vezozzo DCP, Horvat N, et al. Brazilian Society of Hepatology updated recommendations for diagnosis and treatment of hepatocellular carcinoma. Arq Gastroenterol. 2020;57(1):1-20.
13. Reig M, Forner A, Rimola J, Ferrer-Fàbrega J, Burrel M, Garcia-Criado A, et al. BCLC strategy for prognosis prediction and treatment recommendation: The 2022 update. J Hepatol. 2022;76(3):681-93.
14. Mejia JC and Pasko J. Primary liver cancers. Intrahepatic cholangiocarcinoma and Hepatocellular carcinoma. Surg Clin N Am. 2020;1-11.
15. EASL-ILCA Clinical Practice Guidelines on the management of Intrahepatic cholangiocarcinoma. J Hepatol. 2023;79:181-208.
16. Primrose JN, Fox RP, Palmer DH, Malik HZ, Prasad R, Mirza D, et al. Capecitabine compared with observation in resected biliary tract cancer (BILCAP): a randomized, controlled, multicenter, phase 3 study. Lancet Oncol. 2019;20(5):663-73.

capítulo 24

Neoplasias da mulher e o aparelho digestivo

Roseane V. Bicalho F. Assis
Giovana Pereira Nogueira da Gama
Gabriela Teixeira Canedo

Introdução

O câncer é uma das principais causas de morte no mundo. Sua incidência e mortalidade estão aumentando devido ao envelhecimento natural da população, associado à maior exposição a poluentes ambientais, à industrialização de alimentos e ao sedentarismo. A taxa ajustada de incidência de câncer é 19% maior em homens do que em mulheres, variando entre as diferentes regiões do mundo.

Recentemente, estudos sugerem que o aumento de alguns tipos de câncer em mulheres pode ser atribuído à perda dos fatores protetores hormonais após a menopausa. Isso, por outro lado, justifica a menor incidência de câncer em mulheres mais jovens comparadas aos homens. Grande parte das mulheres tem recorrido à terapia de reposição hormonal (TRH) para reduzir os efeitos e sintomas deletérios da menopausa, principalmente nos países ocidentais. Com isso, há um maior risco de câncer de mama, mas uma provável proteção em relação ao câncer do trato gastrointestinal (CGI).[2]

Estudos recentes demonstram diferenças na carcinogênese GI entre homens e mulheres.* No entanto, após estabelecida a doença, não há diferenças significativas em relação ao diagnóstico e tratamento, sendo este tema de grande importância para o desenvolvimento de alvos na prevenção e terapia do CGI, especialmente nas mulheres.[1-3] Descrevemos, neste capítulo, os principais CGIs, correlacionando os fatores ligados às mulheres.

* Termos usados: homens e mulheres quanto ao sexo atribuído no nascimento.

Câncer do trato gastrointestinal nas mulheres

No Brasil, a estimativa do INCA para o triênio 2023-2025 foi de uma taxa ajustada de incidência de câncer 17% maior em homens do que em mulheres. Nas mulheres, predomina o câncer de mama, seguido pelo colorretal. Os fatores que determinam a diferença entre os sexos na incidência do câncer gastrointestinal (CGI) ainda são controversos, variando conforme a exposição a fatores carcinogênicos relacionados ao estilo de vida, obesidade, resistência à insulina, dieta industrializada rica em nitrosaminas, carnes defumadas e processadas, álcool, fumo, sedentarismo, fatores ambientais e prováveis fatores protetores hormonais sexuais em mulheres. Isso confere aos homens um maior risco inicial e um aumento progressivo do câncer nas mulheres após a menopausa.[5]

Estudos recentes demonstram que o estrogênio tem propriedades tumorigênicas e/ou antitumorais, variando conforme a presença dos receptores de estrogênio no órgão estudado. Embora a TRH após a menopausa esteja ligada ao aumento do risco de câncer de mama e ovários, seu papel protetor no câncer gastrointestinal (CGI) e endométrio tem sido sugerido, considerando ainda o risco aumentado pela redução do estrogênio após a menopausa.[5] O mecanismo exato da proteção do estrogênio no CGI ainda não está bem estabelecido.[6] A síntese endógena de estrogênio em mulheres na pós-menopausa ocorre principalmente no tecido adiposo, catalisada pela enzima aromatase. A adiposidade pós-menopausa aumenta a atividade estrogênica endógena. Portanto, o IMC está associado ao aumento da incidência de doenças relacionadas aos receptores de estrogênio em mulheres que nunca usaram TRH, o que não ocorre em mulheres em tratamento.[6]

Câncer de esôfago e adenocarcinoma da junção esofagogástrica

O câncer de esôfago (CE) é classificado histologicamente como:

1. Tumores epiteliais, mais frequentes: carcinoma espinocelular (CEC) e adenocarcinoma de esôfago (AE).
2. Tumores mais raros, não epiteliais, como: leiomiossarcoma, carcinossarcoma e pseudossarcoma.
3. Melanoma.

Etiopatogenia

O CE é mais frequente em homens, sendo o CEC o mais incidente, sugerindo o predomínio etiológico dos fatores comportamentais e a exposição aos fatores de risco externos. Condições genéticas ou hereditárias e exposições ocupacionais, como radiações X e gama, são consideradas fatores de risco para o CE. Fumo e álcool são fatores de risco principais, principalmente para o CEC, enquanto a doença do refluxo gastroesofágico (DRGE), tabagismo e obesidade são fatores de risco estabelecidos para o AE. A obesidade contribui para o desenvolvimento da DRGE, uma das principais causas subjacentes do AE, sendo o esôfago de Barrett o único precursor conhecido, aumentando o risco em 30 a 60 vezes quando comparado à população em geral[7] (Figura 24.1A e B). O aumento da circunferência da cintura e do quadril são fatores de risco para o AE, independentes do IMC (índice de massa corporal), principalmente em mulheres.[7] Hormônios sexuais também influenciam no CE, o que pode justificar a disparidade de gênero em relação ao predomínio do CE em homens, reduzida na população idosa. Há aumento do risco do CE em mulheres com menopausa precoce e redução do risco em mulheres com TRH,[6] sendo recomendada TRH nessas mulheres (idade <40 anos), até a idade da menopausa natural (~51 anos).[8]

O adenocarcinoma da junção esofagogástrica (AJEG), apesar de mais prevalente no sexo masculino, tem essa predileção reduzida na pós-menopausa (~11:1 aos 50-54 anos, ~4:1 aos 75-79 anos), sem aparente relação com o estrogênio, possivelmente associado ao distúrbio metabólico na pós-menopausa.[9] A DRGE é um dos principais fatores de risco do AJEG, com causalidade controversa em relação ao câncer da cárdia e sem relação com o CG não cárdia[3] (Figura 24.1C e D).

Quadro clínico

O CE é geralmente diagnosticado em estádio mais avançado. Os sintomas principais são disfagia, odinofagia alta no CEC e baixa no AE, além de perda de peso e regurgitação. O diagnóstico precoce do CEC e AE geralmente ocorre de forma incidental.[3]

Diagnóstico e propedêutica

A endoscopia digestiva alta (EDA), complementada pela histologia das biópsias (mínimo de 6-8 biópsias grandes), tem um papel fundamental no diagnóstico, estadiamento, tratamento e acompanhamento dos pacientes com CE e AJEG (conforme Classsificação de Siewert).[2,3] Cânceres localizados na cárdia gástrica que não envolvem a JEG são estadiados como carcinomas gástricos.[2] O diagnóstico de câncer precoce só é confirmado após a ressecção endoscópica ou cirúrgica.[3] O AJEG é menos frequente e tem melhor prognóstico em mulheres.[9]

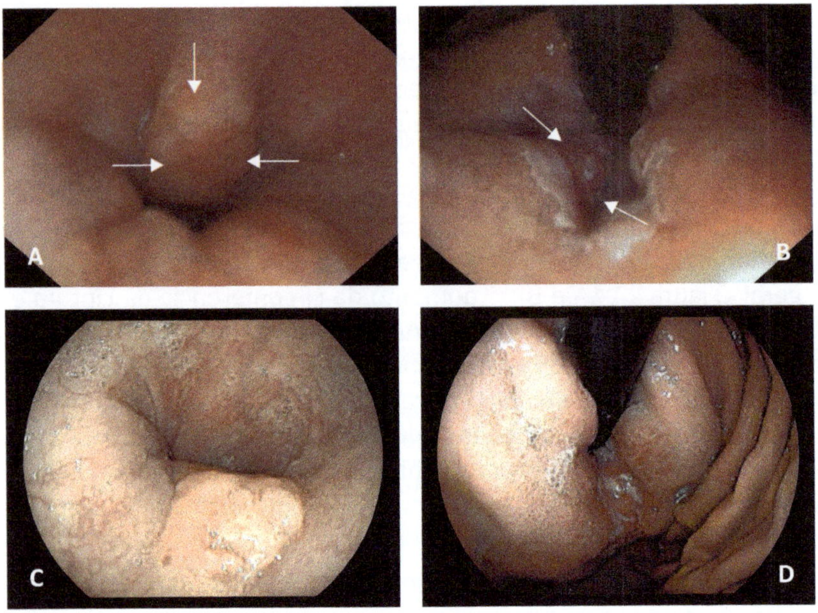

Figura 24.1. Adenocarcinoma da junção esofagogástrica. (**A** e **B**) Adenocarcinoma da junção esofagogástrica precoce – homem, 63 anos, em 2018. (**C** e **D**) Adenocarcinoma da junção esofagogástrica em estadiamento avançado, comprometendo a cárdia. Mulher, 40 anos. Março 2024.

Tratamento

A ressecção endoscópica pode ser considerada no AE, CEC e AJEG em estádio precoce, através da mucosectomia (EMR) ou dissecção endoscópica da submucosa (ESD) e/ou ablação, para ressecção de tecido pré-neoplásico em esôfago de Barrett. Estadiamentos mais avançados requerem tratamento cirúrgico, por vezes com quimiorradiação pré-operatória para redução do tamanho do tumor ou sem cirurgia, com quimiorradiação definitiva ou paliativa em casos de invasão de órgãos estruturais.[3]

Câncer gástrico

O adenocarcinoma gástrico (CG) é uma neoplasia epitelial maligna, que representa cerca de 95% dos tumores malignos do estômago. É o quinto câncer mais comum e o terceiro em mortalidade no mundo, sendo duas vezes mais frequente em homens. Cerca de 90% dos casos são de origem esporádica, 10% de origem familial e 3%-5% de origem hereditária, sendo o câncer gástrico difuso hereditário (CGDH) o mais frequente (1%-3% dos casos de CG).[2,10] Conforme sua localização, o CG é classificado como CG da cárdia

(CGC) e CG não cárdia (CGNC). Do ponto de vista histológico, o CG pode ser do tipo intestinal ou difuso, de acordo com a Classificação de Lauren:[2,10]

- **Tipo intestinal (CGI):** cerca de 54% dos casos, bem diferenciado, mais frequente em homens e no antro gástrico. Sua carcinogênese ocorre a partir da gastrite crônica, atrofia, metaplasia intestinal, displasia e CG (cascata de Pelayo-Correa), sendo a infecção pelo *Helicobacter pylori* o fator etiológico principal (90% dos casos de CGNC), além do tabagismo, fatores ambientais, alta ingestão de sal (nitrosaminas) e outros[2,10,14] (Figura 24.2).
- **Tipo difuso ou indiferenciado (CGD):** cerca de 30% dos casos, podendo apresentar-se com células em anel de sinete, mais comum em jovens, no sexo feminino e na porção proximal. Os fatores etiológicos incluem mutações epigenéticas relacionadas ao *H. pylori* ou Epstein-Barr (EBV – responsável por 8%-10% dos CGs, mais comuns no CGC e em corpo gástrico); perda da expressão da proteína E-caderina (adesão celular), exclusiva do CGD e associada a mutações genéticas hereditárias. Tem pior prognóstico, com maior risco de invasão profunda na parede gástrica[2,10] (Figura 24.3).
- **Adenocarcinoma do tipo misto:** <15% dos casos, de pior prognóstico, geralmente com infiltração da parede gástrica.

Figura 24.2. Adenocarcinoma gástrico bem diferenciado intramucoso (ressecção endoscópica ESD).

Escaneie o QR-CODE ou clique nele para aprender a realizar a técnica.

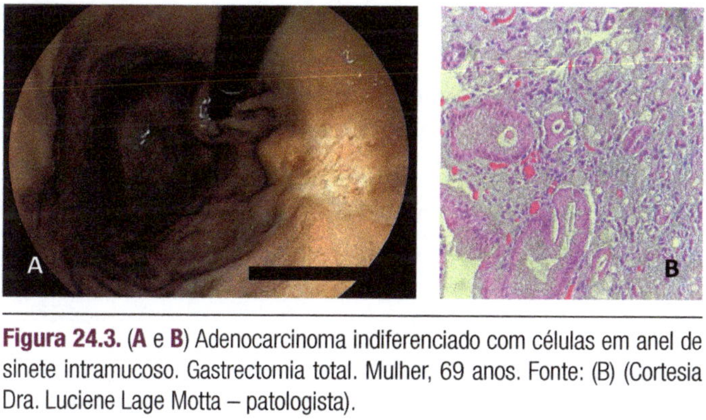

Figura 24.3. (**A** e **B**) Adenocarcinoma indiferenciado com células em anel de sinete intramucoso. Gastrectomia total. Mulher, 69 anos. Fonte: (B) (Cortesia Dra. Luciene Lage Motta – patologista).

Estudos recentes demonstram um aumento do CG em mulheres com idade inferior a 50 anos, com aumento do CGC, atribuído à obesidade e à DRGE, além do aumento do CGD nas duas últimas décadas, superando os homens nos EUA a partir de 2016. Isso é atribuído ao aumento de exposição aos fatores carcinogênicos externos (tabaco, álcool), além da gastrite autoimune, três vezes mais frequente em mulheres.[12]

Etiopatogenia

O CG tem etiologia multifatorial, variando conforme sua localização (CGC e CGNC), influência de fatores ambientais e fatores ligados ao hospedeiro, como genéticos/hereditários, gastrite autoimune, infecção pelo *H. pylori* ou vírus Epstein-Barr (as mulheres apresentam 1,5 vezes maior risco de CG associado ao EBV[15]), histórico familiar de CG, dieta abusiva do sal (nitrosaminas), carnes processadas e defumadas, tabagismo, excesso de bebida alcoólica, sedentarismo e obesidade, entre outros. A gastrectomia parcial com anastomose a Billroth II, após 20 anos de cirurgia, aumenta o risco do CGNC. A DRGE aumenta o risco do câncer da junção esofagogástrica, com causalidade controversa em relação ao CGC e sem relação com o CGNC.[2,10,13,16]

A obesidade impacta em fatores hormonais como o fator de crescimento semelhante à insulina (IGF), aumento de leptina, redução de adiponectina, fator de necrose tumoral-α (TNF-α) e interleucina-6, além dos esteroides sexuais endógenos, que são sintetizados no tecido adiposo periférico.[7] O estrogênio regula a adiposidade corporal e a distribuição de gordura, interagindo com as vias da leptina. Sua redução na menopausa está associada ao aumento da gordura visceral.[7] O índice de massa corporal (IMC) e a circunferência da cintura (CC) foram associados ao CGC em homens e mulheres. A relação cintura-quadril (RCQ) também foi positivamente associada ao CG nas mulheres, e a circunferência da cintura (CC) foi positivamente associada ao CGC nos homens, independentemente do IMC. Além disso, há menor risco de CGNC em casos de ooforectomia bilateral.[7]

A TRH demonstrou uma redução de 28% do risco de CG, comparado às mulheres sem TRH.[17] É controverso o maior risco de CG em mulheres em uso de drogas antiestrogênicas (tamoxifeno).[11] Portanto, há indícios de que estrogênios protegem as mulheres contra o CG na pré-menopausa, predominantemente no tipo intestinal, sem efeito significativo no CGC e CGD, podendo justificar a redução proporcional da diferença da taxa de incidência entre homens e mulheres no CG após a menopausa.[11]

Quadro clínico

O CG é geralmente diagnosticado em fase avançada. Os sintomas mais frequentes incluem epigastralgia, sensação de plenitude gástrica pós-prandial, deficiência de ferro, anemia, hiporexia e emagrecimento. Raramente, pode evoluir para hemorragia digestiva alta com melena e hematêmese. No CGC, a disfagia ou odinofagia baixa podem estar presentes.[3]

Diagnóstico e propedêutica

A EDA, com um mínimo de 6-8 biópsias para estudo histopatológico, é fundamental para o diagnóstico e estadiamento do CG. O diagnóstico do CG precoce geralmente ocorre de forma incidental ou em pacientes em seguimento de lesões e condições pré-neoplásicas (protocolo OLGA/OLGIM – de maior risco em estádios III e IV, gastrite autoimune e outras) ou em programas de rastreamento.[2,10,14]

O estadiamento é feito através da tomografia computadorizada do abdome e tórax, podendo ser complementado com PET/CT-FDG para detecção de metástase a distância. A EUS é utilizada para estadiamento locorregional. A laparoscopia diagnóstica pré-tratamento pode ser usada quando se considera quimiorradiação pré-operatória. O teste universal MSI por PCR/NGS ou imuno-histoquímica (IHQ) é recomendado para todo novo diagnóstico de CG.[2] O CGD tem pior prognóstico e predomina em mulheres jovens.[7]

Tratamento

A ressecção endoscópica da mucosa ou mucosectomia (EMR) e a dissecção endoscópica da submucosa (ESD) podem ser realizadas em casos de CG precoce. O tratamento medicamentoso oncológico é indicado em estádios avançados, direcionado pelos marcadores biológicos moleculares (MSI/BRAF, HER2, PD-L1). A quimioterapia intraperitoneal hipertérmica (HIPEC) ou laparoscópica pode ser uma alternativa terapêutica para estádios IV, em casos selecionados.[2]

Linfoma extranodal das células B da zona marginal do tipo MALT

Cerca de 30%-40% dos linfomas extranodais não Hodgkin são localizados no trato gastrointestinal, com predomínio no estômago (60%-75% dos casos), que representa de 2%-8% dos tumores gástricos, seguido pelo intestino delgado, cólon e reto. Esses linfomas predominam na 5ª e 7ª décadas de vida, sendo ligeiramente mais frequentes em homens em comparação às mulheres. Originalmente classificados como linfoma MALT de baixo grau e de alto grau, atualmente são denominados linfoma de células B da zona marginal e linfoma difuso de grandes células B (DLBCL), respectivamente.[14]

Etiopatogenia

Os linfomas gástricos originam-se das células B, tendo como fator etiológico principal a inflamação gástrica com infiltrado linfoide e folículos linfoides causada pelo *H. pylori*. com ativação das células T, resultando na expansão clonal das células B e formação do tecido linfoide associado à mucosa (MALT), que pode evoluir para o linfoma extranodal das células B da zona marginal do tipo MALT, através de mutações somáticas.[14]

Diagnóstico

EDA com um mínimo de dez biópsias é fundamental, com atenção para formas *gastrite-like* ou multifocais, e deve ser complementada com exame histológico e imuno-histoquímica. O estadiamento é realizado através da EUS, que avalia a profundidade de invasão da parede e a presença de gânglios locorregionais.[14]

Tratamento

A cura pode ser alcançada após a erradicação do *H. pylori* em 70%-80% dos casos em estádio I/II de Lugano, se o linfoma for de baixo grau, em um período de 1 a 18 meses, na ausência da T(11;18) (q21;q21) e do gene BCL-10. Em estádios mais avançados, o tratamento oncológico específico, como quimioradioterapia, é necessário.[14]

Síndromes de câncer gástrico hereditário

Síndrome GAPPS (*Gastric Adenocarcinoma and Proximal Polyposis of the Stomach*)

Caracteriza-se por uma polipose gástrica proximal de glândulas fúndicas císticas (>100 pólipos no corpo e fundo gástrico), que podem desenvolver displasia, com um risco médio de CG de 12%-25% aos 50 anos. É causada por uma mutacão autossômica dominante do gene APC,[4,10] sem diferença significativa entre os sexos[4,10] (Quadro 24.1). Recomenda-se a realização de EDA com remoção dos pólipos maiores e acompanhamento anual ou individualizado. A gastrectomia pode ser indicada em casos de lesões múltiplas, de alto risco ou endoscopicamente irressecáveis.[10]

Quadro 24.1. Critérios clínicos para o diagnóstico da síndrome GAPPS		Escaneie o QR-CODE ou clique nele para aprender a realizar a técnica.

Câncer gástrico familiar tipo intestinal

Famílias com um padrão autossômico dominante de câncer gástrico, ainda sem mutação germinativa identificada no contexto de agregação familial. Os critérios clínicos para diagnóstico incluem: ≥ 2 casos de CG tipo intestinal em parentes de 1º/2º grau, sendo um deles com menos de 50 anos; ou ≥ 3 casos de CG tipo intestinal em parentes de 1º ou 2º grau, independentemente da idade). A polipose adenomatosa familiar deve ser excluída. A erradicação do *H. pylori* é obrigatória, com acompanhamento endoscópico.

Câncer gástrico difuso hereditário

Síndrome autossômica dominante caracterizada por alta prevalência de CG difuso, com células em anel de sinete, que afeta principalmente jovens. O risco de desenvolvimento de CG ao longo da vida é de 67% para os homens e 83% para as mulheres, a partir dos 20 anos de idade.[2,10,19] As mulheres apresentam um risco adicional de câncer lobular invasivo de mama bilateral. É causado pelas mutações germinativas no gene CDH1 (30%-50% dos casos) e CTNNA1, que codificam, respectivamente, as proteínas E-caderina e β-catenina, responsáveis pela adesão celular. A perda da expressão dessas proteínas induz ao crescimento desordenado das células e à presença de células em anel de sinete multifocais, com menos de 2 mm de tamanho, que podem se apresentar em formato de disseminação pagetoide, abaixo do epitélio da mucosa, dificultando o diagnóstico endoscópico precoce[2,10,19] (Quadro 24.2).

Quadro 24.2. Critérios clínicos para o diagnóstico da síndrome de câncer gástrico difuso hereditário		Escaneie o QR-CODE ou clique nele para aprender a realizar a técnica.

A gastrectomia profilática é recomenda aos 18 anos para indivíduos com mutação no CDH1 ou CTNNA1 e critérios clinicos de doença. Em caso de recusa ou presença de citérios clínicos da doença sem mutação germinativa identificada, a EDA com biópsias múltiplas randomizadas (mínimo de 26 biópsias – Protocolo de Cambridge) deve ser realizada a cada 6-12 meses, com consentimento informado ao paciente sobre o alto índice de falha diagnóstica.[2,10,19]

**O risco do CG hereditário na síndrome de Lynch (SL) e polipose adenomatosa será discutido adiante neste capítulo.*

Câncer colorretal

O câncer colorretal (CCR) é uma neoplasia epitelial do cólon e reto, derivada do adenoma tubular ou da lesão serrilhada séssil. A incidência mundial é cerca de 30% menor em mulheres do que em homens.

Etiopatogenia

As diferenças na carcinogênese entre o cólon direito e esquerdo são influenciadas desde a embriogênese, sendo reconhecidas as seguintes vias:

1. **Via de instabilidade cromossômica:** representa 70% dos casos de CCR, caracterizada pela sequência adenoma-carcinoma, com evolução para o CCR em um período de 10-15 anos, através de mutações epigenéticas no conceito da senescência[1,4,27,28] (Figura 24.4).

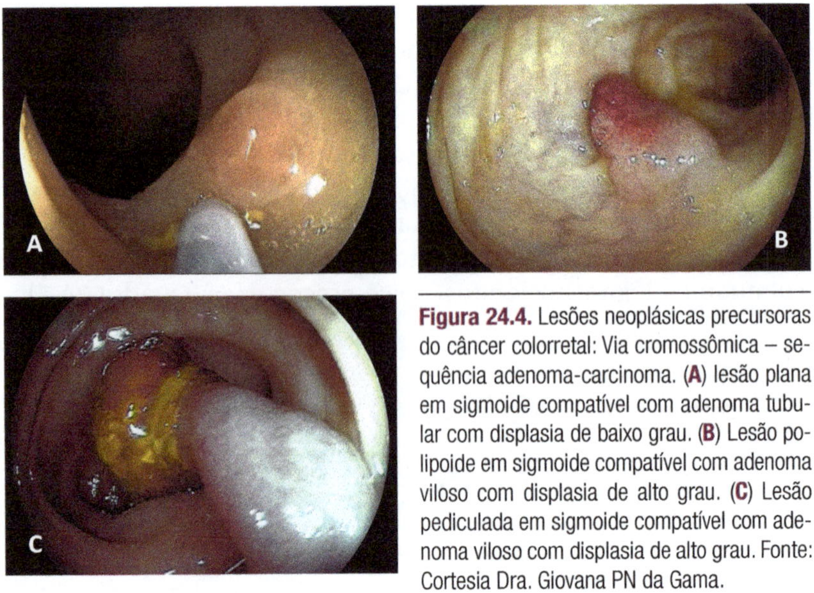

Figura 24.4. Lesões neoplásicas precursoras do câncer colorretal: Via cromossômica – sequência adenoma-carcinoma. (**A**) lesão plana em sigmoide compatível com adenoma tubular com displasia de baixo grau. (**B**) Lesão polipoide em sigmoide compatível com adenoma viloso com displasia de alto grau. (**C**) Lesão pediculada em sigmoide compatível com adenoma viloso com displasia de alto grau. Fonte: Cortesia Dra. Giovana PN da Gama.

2. **Via de instabilidade microssatélite (MSI):** ocorre na síndrome de Lynch (SL) que representa 3%-5% de todos os casos de CCR, através da perda da expressão das proteínas de reparo *mismatch* secundária à transmissão autossômica dominante das mutações nos genes supressores tumorais MLH1, MSH2, MSH6, PMS2 e deleções em EPCAM (ligado ao gene MSH2), com o conceito do adenoma tubular acelerado.[1,4,20,24,27,28]
3. **Via do fenótipo metilador das ilhas CpG (CIMP) e mutações do proto-oncogene BRAF:** ocorre em 15%-25% dos casos de CCR (CCR-MSI esporádico), derivada da via serrilhada, tendo como lesões precursoras as lesões serrilhadas séssseis (LSS), geralmente planas e recobertas por camada de mucina, mais frequentes no cólon direito, causadas pela mutação dos proto-oncogenes BRAF (Figura 24.5A). Evoluem em cerca de 10 anos para LSS com displasia, através da hipermetilação do gene MLH1 (CIMP), induzindo à instabilidade microssatélite, com rápida evolução para o CCR-MSI, que predomina em mulheres com idade superior a 65 anos. Lesões serrilhadas com displasia de baixo grau devem ser tratadas e seguidas como equivalentes ao adenoma tubular com displasia de alto grau (Figura 24.5B e C). O adenoma serrilhado tradicional (Figura 24.5D a F) tem pior prognóstico.O teste universal MSI é recomendado para todo novo CCR diagnosticado, independentemente do histórico familiar de câncer e/ou idade do indivíduo acometido. As mutações RAS (NRAS e KRAS) e mutação BRAF devem ser pesquisadas em todo paciente com CCR metastático ou avançado em estádio IV.[1,4,20,21,24,27,28]

As diferenças na carcinogênese colorretal entre os sexos são observadas na topografia do CCR: o câncer do cólon proximal predomina em mulheres (46% × 38%), sendo o CCR-MSI via CIMP mais comum, com aumento do risco proporcional à idade, contrapondo-se à redução do câncer de reto (24% em mulheres × 31% em homens).[1,4,20,21,27,28] Cerca de 56% dos casos de CCR ocorrem no cólon proximal em mulheres com 80 anos ou mais, comparado a 26% aos 50 anos.[22]

Figura 24.5. Lesões neoplásicas precursoras do câncer colorretal: via serrilhada.

Escaneie o QR-CODE ou clique nele para aprender a realizar a técnica.

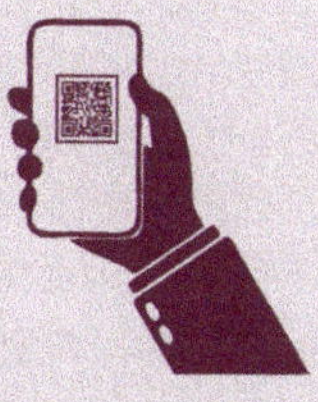

Evidências recentes sugerem um efeito protetor do estrogênio no CCR em mulheres, através de um efeito inibidor direto do crescimento nas células cancerígenas colorretais, nos próprios receptores supressores tumorais. Os receptores de estrogênio no tecido do cólon reduzem progressivamente com o aumento da idade, e a redução após a menopausa é considerada um dos fatores de aumento do risco das lesões serrilhadas no cólon direito em mulheres após os 60 anos, através da via CIMP. Alguns estudos recentes demonstram que a reposição do estradiol pode reduzir este risco adicional, através do seu efeito regulador positivo da expressão dos genes MLH1 e MSH2, inclusive nas células endometriais,[4,24,28] e evidenciam a redução da mortalidade do CCR em mulheres em TRH.[26]

Quadro clínico

A maioria dos casos de CCR é assintomática. Os sintomas geralmente surgem em fases mais avançadas da doença e incluem sangramento nas fezes, alteração do hábito intestinal, redução do calibre das fezes, deficiência de ferro, anemia e emagrecimento.[1,27]

Diagnóstico

A colonoscopia é o método de escolha para o rastreio do CCR, recomendada a partir dos 45-50 anos, a cada 5-10 anos, para detecção e remoção das lesões precursoras em pacientes assintomáticos, reduzindo a incidência e mortalidade do CCR. Uma alternativa é a pesquisa de sangue oculto nas fezes (PSOF) (guaiaco ou preferencialmente imunoquímico-FIT) anual, que reduz a mortalidade em 15%-25% em 10 anos. Se o PSOF for positivo, a colonoscopia é recomendada, sendo contraindicada a PSOF nos próximos 5 anos. Em indivíduos com histórico familiar de CCR, a colonoscopia é recomendada a partir dos 40 anos ou 10 anos antes da idade do diagnóstico do familiar mais jovem, podendo ser necessária em intervalos menores se houver câncer hereditário ou polipose colônica, com aconselhamento genético.

O estadiamento é feito através de métodos de imagem radiológicos, como tomografia computadorizada (TC) do abdome total e tórax e, se necessário, PET CT/RM para avaliar metástase a distância. O teste universal de instabilidade de microssatélites (MSI), com ou sem teste BRAF, é recomendado para todos os novos casos de CCR, para selecionar pacientes com Síndrome de Lynch (SL) ou para direcionar o tratamento oncológico.[1,27]

Tratamento

A sobrevida e o tratamento dependem do estádio da doença. Lesões neoplásicas benignas ou malignas precoces, polipoides, planas ou de crescimento lateral (LSTs) são ressecadas por colonoscopia através de polipectomia, mucosectomia ou ESD, consideradas curativas se bem diferenciadas, com margens laterais e profundas livres e invasão da submucosa até sm2. Lesões localmente avançadas serão submetidas à colectomia e linfadenectomia, seguidas de tratamento oncológico conforme a invasão linfovascular, presença de MSI ou mutações em BRAF e KRAS/NRAS. Em casos selecionados, a quimioterapia e/ou radioterapia neoadjuvante é recomendada.[1,21,27]

Síndrome de Lynch

A síndrome hereditária com alta penetrância do CCR e alta instabilidade microssatélite (MSI) se manifesta, em média, aos 45 anos de idade, com cânceres extracolônicos sincrônicos e metacrônicos.[4,20,24] Representa 3% a 5% dos casos de CCR, com incidência atual de 1:279 indivíduos na população geral. É caracterizada pela transmissão autossômica dos genes supressores tumorais MLH1, MSH2, MSH6, PMS2 ou deleções em EPCAM, que levam à perda da expressão das proteínas de reparo de *mismatch*, resultando em falhas no reparo das sequências repetidas do DNA. Isso leva à instabilidade microssatélite e à formação acelerada do adenoma tubular, geralmente em forma de lesão plana, predominante no cólon direito, com rápida evolução para CCR em um período de 18 a 36 meses. As mutações nos genes MLH1 e MSH2 representam juntas 90% dos casos de síndrome de Lynch (SL).[4,20,24,27]

Diagnóstico

O diagnóstico é confirmado pelo teste genético (NGS), que deve ser realizado em indivíduos com critérios clínicos de histórico pessoal ou familiar da SL (Quadro 24.3). É recomendado o teste MSI por meio de imuno-histoquímica (seguido de teste de hipermetilação se houver

Quadro 24.3. Critérios clínicos para o diagnóstico da síndrome de Lynch

Escaneie o QR-CODE ou clique nele para aprender a realizar a técnica.

perda da expressão da proteína MLH1) ou PCR (com falha diagnóstica para mutação germinativa MSH6 devido à baixa MSI), com ou sem teste BRAF, no tumor, em todo novo diagnóstico de CCR, de endométrio ou gástrico.[4,20,27,28]

A prevalência de CCR e cânceres extracolônicos é maior nas mutações MLH1 e MSH2, sem evidência de diferença entre homens e mulheres. A colonoscopia é recomendada a cada 1-2 anos a partir dos 20-25 anos para mutações MLH1 e MSH2, e a partir dos 30-35 anos a cada 3 anos para mutações MSH6 e PMS2, ou antes, conforme histórico familiar. A colectomia total com preservação do reto é preferida nos indivíduos com CCR portadores das mutações MLH1 e MSH2. O risco de CG do tipo intestinal varia de 1% a 13%, sendo recomendada a EDA a partir dos 30 anos, a cada 2-4 anos, com pesquisa e tratamento do *H. pylori.* As mulheres apresentam um risco adicional de câncer de endométrio e de ovário, sendo recomendada histerectomia e ooforectomia profilática aos 35 anos, após prole constituída, exceto em mutação PMS2. Há também um aumento do risco de outros cânceres como: ureter ou pelve renal, vias biliares, intestino delgado e tumores de pele (sebáceos), com aumento do risco de câncer sincrônico ou metacrônico.[1,4,20,24,27]

Famílias com teste genético negativo, mas que atendem aos critérios clínicos com CCR-MSI são diagnosticadas como *síndrome de Lynch like* e seguidas como SL clássica. Já as famílias com CCR-MSS são diagnosticadas como CCR familiar tipo X, com colonoscopia a cada 3 anos a partir dos 30-35 anos, ou 5 anos antes da idade do CCR no parente mais jovem.[4,20,27,28]

Síndromes poliposas hereditárias

Representam menos de 1% dos casos de CCR, sem diferenças entre os sexos, e são caracterizadas da seguinte forma:[4]

- **Adenomatosas:** polipose adenomatosa familiar (PAF), caracterizada pela mutação do gene APC, com aumento do risco de polipose duodenal e lesões extracolônicas (Figura 24.6); polipose associada à MUTYH (uma polipose colônica atenuada) e polipose adenomatosa colônica de origem desconhecida.[4,27]
- **Hamartomatosas:** síndrome de Peutz-Jeghers (STK11), polipose juvenil (SMAD4/BMPR1A) e PTEN.[4,27]
- **Polipose serrilhada:** sem mutação genética conhecida.[4,21,27]

Figura 24.6. Polipose adenomatosa do cólon.

Escaneie o QR-CODE ou clique nele para aprender a realizar a técnica.

Tumores neuroendócrinos gastrointestinais

Os tumores neuroendócrinos (TNE) podem ocorrer em várias partes do corpo, sendo mais frequentes, em 2/3 dos casos, no trato gastrointestinal (GI), pulmões e brônquios, timo e pâncreas. Os tumores neuroendócrinos gastrointestinais (TNE-GI) representam menos de 5% dos tumores GI e predominam no estômago, intestino delgado e reto. Podem ser funcionantes (secretam hormônios e peptídeos vasoativos) ou não funcionantes, geralmente bem diferenciados, de baixo grau a intermediário grau.[29]

Etiopatogenia

Derivados de células neuroendócrinas, a maioria dos TNE é esporádica, mas pode ser hereditária, como na Neoplasia Endócrina Múltipla do tipo 1 (NEM1), tipo 2 (NEM2) e tipo 4 (NEM4), além de mutações na succinato desidrogenase (SDHx).[29]

Quadro clínico, diagnóstico e tratamento

A maioria dos TNE tem evolução indolente, com diagnóstico incidental e raramente apresenta metástase. São caracterizados por conter os biomarcadores diagnósticos: cromogranina A (CgA), sinaptofisina e enolase específica de neurônios. A CgA tem sensibilidade de 73% e especificidade de 95%, mas pode estar elevada em casos de insuficiência renal ou hepática e em uso de IBP. São avaliados o grau de proliferação celular e de diferenciação tumoral (índice Ki-67) e o índice mitótico.

A síndrome carcinoide clássica é rara e predomina em TNE do intestino delgado e apêndice, ou em casos de metástase hepática, sendo mediada pela secreção de serotonina, histamina ou taquicininas na circulação sistêmica, causando rubor episódico e diarreia. Na presença destes sintomas em TNEs GI ou metástase pulmonar, a avaliação da secreção da serotonina pode ser recomendada por meio da coleta de urina de 24 horas ou plasma para medir o ácido 5-hidroxiindolacético (5-HIAA).[29]

Os **TNE gástricos do tipo carcinoide** representam 0,3% dos tumores gástricos e 1,9% dos carcinoides gastrointestinais. Esses tumores surgem de células semelhantes às enterocromafins e são classificados em quatro tipos. Os TNEs bem diferenciados dos tipos I e II são dependentes de gastrina.

- **Tipo I:** é o mais comum, relacionado à gastrite atrófica autoimune, secundário à hipergastrinemia, que induz à hiperplasia das células enterocromafins no corpo e fundo gástrico, sendo mais frequentes em mulheres. A maioria dos casos é bem diferenciada, com diagnóstico incidental por EDA, confirmado por imuno-histoquímica. Os tumores geralmente estão confinados à mucosa e submucosa, sem invasão vascular, e têm menos de 10 mm (< 20 mm em intestino delgado), podendo ser isolados ou múltiplos. Apresentam uma evolução indolente e raramente causam metástase. Após a ressecção do TNE do tipo I, não é recomendado o seguimento com dosagem de gastrina e CgA.
- **Tipo II:** este tipo está associado à neoplasia endócrina múltipla (NEM) tipo I, na síndrome de Zollinger-Ellison, derivado de tumores das células G (gastrinoma) do pâncreas ou duodeno. Embora tenha uma evolução indolente, a maioria dos casos apresenta bom prognóstico. Cerca de 30% podem evoluir para metástase. A sobrevida é maior em mulheres (3,62 a 10,26 meses a mais do que em homens, em tumores de pulmão, pâncreas, reto e estômago, com $p < 0{,}001$).[33]
- **Tipo III:** este é o tipo mais raro, representando 21% dos carcinoides gástricos. Não está relacionado à hipergastrinemia, é esporádico, solitário, de maior tamanho e pior prognóstico.[29]

O tratamento pode ser realizado por ressecção endoscópica, se os tumores forem pequenos e apresentarem características histológicas benignas, ou através de gastrectomia total com esvaziamento ganglionar, em casos selecionados.[29]

- **TNE do intestino delgado:** mais frequente no íleo terminal, esses tumores podem apresentar sintomas e evoluir para metástases. A mutação CDKN1B (p27) está associada a um pior prognóstico.[29]
- **TNE duodenal e jejunoileal:** esses tumores contêm somatostatina, sendo a maioria ampular ou periampular, com tamanho inferior a 10-20 mm, bem diferenciados e de baixo grau. A metástase para linfonodos ocorre em ¼ dos casos se o tumor tiver mais de 20 mm. Se o TNE duodenal não for funcional, a ressecção pode ser endos-

cópica ou por excisão local transduodenal, com linfadenectomia ou pancreatectoduodenectomia, dependendo do estadiamento. No caso de gastrinoma duodenal, o tratamento pode incluir altas doses de IBP, ou octreotide ou lanreotida, além de duodenotomia com ultrassonografia intraoperatória com ressecção local trasnduodenal ou enucleação do tumor, com dissecção de linfonodos periduodenais ou pancreatectoduodenectomia, conforme o estadiamento. Para TNEs do jejuno, íleo ou cólon, a ressecção cirúrgica com linfadenectomia regional é recomendada.[29]

- **TNE do apêndice:** o diagnóstico é frequentemente incidental durante a apendicectomia. Se o tumor for bem diferenciado e tiver ≤2 cm, a cirurgia é curativa, sem recomendação de acompanhamento.[29,30]
- **TNE no cólon e reto:** esses tumores predominam no reto. Se forem menores que 1 cm, a ressecção endoscópica completa é suficiente. No cólon, geralmente se apresentam maiores, com metástase local ou à distância, devendo ser considerada a hemicolectomia com esvaziamento ganglionar.

Tumores estromais gastrointestinais

Os tumores estromais gastrointestinais, ou GISTs, são as neoplasias mesenquimais ou subepteliais mais comuns, originadas das células intersticiais de Cajal, também conhecidas como células marca-passo intestinais. Esses tumores são mais frequentes no trato GI, apresentando uma evolução indolente quando possuem menos de 2 cm. Representam entre 0,1% a 3% das malignidades gastrointestinais, afetando principalmente indivíduos entre 60 e 65 anos, com distribuição igual entre os sexos, regiões geográficas e grupos étnicos. Os GISTs predominam no estômago (55%), seguidos pelo intestino delgado (31%), cólon e reto (6%), e menos de 1% no esôfago ou em locais extragastrointestinais (<5%). A maioria desses tumores é benigna e assintomática quando tem menos de 2 cm. No entanto, até 15% dos casos têm potencial maligno, com possibilidade de apresentar metástase.[31,32]

Diagnóstico

A ecoendoscopia com biópsia por agulha fina é o método de escolha para lesões maiores que 20 mm. O tamanho, a vascularização e a localização do tumor na parede GI direcionam a escolha entre abordagem endoscópica ou cirúrgica. A histologia é utilizada para avaliar o número de mitoses em 5 mm. A imuno-histoquímica mostra que o antígeno C-Kit (CD117) está presente em 95% dos casos. Além disso, recomenda-se complementar com uma TC abdominal para avaliar a extensão local e à distância do tumor. Para a avaliação de metástase, pode-se utilizar a TC /PET/CT, enquanto a ressonância nuclear magnética (RNM) é indicada para GIST retal.[31,32]

Tratamento

O tratamento varia conforme o estadiamento, o tamanho, a localização e a presença de metástases. Pode incluir ressecção endoscópica em monobloco ou cirúrgica, com remoção completa do tumor sem ruptura, que é o tratamento padrão para GIST localizado. A cirurgia é recomendada para GISTs menores que 2 cm, se forem intestinais subclínicos ou gástricos com características de alto risco, para lesões maiores que 2 cm, sintomáticas ou localizadas em áreas de risco.[31,32] Além disso, pode ser indicada terapia adjuvante ou neoadjuvantes com inibidores seletivos dos receptores da enzima tirosina quinase (TKI), como imatinibe, sunitinibe, regorafenibe, ripretinibe ou avapritinibe.[31,32]

Referências bibliográficas

1. NCCN (National Comprehensive Cancer Network). Clinical Practice Guidelines in Oncology (NCCN Guidelines). Colon Cancer, Version 2.2023 – April 25, 2023. Disponível em: NCCN.org.
2. NCCN (National Comprehensive Cancer Network). Clinical Practice Guidelines in Oncology (NCCN Guidelines). Gastric Cancer, Version 1.2023 – March 10, 2023. Disponível em: NCCN.org.
3. NCCN (National Comprehensive Cancer Network)– Clinical Practice Guidelines in Oncology (NCCN Guidelines). Esophageal and Esophagogastric Junction Cancers, Version 1.2024 – March 07, 2024. Disponível em: NCCN.org.
4. NCCN (National Comprehensive Cancer Network). Clinical Practice Guidelines in Oncology (NCCN Guidelines). Genetic/Familial High-Risk Assesment: Colorectal, Version 1.2023 – May 30, 2023. Disponível em: NCCN.org.
5. Amitay EL, Carr PR, Jansen L, Alwers E, Roth W, Herpel E, et al. Postmenopausal hormone replacement therapy and colorectal cancer risk by molecular subtypes and pathways. Int J Cancer. 2020;147(4):1018-26.
6. Nam JH, Jang S-I, Park HS, et al. The effect of menopausal hormone therapy on gastrointestinal cancer risk and mortality in South Korea: a population-based cohort study. BMC Gastroenterology. 2021;21:440.
7. Sanikini H, Muller DC, Sophiea M, et al. Anthropometric and reproductive factors and risk of esophageal and gastric cancer by subtype and subsite: Results from the European Prospective Investigation into Cancer and Nutrition (EPIC) Cohort. Int J Cancer. 2020;146:929-42.
8. McCarthy CE, Field JK, Marcus MW. Age at menopause and hormone replacement therapy as risk factors for head and neck and oesophageal cancer (Review). Oncol Rep. 2017 Oct;38(4):1915-22.

9. Baxter MA, Spender LC, Walsh S, et al. Female Sex but Not Oestrogen Receptor Expression Predicts Survival in Advanced Gastroesophageal Adenocarcinoma—A Post-hoc Analysis of the GO2 Trial. Cancers. 2023;15: 2591.
10. Assis RVBF, Guindalini RS, Mosquera RA, Ribeiro Junior U. Carcinogênese gástrica e câncer gástrico hereditário. Tchekmedyian AJ et al. SIED – Edição 2020: 222-254.
11. Yao Q, Qi X, Xi S-H. Sex difference in the incidence of cardia and non-cardia gastric cancer in the United States, 1992–2014. BMC Gastroenterol. 2020;20:418.
12. Oh J, Abboud Y, Burch M, et al. Rising Incidence of Non-Cardia Gastric Cancer among Young Women in the United States, 2000–2018: A Time-Trend Analysis Using the USCS Database. Cancers. 2023;15:2283.
13. Rugge M, Genta RM, Di Mario F, El-Omar EM, El-Serag HB, Fassan M, et al. Gastric cancer as preventable disease. Clin Gastroenterol Hepatol. 2017;15(12):1833-43.
14. Malfertheiner P, Megraud F, Rokkas T et al. Management of ***Helicobacter pylori*** infection: the Maastricht VI/Florence consensus report. Gut. 2022;71:1724-762.
15. Tavakoli A, Monavari SH, Mohammadi FS, et al. Association between Epstein-Barr virus infection and gastric cancer: a systematic review and meta-analysis. BMC Cancer. 2020;20:493.
16. Li W-Y, Han Y, Xu H-M, et al. Smoking status and subsequent gastric cancer risk in men compared with women: a meta-analysis of prospective observational studies. BMC Cancer. 2019;19:377.
17. Jang YC, Leung CY, Huang HL. Association of hormone replacement therapy with risk of gastric cancer: a systematic review and meta-analysis. Sci Rep. 2022;12:12997.
18. Tang W, Liu R, Yan Y, et al. Expression of estrogen receptors and androgen receptor and their clinical significance in gastric cancer. Oncotarget, 2017;8(25):40765-77.
19. Blair VR, McLeod M, Carneiro F, et al. Hereditary Diffuse Gastric Cancer: Updated Clinical Practice Guidelines. Lancet Oncol. 2020 Aug 1;21(8):e386–e397.
20. Sáenz R, Bicalho F, Assis RV, Mendelsohn R. Síndrome de Lynch: aspectos clinicos e diagnóstico. In: Tcheckmediyan AJ, et al. Câncer gastrointestinal hereditário. SIED (Sociedade Interamericana de Endoscopia Digestiva). 2020 Dez;53:106.
21. Assis RVBF, Bicalho LAF, Teixeira CR. Lesões serrilhadas colorretais e polipose serrilhada em câncer gastrointestinal hereditário. Tchekmedyian AJ, et al. SIED – Edição 2020: 162-212.
22. Jemal A, Siegel R, et al. Cancer statistics, 2014. CA Cancer J Clin. 2014 Jan-Feb;64(1):9-29.
23. Chouhan H, Ferrandon S, DeVecchio J, et al. A Changing Spectrum of Colorectal Cancer Biology with Age: Implications for the Young Patient. Dis Colon Rectum. 2019 Jan;62(1):21-6.
24. Seppälä TT, Latchford A, Negoi I, et al. European guidelines from the EHTG and ESCP for Lynch syndrome: an updated third edition of the Mallorca guidelines based on gene and gender. Br J Surg. 2021 May 27;108(5):484-98.
25. Carr PR, Alwers E, Bienert S, et al. Lifestyle factors and risk of sporadic colorectal cancer by microsatellite instability status: a systematic review and meta-analyses. Ann Oncol. 2018;29:825-34.
26. Jang YC, Huang HL, Leung CY. Association of hormone replacement therapy with mortality in colorectal cancer survivor: a systematic review and meta-analysis. BMC Cancer. 2019;19(1):1199.
27. Alves PRA, Ruiz RF, Assis RVBF. Pólipos e Poliposes do Cólon. In: Zaterka S, et al. Tratado de Gastroenterologia: da graduação à pós-graduação. 3. ed. Rio de Janeiro: Atheneu; 2023. p. 917-48.

28. PROENDOGASTRO – Programa de Atualização em Endoscopia Digestiva. Secad+ Artmed.
29. NCCN (National Comprehensive Cancer Network). Clinical Practice Guidelines in oncology (NCCN Guidelines). Neuroendocrine and Adrenal Tumors, Version 1.2023 – Feb 25, 2023. Disponível em: NCCN.org.
30. Ricci C, Ingaldi C, Alberici L, et al. Histopathological diagnosis of appendiceal neuroendocrine neoplasms: when to perform a right hemicolectomy? A systematic review and meta-analysis. Endocrine. 2019;66:460-6.
31. Caturegli I, Raut CP. Gastrointestinal Stromal Tumors and the General Surgeon. Surg Clin North Am. 2022 Aug;102(4):625-36.
32. Serrano C, Martín-Broto J, Asencio-Pascual JM, et al. 2023 GEIS Guidelines for gastrointestinal stromal tumors. Ther Adv Med Oncol. 2023 Aug 24;15:17588359231192388.
33. White BE, Russell B, Remmers S, et al. Sex Differences in Survival from Neuroendocrine Neoplasia in England 2012–2018: A Retrospective, Population-Based Study. Cancers, 2023;15:1863.

capítulo

25 Microbiota intestinal e doenças do eixo cérebro-intestino

Maria do Carmo Friche Passos
Ana Flávia Passos Ramos

Introdução

As doenças da interação do eixo cérebro-intestino (DECIs) são condições clínicas complexas, multifatoriais e influenciadas também por fatores psicossociais, hábitos dietéticos e estilo de vida.[1] Essas doenças são classicamente conhecidas como doenças funcionais gastrointestinais (DFGIs), definidas como uma combinação variável de sintomas crônicos e recorrentes, para os quais não se demonstra qualquer anormalidade estrutural ou anatômica, tampouco irregularidades metabólicas ou bioquímicas que justifiquem as manifestações clínicas.[1-3] As DFGIs apresentam alta prevalência, acometendo 10% a 15% da população ocidental.[4] Estudos epidemiológicos demonstram que a dispepsia funcional (DF), a síndrome do intestino irritável (SII) e a constipação funcional (CF) são as doenças funcionais mais comuns.[4] Neste livro, é importante destacar a alta prevalência das DFGIs no sexo feminino, sendo a 3-4 vezes mais comuns em mulheres, sobretudo no grupo mais jovem (entre 20 e 40 anos).[1-4]

Embora a fisiopatologia das DFGIs permaneça desconhecida, os conhecimentos adquiridos nas duas últimas décadas foram extraordinários, especialmente no que se refere aos prováveis mecanismos etiopatogênicos envolvidos: dismotilidade, hipersensibilidade visceral, alteração da microbiota intestinal (disbiose) e processamento anormal da informação pelo sistema nervoso central (SNC).[1,2,5] Além disso, fatores psicossociais, ambientais e genéticos parecem contribuir para a expressão dos sintomas. Diante desses novos conceitos fisiopatológicos, os especialistas do Consenso de

Roma IV redefiniram as DFGIs com uma nova terminologia, denominando-as como doenças da interação do eixo cérebro-intestino, como podemos ver na própria definição do novo consenso (Rome IV – Functional Gastrointestinal Disorders: Disorders of Gut-Brain interaction).[1,5]

Eixo cérebro-intestino-microbiota

As alterações das conexões do SNC com o sistema nervoso entérico (SNE) vêm sendo amplamente pesquisadas nos últimos anos, sendo provável que centros neurais superiores modulem a atividade motora e sensorial gastrointestinal, e vice-versa.[6,7] Acredita-se que o SNC funcione como um filtro da percepção dos sinais periféricos aferentes, variando o limite da percepção visceral de acordo com o estado emocional e cognitivo.[5,6] Por outro lado, a ansiedade e o estresse podem aumentar a percepção da dor, enquanto o relaxamento é capaz de reduzi-la.[2,7]

Sabe-se que as interações entre os dois cérebros têm um importante papel na regulação das funções gastrointestinais motora, secretória e imunológica.[6] Acredita-se que os "sinais" oriundos do intestino têm uma área de registro pré-frontal e hipotalâmica maior nos pacientes com DFGIs do que em indivíduos saudáveis. Como consequência, a resposta eferente do SNC retorna à víscera com maior intensidade.[7,8]

Existem evidências crescentes de que a microbiota intestinal exerce um impacto direto no diálogo estabelecido no eixo cérebro-intestino, e os microrganismos comensais são capazes de influenciar tanto o SNE quanto o SNC.[1,6,8] Dessa forma, a interação dinâmica que se estabelece entre os dois cérebros e a microbiota intestinal é determinante para a homeostasia do hospedeiro.[8] Por essa razão, a moderna denominação *"eixo cérebro-intestino-microbiota"* tem sido considerada a mais adequada[1,5] como mostra a Figura 25.1.

As interações entre cérebro e intestino são complexas, e para compreendê-las é necessário entender que a comunicação neuronal é exercida através do sistema nervoso entérico e do nervo vago, desempenhando um papel fundamental nos sinais do encéfalo para o trato GI e vice-versa.[6,8] Nos últimos anos, numerosos estudos observaram uma nítida alteração no padrão da microbiota intestinal (disbiose) em parcela significativa de pacientes portadores de DFGIs, incluindo, mais um importante e crucial mecanismo etiopatogênico no entendimento da fisiopatologia dessas doenças.[9,10] Pesquisas realizadas em animais de experimentação demonstraram que alterações comportamentais, como o estresse, podem modificar a composição da microbiota intestinal, tornando-a mais vulnerável a

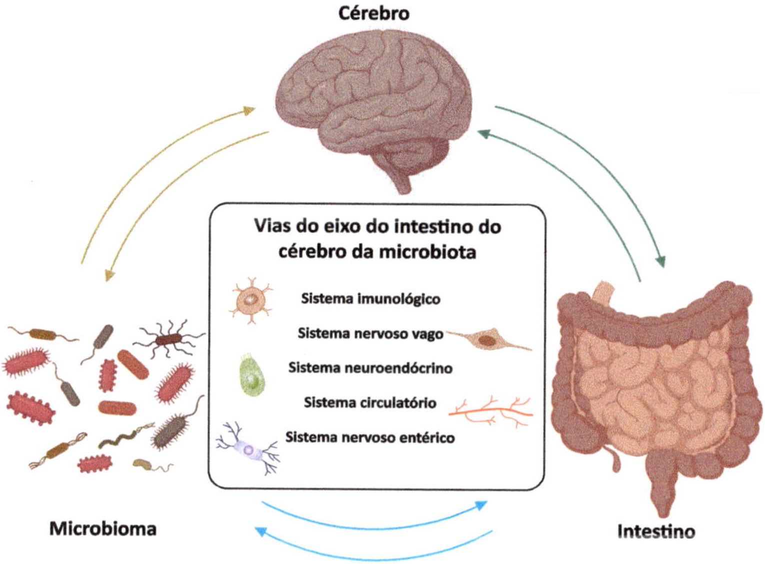

Figura 25.1. O cérebro, o intestino e o microbioma constituem três vias na comunicação bidirecional. Nervo vago e sistema nervoso entérico, neuroendócrino, circulatório e imune são as principais formas da comunicação bidirecional.[8] Fonte: Adaptada de Yuan C, et al. Front Cell Infect Microbiol. 2023;13:1282431.

estímulos inflamatórios e imunológicos originados no trato gastrointestinal.[9] Ensaios clínicos recentes sugerem que terapias capazes de modular a microbiota intestinal, como dieta, antibióticos, probióticos, prebióticos e até mesmo o transplante fecal, podem melhorar os sintomas dos pacientes com DFGIs, reforçando o papel da disbiose na etiopatogenia dessas doenças.[10,11] Esses novos e revolucionários conhecimentos esclarecem um pouco mais a complexa fisiopatologia das DFGIs.[2,5,11]

Papel da microbiota intestinal nas DFGIs

Um crescente número de evidências confirma que uma alteração permanente da composição e/ou da função da microbiota intestinal (disbiose) é capaz de modificar a sensibilidade visceral, a motilidade, a permeabilidade intestinal, assim como a resposta imunológica. Acredita-se que essas anormalidades possam originar ou favorecer o surgimento de inúmeras doenças, entre elas as DECIs, mais conhecidas como DFGIs.[2,5] Até o momento, a maioria dos estudos publicados se refere ao papel da microbiota intestinal na síndrome do intestino irritável (SII),[8,9,11,12] como descreveremos a seguir.

Papel da microbiota na SII

Embora a fisiopatologia da SII ainda não seja totalmente compreendida, a participação da microbiota intestinal parece ser inquestionável, exercendo um papel-chave no desencadeamento da dor abdominal e das alterações do hábito intestinal (diarreia e/ou constipação intestinal), que caracterizam a síndrome.[5] As aberrações ao longo eixo cérebro-intestino-microbiota são cada vez mais relevantes, provavelmente contribuindo para as anormalidades da motilidade, sensibilidade visceral e permeabilidade intestinal, observadas com frequência nesse grupo de pacientes.[10,11] O Consenso de Roma IV sugere que a fisiopatologia da SII é multifatorial, destacando a importância da disbiose e das aberrações na comunicação do eixo cérebro-intestino.

As evidências mais relevantes da participação da disbiose na fisiopatologia da SII são[9-12]: a) o impacto das alterações qualitativas e quantitativas da microbiota intestinal; b) o subgrupo de pacientes com história prévia de infecção intestinal, considerados como portadores da SII pós-infecção; c) a prevalência aumentada de supercrescimento bacteriano intestinal em pacientes com SII, quando comparado a controles sadios; d) a possível modulação da microbiota intestinal com antibióticos, probióticos, prebióticos e a resposta clínica favorável.

Pesquisas utilizando a reação em cadeia da polimerase, convencional e em tempo real, e, mais recentemente, as modernas técnicas de sequenciamento de DNA, confirmaram importantes alterações (tanto qualitativas como quantitativas) na microbiota de parcela significativa de pacientes com SII, observando-se diminuição da proporção de Lactobacilos e Bifidobactérias *e* aumento de espécies de enterobactérias, coliformes e bacteroides.[8,13,14] Kassinen et al., utilizando técnicas de sequenciamento de DNA de nova geração, analisaram 24 amostras fecais de pacientes com SII e 23 controles assintomáticos, confirmando uma diminuição significativa na proporção de Lactobacilos e Bifidobactérias nos portadores da doença.[15] Por outro lado, pesquisadores holandeses demonstraram um aumento de duas vezes na relação Firmicutes/Bacteroidetes em pacientes com SII quando comparados ao grupo-controle *($p < 0,0002$)*, além de uma nítida associação entre dor abdominal e baixa densidade de Bifidobactérias.[16] O Quadro 25.1 resume os achados de três importantes estudos nessa área.[8]

Evidências mais recentes demonstram claramente que pacientes com SII-D apresentam populações microbianas distintas daquelas observadas em portadores de SII-C.[17] Essas observações foram constatadas em

Quadro 25.1. Resultados dos estudos que mostram alterações do padrão da microbiota intestinal em pacientes com SII[8]

Desenho do estudo	Principais achados	Referência
SII-D: 120 pacientes Controles: 63	Aumento: *Prevotella, Clostridiales e Roseburia* Redução: *Veillonela, Bacteroides coprocola e Bifidobacterias*	Yao C, et al. 2023
SII: 1.340 pacientes (todos os subtipos)	Aumento: *Escherichia coli e Enterobacter* Redução: *Lactobacilos e Bifidobacterias*	Wang L, et al. 2020
SII: Metanálise 24 estudos	Aumento: *Enterobacterias, Lactobacilo e Bacteroides* Redução: *Clostridiales, Faecalibacterium e Bifidobacterias*	Pittayanon R, et al. 2019
Revisão de 13 artigos		
SII: 360 pacientes (todos os subtipos) Controles: 268	Redução: *Lactobacilos, Bifidobacterias* e *Faecalibacterium prausnitzii*	Liu HN, et al. 2017

Fonte: Adaptado de Yuan C, et al. Front Cell Infect Microbiol. 2023;13:128243.

diversos estudos que avaliaram detalhadamente a microbiota dos diferentes subtipos da SII, comprovando uma diminuição da quantidade de Lactobacilos e Bifidobactérias em pacientes com SII-D, em comparação àqueles com SII-C. Além disso, foram observadas quantidades maiores de Veillonela nos pacientes com SII-C quando comparados ao grupo-controle, níveis elevados de Enterobactérias e mais baixos de *Faecalibacterium prausnitzii* em pacientes com SII-D em relação a indivíduos saudáveis, níveis aumentados de *Estreptococos* na SII-D e diminuídos da SII-C, bem como níveis elevados de *Methanobrevibacter* na SII-C e reduzidos na forma mista da SII (SII-M).[10,17-19] No entanto, é necessário enfatizar a grande variabilidade dos resultados encontrados nos diversos estudos, fato que se deve, pelo menos em parte, à heterogeneidade do fenótipo da SII, ao uso de múltiplas abordagens para definição da amostragem e análise da microbiota, e às variações nos critérios utilizados para definir as populações de pacientes incluídos nesses estudos.[17-19]

Um dos mais fortes indícios da importância da microbiota e da inflamação de baixo grau na etiologia da SII é o aparecimento de sintomas crônicos compatíveis com a SII após um episódio de gastroenterite aguda.[20] Dados epidemiológicos sugerem que até 20% dos indivíduos com infecção intestinal aguda podem permanecer sintomáticos e evoluir com um quadro clínico clássico de SII, denominado atualmente como SII pós-infecção. Vários fatores parecem conferir risco, como sexo feminino, idade mais jovem, patogenicidade do microrganismo infectante, diarreia prolongada e presença de eventos estressantes e/ou comorbidade psicológica (p. ex., ansiedade e depressão) na época da infecção índice.[21] A gravidade da infecção inicial (baseada na necessidade da busca de atendimento de urgência e hospitalização) é o principal fator preditivo para o desenvolvimento subsequente de uma síndrome crônica do tipo SII.[5,11,21] Existem diversas evidências de que pacientes portadores da SII-PI apresentam alteração da microbiota e microinflamação da mucosa, caracterizada por infiltração celular, alteração no número de mastócitos e linfócitos T, anormalidades do RNAm da interleucina 1 (IL-1), redução na relação entre IL-10 e IL-12, e aumento na circulação de IL-6, IL-8 e do fator de necrose tumoral alfa (TNF-α). É provável que ocorra, nesses pacientes, uma falha na regulação dos mediadores inflamatórios induzida pelo episódio de gastroenterite aguda e, consequentemente, disbiose.[20,21] Além disso, é possível que ocorra ativação do sistema imunológico da mucosa intestinal, o que poderia ser o gatilho para o surgimento da SII secundária à inflamação, decorrente da agressão por microrganismos patogênicos, pela própria microbiota comensal (patobiontes) ou pela ação de antígenos alimentares.[11,20,21]

Terapias capazes de modular a microbiota intestinal nas DFGIs

A história evolutiva das DFGIs pode vir a ser radicalmente modificada com o surgimento de ferramentas terapêuticas direcionadas à correção da disbiose. Dentre as possibilidades de modulação, destacam-se a o uso de prebióticos, probióticos, antibióticos e o transplante de microbiota fecal (TMF).[2,22,23] A seguir, comentaremos os resultados atuais da suplementação de prebióticos e probióticos, bem como o papel do transplante de microbiota fecal nessas condições clínicas.

- **Prebióticos:** apesar do pequeno número de estudos sobre o mecanismo de ação e a real eficácia dos prebióticos nas DFGIs, os mais frequentemente investigados têm sido os frutanos do tipo inulina e os galacto-oligossacarídeos.[22,23] Sabe-se que a inulina é capaz de estimular o crescimento seletivo de *Bifidobacterium adolescentis* e *Faecalibacterium prausnitzii,* duas espécies bacterianas cuja presença se correlaciona positivamente com a dos sintomas intestinais em pacientes portadores da SII.[12]
- **Probióticos:** a suplementação com probióticos específicos exerce efeitos diretos no eixo cérebro-intestino.[21-23] Foi demonstrado que algumas cepas de Lactobacilos são capazes de produzir neuro-

transmissores, como o ácido gama-aminobutírico (GABA), principal neurotransmissor inibitório do sistema nervoso central. Diversas pesquisas evidenciam que certos probióticos podem modular a resposta ao estresse e melhorar os sintomas de humor e ansiedade.[23]

Inúmeros estudos demonstraram que as Bifidobactérias estão inversamente relacionadas à dor abdominal em indivíduos saudáveis, e que pacientes com SII têm uma menor quantidade deste tipo de bactérias.[21] Por essa razão, a suplementação com cepas de Bifidobactérias tem sido proposta por diversos autores.[22,23] Foi observada melhora significativa da dor e distensão abdominal com uso de *Bifidobacterium infantis* 35624.[24] Também foi demonstrado que a suplementação com algumas cepas de Lactobacilos se associa à diminuição de sintomas relacionados à produção de gases em pacientes com DFGIs.[22-25] No entanto, as diversas metanálises e revisões sistemáticas divergem em suas conclusõea sobre a eficácia dos probióticos nas DFGIs, sendo importante ressaltar a heterogeneidade das espécies e cepas bacterianas utilizadas, as quais possuem diferentes características microbiológicas que podem influenciar diretamente sua ação e eficácia.[21-23,25]

- **Antibióticos:** vários ensaios clínicos demonstram que uma parcela significativa dos pacientes com DFGIs apresentam supercrescimento bacteriano e podem melhorar de forma significativa com a antibioticoterapia.[26] Alguns estudos mostraram que um tratamento único com rifaximina durante duas semanas pode melhorar os sintomas da SII em parcela significativa dos pacientes e normalizar o teste respiratório em até 75% dos casos.[5,11,12] Além da rifaximina, quinolonas, metronidazol, amoxicilina-ácido clavulânico e tetraciclina também podem ser utilizadas.[11,26]
- **Transplante de microbiota fecal (TMF):** o TMF tem sido realizado experimentalmente para o tratamento das DFGIs; entretanto, os resultados obtidos até o momento são bastante controversos, com índices de sucesso bem inferiores aos observados na infecção recorrente ou refratária pelo *C. difficile* (ICD).[27] A justificativa para essas diferenças na eficácia do TMF é que a disbiose é considerada o principal (e talvez único) fator desencadeante da ICD, enquanto as DFGIs apresentam fisiopatologia complexa e multifatorial, envolvendo aberrações ao longo do eixo cérebro-intestino-microbiota que contribuem diretamente para as anormalidades da motilidade, sensibilidade visceral e permeabilidade intestinal, além de fatores

dietéticos, ambientais e psicológicos.[27] Pesquisadores chineses analisaram a microbiota de pacientes com SII seis meses após o TMF e identificaram um aumento da alfa diversidade e uma aproximação com a microbiota das fezes do doador. Contudo, apenas uma parcela dos pacientes apresentou melhora clínica ou alteração significativa no padrão da microbiota a longo prazo.[28] Novos estudos nessa área são aguardados para determinar se o TMF é realmente capaz de reverter a disbiose e promover melhora consistente dos sintomas em pacientes com DFGIs.

Conclusão

Alterações na composição e função da microbiota gastrointestinal (disbiose) têm impacto direto na saúde humana e parecem desempenhar um papel essencial na fisiopatologia das DECIs. Inúmeras pesquisas mostram uma estreita associação entre a disbiose e o desencadeamento dessas doenças funcionais. Estratégias capazes de modular adequadamente as interações entre a microbiota e o hospedeiro, como o uso de prebióticos e/ou probióticos, mostram-se cada vez mais promissoras na prevenção e no tratamento das DFGIs, ou seja, das doenças diretamente associadas às alterações do eixo cérebro-intestino. A suplementação com cepas probióticas específicas em pacientes com DFGIs, como constipação funcional, SII e distensão abdominal, tem demonstrado resultados promissores, reforçando o papel da disbiose na fisiopatologia dessas condições. O *guideline* da Organização Mundial de Gastroenterologia,[25] recentemente publicado, oferece orientação na escolha dos probióticos (cepas, dosagem, via de administração, duração da suplementação) que, em ensaios clínicos conduzidos com metodologia rigorosa, mostraram eficácia no tratamento das doenças funcionais.

Referências bibliográficas

1. Drossman DA, Hasler WL. Rome IV-Functional GI Disorders: Disorders of Gut-Brain Interaction. Gastroenterology. 2016;150:1257-61.
2. Black CJ, Drossman DA, Talley NJ, Ruddy J, Ford AC. Functional gastrointestinal disorders: advances in understanding and management. Lancet. 2020;396:1664-16.
3. Duffy M, Boggiano VL, Ganesh R, Mueller M. Functional Gastrointestinal Disorders. Prim Care. 2023;50:429-46.
4. Sperber AD, Bangdiwala SI, Drossman DA, Ghoshal UC, Simren M, Tack J, et al. Worldwide Prevalence and Burden of Functional Gastrointestinal Disorders, Results of Rome Foundation Global Study. Gastroenterology. 2021;160:99-114.e3.

5. Mearin F, Lacy BE, Chang L, Chey WD, Lembo AJ, Simren M, et al. Bowel Disorders. Gastroenterology. 2016;S0016-5085(16)00222-5.
6. Mayer EA, Nance K, Chen S. The Gut-Brain Axis. Annu Rev Med. 2022;73:439-53.
7. Mayer EA, Ryu HJ, Bhatt RR. The neurobiology of irritable bowel syndrome. Mol Psychiatry. 2023;28:1451-65.
8. Yuan C, He Y, Xie K, Feng L, Gao S, Cai L. Review of microbiota gut brain axis and innate immunity in inflammatory and infective diseases. Front Cell Infect Microbiol. 2023;13:1282431.
9. Ishioh M, Nozu T, Okumura T. Brain Neuropeptides, Neuroinflammation, and Irritable Bowel Syndrome. Digestion. 2024;105:34-9.
10. Zhao Y, Zou DW. Gut microbiota and irritable bowel syndrome. J Dig Dis. 2023;24:312-20.
11.Camilleri M, Boeckxstaens G. Irritable bowel syndrome: treatment based on pathophysiology and biomarkers. Gut. 2023;72:590-9.
12. Iqbal S, Quigley EM. Progress in our understanding of the Gut Microbiome: Implications for the Clinician. Curr Gastroenterol. Rep. 2016;18:49-57.
13. Tian Z, Zhuang X, Luo M, Yin W, XiongL. The propionic acid and butyric acid in serum but not in feces are increased in patients with diarrhea-predominant irritable bowel syndrome. BMC Gastroenterol. 2020;20:73.
14. Shukla R, Ghoshal U, Dhole TN, Ghoshal UC. Fecal Microbiotain Patients with Irritable Bowel Syndrome Compared with Healthy Controls Using Real-Time Polymerase Chain Reaction: An Evidence of Dysbiosis. Dig Dis Sci. 2015;60:2953-62.
15. Kassinen A, Krogius-Kurikka L, Mäkivuokko H, Rinttilä T, Paulin L, et al. The fecal microbiota of irritable bowel syndrome patients differs significantly from that of healthy subjects. Gastroenterology. 2007;133:24-33.
16. Rajilić-Stojanović M, Biagi E, Heilig HG, Kajander K, Kekkonen RA, et al. Global and deep molecular analysis of microbiota signatures in fecal samples from patients with irritable bowel syndrome. Gastroenterology. 2011;141:1792-801.
17. Villanueva-Millan MJ, Leite G, Wang J, Morales W, Parodi G, Pimentel ML, et al. Methanogens and Hydrogen Sulfide Producing Bacteria Guide Distinct Gut Microbe Profiles and Irritable Bowel Syndrome Subtypes. Am J Gastroenterol. 2022;117:2055-66.
18. Shaikh SD, Sun N, CanakisA, Park WY, Weber HC. Irritable Bowel Syndrome and the Gut Microbiome: A Comprehensive Review. J Clin Med. 2023;12:2558.
19. Ghoshal U, Shukla R, Srivastava D, Ghoshal UC. Irritable Bowel Syndrome, Particularly the Constipation-Predominant Form, Involves an Increase in ***Methanobrevibacter smithii***, Which Is Associated with Higher Methane Production. Gut Liver. 2016;10:932-8.
20. Berumen A, Edwinson AL, Grover M. Post-infection Irritable Bowel Syndrome. Gastroenterol Clin North Am. 2021;50:445-61.
21. Lupu VV, Ghiciuc CM, Stefanescu G, Mihai CM, Popp A, Sasaran MO, et al. Emerging role of the gut microbiome in post-infectious irritable bowel syndrome: A literature review. World J Gastroenterol. 2023;29:3241-56.
22. Konstantis G, Efstathiou S, Pourzitaki C, Kitsikidou E, Germanidis G, Chourdakis M. Efficacy and safety of probiotics in the treatment of irritable bowel syndrome: A systematic review and meta-analysis of randomised clinical trials using ROME IV criteria. Clin Nutr. 2023;42:800-9.
23. Goodoory VC, Khasawneh M, Black CJ, Quigley EMM, Moayyedi P, Ford AC. Efficacy of Probiotics in Irritable Bowel Syndrome: Systematic Review and Meta-analysis. Gastroenterology. 2023;165:1206-18.

24. Yuan F, Ni H, Asche CV, Kim M, Walayat S, Ren J. Efficacy of Bifidobacterium infantis 35624 in patients with irritable bowel syndrome: a meta-analysis. Curr Med Res Opin. 2017;33:1191-97.
25. Guarner F, Sanders ME, Szajewska H and World Gastroenterology Organisation Global Guidelines. Guideline Prebiotics and Probiotics, 2023. https://www.worldgastroenterology.org/guidelines/probiotics-and-prebiotics.
26. Goodoory VC, Ford AC. Antibiotics and Probiotics for Irritable Bowel Syndrome. Drugs. 2023;83:687-99.
27. Körner E, Lorentz A. Fecal microbiota transplantation in patients with irritable bowel syndrome: an overview of current studies. J Appl Microbiol. 2023;134(3):lxad044.
28. Zhang D, Tang Y, Bai X, Li D, Zhou M, Yu C, Wu H. Efficacy and safety of fecal microbiota transplantation for the treatment of irritable bowel syndrome: an overview of overlapping systematic reviews. Front Pharmacol. 2023;14:1264779.

capítulo 26

Necessidades nutricionais da mulher nas diferentes fases da vida

Elaine Pereira Moreira

Introdução

Em um mundo cada vez mais atento à saúde holística, as mulheres estão buscando maneiras de nutrir seus corpos e mentes para uma vida plena e vibrante. Este capítulo mergulha na jornada da nutrição feminina, desde os primórdios da humanidade até os dias atuais, integrando abordagens de saúde integrativa para atender às necessidades nutricionais em todas as fases da vida. Neste contexto, a nutrição assume um papel crucial na saúde digestiva das mulheres. À medida que atravessamos diferentes fases da vida, nossas necessidades nutricionais variam significativamente. Portanto, é essencial oferecer orientações específicas sobre nutrição para cada estágio da jornada feminina. Ao considerar todas as etapas da vida da mulher, fica evidente que uma dieta adequada, aliada a um estilo de vida saudável, desempenha um papel fundamental na prevenção e no controle de várias condições de saúde. Além disso, ela influencia positivamente a saúde mental, o bem-estar e a qualidade de vida em geral. Manter uma alimentação equilibrada, praticar exercícios físicos regularmente e garantir um sono de qualidade são elementos essenciais para promover a saúde a longo prazo. Prepare-se para uma exploração que vai além da alimentação, abraçando o poder da nutrição para fortalecer não apenas o corpo, mas também a mente e o espírito.

A seguir, vamos abordar as diferentes fases da mulher, mas antes, faremos um pequeno apontamento histórico.

Evolução da nutrição feminina: uma jornada através dos tempos

Ao longo da história, a nutrição feminina tem sido influenciada por uma série de fatores culturais, sociais e científicos, moldando as práticas alimentares das mulheres desde os primórdios da humanidade até os dias atuais. Desde os tempos antigos, as mulheres desempenharam um papel central na preparação e na escolha dos alimentos para suas famílias, refletindo uma conexão íntima entre a alimentação e o cuidado com os entes queridos.

Nos tempos antigos, as mulheres muitas vezes cultivavam e colhiam alimentos, contribuindo para a subsistência de suas comunidades. A dieta era baseada em alimentos locais e sazonais, com foco na obtenção de nutrientes essenciais para sustentar a vida e promover a saúde. No entanto, as práticas alimentares nem sempre eram baseadas em conhecimentos científicos, muitas vezes refletindo crenças e tradições transmitidas de geração em geração.

Com o avanço da civilização, a nutrição feminina passou por diversas transformações. Durante a Idade Média, por exemplo, a dieta das mulheres na Europa era frequentemente limitada pela disponibilidade de alimentos e pelas restrições impostas pela sociedade feudal. A dieta das mulheres nobres era diferente da das camponesas, refletindo desigualdades sociais e econômicas.

No século XIX, com o surgimento da ciência da nutrição, começou-se a entender melhor a relação entre os alimentos e a saúde. Mulheres como Ellen G. White e Sarah Tyson Rorer desempenharam um papel importante na disseminação de informações sobre alimentação saudável e culinária. No entanto, as ideias sobre nutrição muitas vezes refletiam as normas sociais e as crenças da época, com ênfase na moderação e na alimentação "apropriada" para as mulheres.

Ao longo do século XX, a nutrição feminina continuou a evoluir, com um crescente interesse na relação entre dieta e saúde. Mulheres como Ancel Keys e Jean Mayer contribuíram para o avanço do campo da nutrição, lançando luz sobre questões como obesidade, desnutrição e doenças crônicas. O movimento feminista também desempenhou um papel importante, destacando a importância do acesso igualitário a uma alimentação saudável e nutricionalmente adequada.

Atualmente, a nutrição feminina continua sendo um campo em constante evolução, com um crescente reconhecimento da importância de uma dieta equilibrada e de um estilo de vida saudável para promover a saúde e o bem-estar das mulheres. No entanto, ainda existem desafios a serem enfrentados, como o acesso desigual a alimentos saudáveis, a pressão da indústria alimentícia e as normas sociais em torno da alimentação e do corpo feminino.[1]

Necessidades nutricionais ao longo da vida

A nutrição desempenha um papel crucial na saúde e no bem-estar das mulheres em todas as fases de suas vidas. Desde os primeiros anos de infância até a idade adulta e além, as necessidades nutricionais das mulheres estão em constante evolução, refletindo os desafios e mudanças que enfrentam ao longo do tempo. Compreender essas necessidades é essencial para promover uma vida saudável e vibrante, capacitando as mulheres a nutrir seus corpos e mentes de maneira holística e integrada.[2]

Na era digital, as jovens mulheres enfrentam uma série de desafios à sua saúde e bem-estar, desde a pressão dos padrões de beleza até a exposição constante a alimentos ultraprocessados. Nessa fase crucial de crescimento e desenvolvimento, a nutrição integrativa desempenha um papel fundamental, reconhecendo não apenas a importância dos nutrientes, mas também a conexão entre alimentação, emoções e saúde mental. Vamos compreender melhor as necessidades nessa fase.

Infância

De acordo com o Fundo das Nações Unidas para a Infância (UNICEF), do nascimento aos 6 meses é recomendável o aleitamento materno exclusivo, o que traz diversos benefícios para o binômio mãe-bebê. O leite materno oferece tudo o que o bebê precisa até os 6 meses. Importante ressaltar que a amamentação, além de contribuir para um desenvolvimento psíquico saudável, é fundamental para a formação do microbioma intestinal de todos os indivíduos. Após os 6 meses de vida, a alimentação complementar deve ser iniciada e o aleitamento materno continuado até os dois anos ou mais. É na infância que formamos nossos hábitos alimentares, portanto, incentivar a alimentação saudável nessa fase da vida é fundamental para que o crescimento e desenvolvimento sejam adequados e, pensando adiante, para que esses hábitos sejam mantidos na vida adulta. Nesse momento, é recomendado ter uma alimentação qualitativa e quantitativamente adequada. Todos os grupos alimentares devem ser contemplados no cardápio, ou seja, o consumo de legumes, verduras, frutas, leguminosas, cereais, carnes, ovos, leite e derivados, além da adequada ingestão de água diária, deve ser incentivado. Também é indicado evitar os alimentos processados e ultraprocessados.

Nutrientes essenciais	Fontes alimentares
Ferro	Carne vermelha, feijão e espinafre
Cálcio	Leite, iogurte e queijo
Vitamina D	Peixes gordurosos e gema de ovo
Ácido fólico	Vegetais folhosos, grãos integrais

Fonte: Adaptado de Guidelines for a Healthy Diet.

Adolescência

Durante a adolescência, uma das fases mais cruciais na vida da mulher, que vai dos 10 aos 19 anos, ocorrem mudanças significativas, como a puberdade e a menarca, a primeira menstruação. Esta fase é caracterizada pelo rápido crescimento e maturação física e sexual, exigindo um aumento na necessidade energética e nutricional. De acordo com a Organização Mundial da Saúde (OMS), é essencial garantir um aporte adequado de macronutrientes, como proteínas, carboidratos e gorduras, com ênfase nas gorduras insaturadas, além dos micronutrientes vitais para o desenvolvimento físico e mental, como cálcio, vitamina D, ferro, zinco, vitamina C, vitamina A e complexo B.

Durante a menstruação, é importante atentar-se ao consumo de minerais como ferro e zinco, essenciais para prevenir deficiências que podem afetar o crescimento e o desenvolvimento sexual. Fontes ricas em ferro incluem carnes magras, ovos, leguminosas, vegetais de folhas verdes e cereais integrais, enquanto o zinco pode ser encontrado em carnes, feijões e algumas castanhas. O cálcio e a vitamina D são fundamentais para a saúde óssea e dental e podem ser obtidos através de laticínios, vegetais de folhas escuras e gema de ovo.

Para controlar a acne, comum durante a adolescência, é recomendado aumentar o consumo de alimentos ricos em vitamina A e vitamina C, como cenoura, espinafre, tomate, manga, acerola, melão e morango. Além disso, é importante manter uma adequada ingestão de água, evitando bebidas artificiais e priorizando sucos naturais. Reduzir o consumo de alimentos processados e *fast foods* também é essencial para prevenir deficiências nutricionais e promover hábitos alimentares saudáveis desde cedo.[4]

Idade adulta

À medida que as mulheres entram na idade adulta, muitas enfrentam o desafio de equilibrar múltiplas responsabilidades, desde carreira e família até autocuidado e saúde. Nesta fase de vida agitada, a nutrição integrativa oferece uma abordagem holística para promover a saúde física, mental e emocional. Estratégias práticas, como o planejamento de refeições e o cultivo de hábitos alimentares conscientes, ajudam as mulheres a nutrir seus corpos enquanto cultivam uma conexão mais profunda com sua alimentação e bem-estar.

Fase adulta: nutrição para a mulher moderna

Na fase adulta, que compreende dos 20 aos 59 anos, a preocupação com uma alimentação saudável ganha destaque para promover a saúde e o bem-estar ao longo da vida. É essencial considerar a individualidade de cada mulher, levando em conta seu estilo de vida, preferências alimentares e rotina diária.

Durante essa fase, alguns nutrientes desempenham papéis cruciais no organismo feminino. O ferro, por exemplo, é especialmente importante devido à perda de sangue durante o período menstrual, o que pode favorecer o surgimento de anemia. Além disso, nutrientes como iodo, ácido fólico e zinco também devem ser incorporados à dieta diária, contribuindo não apenas para a saúde geral, mas também para fortalecimento do sistema imunológico.

É comum que muitas mulheres recorram à suplementação alimentar para complementar sua dieta. Um estudo realizado pela Associação Brasileira da Indústria de Alimentos para Fins Especiais e Congêneres (ABIAD) revelou que essa prática é amplamente adotada, especialmente entre as faixas etárias mais avançadas. No entanto, é fundamental ressaltar a importância da orientação profissional adequada ao incorporar suplementos à rotina.

O cuidado com o peso corporal também é um aspecto relevante na fase adulta, especialmente devido à crescente prevalência da obesidade. A pressão social e midiática por um "corpo perfeito" pode levar muitas mulheres a adotar dietas restritivas e hábitos alimentares prejudiciais. No entanto, estudos mostram que dietas extremamente restritivas não são sustentáveis a longo prazo e podem causar mais danos do que benefícios à saúde. Portanto, manter uma alimentação equilibrada, praticar exercícios físicos regularmente e garantir um sono adequado são medidas mais eficazes para promover a saúde a longo prazo.

Além da preocupação com o peso, as mulheres também buscam nutrientes que promovam a saúde da pele, cabelos e unhas. A ingestão adequada de vitaminas, minerais e água desempenha um papel fundamental na manutenção da integridade desses tecidos, refletindo-se na beleza e na saúde como um todo.

A fertilidade é outra questão importante para muitas mulheres na fase adulta. Fatores como alimentação inadequada, estresse e exposição a substâncias nocivas podem influenciar a capacidade reprodutiva. Portanto, ajustar a dieta para garantir a ingestão adequada de nutrientes é fundamental para promover tanto a fertilidade quanto a saúde geral.[5]

Nutrientes essenciais	Fontes alimentares
Proteínas	Carnes magras, ovos e leguminosas
Fibras	Frutas, vegetais e grãos integrais
Ácidos graxos ômega-3	Peixes de água fria e sementes
Ferro	Carne vermelha, vegetais de folhas verde-escuras

Fonte: Adaptado de Guia Alimentar para a População Brasileira.

Gravidez e lactação

Durante a jornada da maternidade, a nutrição assume um papel ainda mais crucial na saúde e no desenvolvimento tanto da mãe quanto do bebê. A abordagem integrativa reconhece a importância não apenas dos nutrientes, mas também do apoio emocional e do autocuidado durante essa fase transformadora da vida. Tabelas detalhadas podem destacar os nutrientes essenciais para uma gravidez saudável, enquanto orientações sobre práticas alimentares conscientes e técnicas de relaxamento promovem uma gravidez tranquila e uma experiência de amamentação bem-sucedida.

Nutrição para uma gestação saudável

Uma alimentação equilibrada desempenha um papel vital na saúde materna e fetal, contribuindo para o desenvolvimento saudável do bebê. É importante diversificar a dieta, especialmente com alimentos ricos em ácido fólico, fundamental para a formação do tubo neural do feto. Entre as fontes desse nutriente estão hortaliças folhosas verdes, leguminosas, pães integrais e laticínios.

A anemia é uma condição comum durante a gestação devido ao aumento do volume sanguíneo. O ferro, essencial para a formação de células vermelhas do sangue e para o transporte de oxigênio, pode ser encontrado em carnes, leguminosas, frutas secas e vegetais folhosos.

Uma alimentação durante a gravidez deve ser leve e equilibrada, incluindo frutas, cereais integrais, legumes, verduras, peixes e gorduras saudáveis, como abacate e azeite. Evitar alimentos ultraprocessados, cafeína em excesso, açúcares e gorduras saturadas é fundamental para garantir uma gestação saudável.

Além disso, é essencial cuidar da saúde intestinal, pois ela é crucial para a absorção adequada dos nutrientes importantes para a saúde da mãe e do bebê durante o período gestacional.

Amamentação: cuidando de si e do bebê

Durante o período de amamentação, as necessidades nutricionais da mãe são semelhantes às da gravidez, com uma maior demanda calórica. No entanto, é importante evitar dietas restritivas, pois a prioridade é garantir nutrientes suficientes para a mãe e o bebê.

Recomenda-se uma dieta variada, com ingestão adequada de água, ajustada ao peso e histórico clínico da mãe. Evitar álcool e cafeína também é importante durante a amamentação.

Cada mulher é única, portanto, é essencial buscar orientação individualizada para garantir uma alimentação saudável durante o período de amamentação. A nutrição adequada nessa fase não apenas beneficia a saúde da mãe, mas também influencia a saúde e o desenvolvimento futuro do bebê.[7]

Nutrientes essenciais	Fontes alimentares
Ácido fólico	Vegetais folhosos e grãos integrais
Ferro	Carnes vermelhas, feijão, vegetais de folhas verde-escuras
Cálcio	Leite, iogurte e queijo
Ômega-3	Peixes de água fria e sementes.

Fonte: Adaptado de American College of Obstetricians and Gynecologists.

Menopausa

À medida que as mulheres entram na menopausa e além, enfrentam uma série de mudanças físicas e emocionais que podem afetar sua saúde e bem-estar. A nutrição integrativa oferece uma abordagem abrangente para apoiar as mulheres nessa transição, reconhecendo não apenas as necessidades nutricionais, mas também os desafios emocionais e espirituais que podem surgir. Tabelas específicas podem destacar os nutrientes importantes para a saúde óssea, cardiovascular e hormonal, enquanto estratégias de autocuidado e práticas de bem-estar promovem uma transição suave para esta nova fase da vida.

Menopausa e senilidade: cuidando da saúde ao longo da vida

A menopausa marca o fim do período reprodutivo da mulher, geralmente por volta dos 48 aos 50 anos. Esse período, conhecido como climatério, traz consigo mudanças hormonais que podem afetar tanto o corpo quanto a mente da mulher.

Durante a menopausa, a produção dos hormônios estrogênio e progesterona diminui, desencadeando sintomas como ondas de calor, suores noturnos, irritabilidade e diminuição da libido. Uma alimentação balanceada nessa fase pode ajudar a amenizar esses sintomas, incluindo grãos integrais, frutas, verduras e alimentos ricos em selênio, como castanhas-do-Brasil.

Além disso, cuidar da saúde óssea é essencial, já que a diminuição na produção de estrogênio pode levar à perda de densidade óssea. Uma dieta rica em cálcio, vitamina D e a prática regular de atividade física são importantes para manter os ossos fortes e saudáveis.

Um estudo da Universidade de Leeds descobriu que certos alimentos, como peixes gordurosos e fontes de vitamina B6 e zinco, podem retardar o início da menopausa. Evitar alimentos refinados também pode ter um impacto positivo na saúde durante essa transição.

Na senilidade, que marca o envelhecimento da mulher, é importante adaptar a alimentação às mudanças físicas e funcionais do corpo. Refeições fracionadas e ricas em nutrientes são essenciais, especialmente para mulheres com dificuldades de mastigação e deglutição. O consumo de fibras e a hidratação adequada também são fundamentais para a saúde intestinal.

Ao longo da vida, é essencial cultivar bons hábitos para garantir uma saúde duradoura. Isso inclui manter um acompanhamento médico regular, praticar atividade física, dormir bem e se alimentar de forma equilibrada. Uma nutrição funcional e integrativa pode ser uma aliada poderosa para promover o bem-estar físico e mental em todas as fases da vida da mulher.[9]

Exemplos de fontes alimentares dos nutrientes citados:

Nutrientes essenciais	Fontes alimentares
Gorduras poli-insaturadas	Azeite extravirgem, abacate, sementes oleaginosas, peixes
Vitamina D e cálcio	Leite e derivados, sardinha, leguminosas (soja, grão de bico e feijões), vegetais verde escuros Sementes (gergelim e linhaça), tofu, levedo de cerveja
Ferro	Carnes (boi, peixe e frango), leguminosas, vegetais verde escuros
Vitamina C	Laranja, tangerina, limão, goiaba, caju, acerola, kiwi, mamão, pimentão amarelo, couve crua
Vitamina A	Frutas e vegetais amarelo-alaranjados (manga, mamão, cenoura, abóbora), fígado, gema de ovo
Vitaminas do complexo B	Legumes, verduras, frutas, carnes, ovos, sementes oleaginosas (castanhas e amêndoa), leguminosas, cereais, leite e derivados. Especificamente, ácido fólico pode ser encontrado nos vegetais verde escuros, no fígado e nas leguminosas. Vitamina B12: alimentos de origem animal, como carnes, ovos, leites e derivados
Zinco	Carnes, sementes oleaginosas, semente de abóbora
Prebióticos	Banana, alho, cebola, tomate, aveia, alcachofra, biomassa de banana verde
Probióticos	Kefir, iogurte, coalhada
Vitamina E	Óleos vegetais (milho, canola, girassol), sementes oleaginosas
Selênio	Castanha-do-pará, aveia, gergelim
Coenzima Q10	Proteína de origem animal (frango, carne bovina, peixes gordos - atum, salmão e sardinha)

Fonte: Adaptado de Guia Alimentar para a População Brasileira.

Conclusão

Por fim, é fato que bons hábitos adquiridos desde a juventude e mantidos ao longo dos anos têm uma grande influência na saúde do corpo. Por isso, é importante que a mulher esteja sempre em dia com saúde, realizando exames laboratoriais regulares, mantendo acompanhamento médico, adotando uma rotina de sono reparadora, hidratando-se adequadamente e utilizando suplementação antioxidante e anti-inflamatória. Essas práticas podem auxiliar na proteção e na longevidade da mulher.

A essência feminina é única e sagrada. Os ciclos e as diferentes fases da vida da mulher devem ser compreendidos com naturalidade, vividos em harmonia e respeitados, para que o equilíbrio físico e mental seja alcançado, também, por meio de uma nutrição funcional e integrativa.

Com o passar dos anos, as necessidades do corpo feminino mudam e, por isso, é fundamental manter uma dieta equilibrada para suprir as demandas de cada ciclo ao longo da vida.

Em um mundo repleto de opções alimentares e desafios diários, a nutrição permanece como um pilar fundamental para a saúde da mulher. Ao compreender e atender às necessidades nutricionais específicas de cada etapa da vida, as mulheres podem fortalecer seus corpos, mentes e espíritos, capacitando-se para viver vidas plenas e vibrantes. Com uma abordagem moderna e bem-informada sobre alimentação saudável, as mulheres podem embarcar em uma jornada de bem-estar duradouro e realização pessoal.

Referências bibliográficas

1. Dennis CL, Prioreschi A, Brown HK, et al. Medical, behavioural and social preconception and interconception risk factors among pregnancy planning and recently pregnant Canadian women. Fam Med Community Health. 2022 Sep;10(3):e001175.
2. National Institutes of Health (NIH). Healthy Eating for Women. Disponível em: https://www.nhlbi.nih.gov/health/educational/lose_wt/eat/calories.htm. Acesso em 10.05.2024.
3. Beth N. Ogata, Dayle Hayes. Position of the Academy of Nutrition and Dietetics: Nutrition Guidance for Healthy Children Ages 2 to 11 Years. Journal of the Academy of Nutrition and Dietetics. 2014;114(s8):1257-76.
4. Organização Mundial da Saúde (OMS). (2021). Adolescent health. Disponível em: https://www.who.int/health-topics/adolescent-health#tab=tab_1. Acesso em 09.05.2024.
5. Ministério da Saúde (Brasil). (2021). Guia Alimentar para a População Brasileira. Disponível em: https://bvsms.saude.gov.br/bvs/publicacoes/guia_alimentar_populacao_brasileira_2ed.pdf. Acesso em 09.05.2024.
6. Harvard TH. Chan School of Public Health. The Nutrition Source: Healthy Eating Plate. Disponível em: https://www.hsph.harvard.edu/nutritionsource/healthy-eating-plate/. Acesso em 10.05.2024.
7. American College of Obstetricians and Gynecologists (ACOG). Nutrition During Pregnancy. Disponível em: https://www.acog.org/womens-health/faqs/nutrition-during-pregnancy. Acesso em 09.05.2024
8. Dinsa GD, Gopalan SS. Women's diet and nutrition transitions and the nutrition-related noncommunicable disease burden in low-and middle-income countries. Annals of the New York Academy of Sciences, 2020;1468(1):134-49.
9. Veiga GV, Costa RS, Araújo MC, Souza AM, Bezerra IN, Barbosa FS, et al. Inadequação no consumo de nutrientes entre adolescentes brasileiros. Revista de Saúde Pública. 2013;47.

capítulo 27

Impactos da menopausa e reposição hormonal no aparelho digestivo

Betânia da Costa Cavalcante
Ana Paula Santos Oliveira Brito
Ana Paula Guimarães Rodrigues

Introdução

Nos últimos anos, o interesse pela saúde da mulher e pelo envelhecimento saudável tem sido objeto de extensas pesquisas médicas. Neste contexto, abordaremos a Terapia de Reposição Hormonal (TRH) durante a menopausa[1] e seus efeitos sobre a saúde gastrointestinal. Observa-se que os distúrbios gastrointestinais durante a menopausa estão ligados às flutuações hormonais características desse período. No contexto da terapia hormonal, a abordagem é individualizada, levando em consideração a necessidade clínica e a preferência da paciente, mas enfatizando os riscos potenciais à saúde, como doenças irritativas do trato digestivo, doenças funcionais, distúrbios da motilidade e do trânsito intestinal (agravando a constipação) e a predisposição ao desenvolvimento de neoplasias.

A redução nos níveis de estrogênio pode impactar a frequência e a consistência das evacuações, contribuindo para a ocorrência de constipação. Além disso, essa redução pode interferir na secreção de ácido gástrico, aumentando os casos de refluxo gastroesofágico e pirose retroesternal. As alterações hormonais influenciam a integridade da mucosa gástrica, podendo agravar a inflamação e gerar epigastralgia, e, em casos mais graves, potencialmente predispor ao desenvolvimento de neoplasias gástricas.[2]

Durante a menopausa, observa-se uma alteração na composição da microbiota intestinal, uma vez que os hormônios de reposição exercem influência sobre os micro-organismos presentes na cavidade oral e em todo o trato digestivo. Portanto, a menopausa pode desencadear alterações digestivas[3] funcionais,desde a boca, faringe, esôfago, estômago, intestino, fígado, pâncreas e vias biliares, o que será abordado neste capítulo.

Menopausa e alterações digestivas

- **Xerostomia:** a secreção salivar ajuda na umidificação da boca e protege contra a proliferação de bactérias. Durante a menopausa, as glândulas salivares diminuem sua produção, tornando a boca mais ressecada, o que altera a barreira protetora contra infecções locais, além de modificar o paladar e a deglutição. Essas alterações podem causar à língua um aspecto áspero, com fissuras, facilitando o aparecimento de halitose.[4]
- **Síndrome da boca ardente:** a síndrome da boca ardente é um dos problemas mais comuns na pós-menopausa. Caracteriza-se por sintomas como sede, dor local, perda de apetite e alteração na produção de saliva.
- **Gastroparesia:** estudo para a investigação dos efeitos da terapia hormonal evidenciou um risco aumentado de desenvolver sintomas de gastroparesia até 30 dias após o início da TRH.[5]

Terapia hormonal e doença do refluxo gastroesofágico

Os hormônios femininos e a terapia de reposição hormonal (TRH) desempenham um papel influenciador na doença do refluxo gastroesofágico. Estrógeno e progesterona têm efeito no trato gastrointestinal, aumentando a síntese de ácido nítrico, um relaxante muscular que diminui a toxicidade da musculatura lisa do esfíncter inferior do esôfago e do corpo esofágico, predispondo ao refluxo gastroesofágico. Portanto, os hormônios sexuais femininos supostamente elevam o risco de sintomas de doença do refluxo, assim como a sua reposição na fase pós-menopausa.[6]

Menopausa e adenocarcinoma gástrico

Estudos sugerem que a incidência de adenocarcinoma gástrico é mais comum em homens do que em mulheres, embora seja mais comum em mulheres na pós-menopausa do que na pré-menopausa. O efeito protetor dos hormônios reprodutivos contra essa patologia ainda não está claro. Entretanto, há uma associação entre a TRH na menopausa e os ricos de câncer gástrico em mulheres. Um estudo que analisou mais de 1 milhão de mulheres investigou a correlação entre o uso de hormonoterapia e a probabilidade de desenvolver adenocarcinoma gástrico. Os resultados revelaram que as mulheres que usaram reposição hormonal apresentaram uma redução de 12% no risco de desenvolver essa patologia em comparação com aquelas que não usaram reposição de hormônios.

Uma metanálise de onze estudos sugeriu que as mulheres que usavam a terapia combinada de estrogênio-progesterona tinham um risco 30% menor de adenocarcinoma. Este estudo[7] constatou que a reposição hormonal exógena reduziu o risco de adenocarcinoma gástrico em mulheres na pós-menopausa, sugerindo que uma longa duração da hormonoterapia é mais eficaz na redução desse risco, embora cada caso de reposição hormonal deva ser considerado individualmente.

Menopausa e hormonoterapia nas doenças do esôfago

Para determinar o impacto hormonal e o risco de cancer de esôfago, uma amostra[8] de 220.150 homens e 147.180 mulheres identificou 376 adenocarcinomas de esôfago, 180 carcinoma espinocelular de esôfago, 333 de câncer gástrico e 2.868 de câncer colorretal (CCR) em ambos os sexos.

A testosterona livre foi inversamente associada ao carcinoma de células escamosas do esôfago em mulheres na pós-menopausa. Não foram encontradas associações entre a terapia de reposição hormonal e o desenvolvimento de câncer de esôfago, sugerindo que a TRH pode ser um fator protetor na fase de declínio hormonal feminino.

De acordo com os dados,[9] o impacto da exposição a hormônios sexuais exógenos mostrou uma redução de 20% a 40% no risco de adenocarcinoma de esôfago, carcinoma de células escamosas de esôfago, câncer gástrico e CCR em mulheres que usam contraceptivos orais ou terapia hormonal na menopausa.[10]

Intestino e menopausa

A relação entre menopausa e intestino é muito mais próxima do que se imagina! Muitas mulheres experimentam, nesse período, importantes sinais e sintomas intestinais, que podem ser originados no climatério ou ainda agravados pelo declínio hormonal. Nesse contexto, a progesterona e o estrogênio, em queda, desempenham um papel fundamental na regulação de diversas funções no organismo feminino, entre elas a motilidade intestinal. Outro fator determinante é o eixo cérebro-intestino, visto que alterações nesse eixo são observadas e comprovadas em decorrência da queda nos hormônios femininos. A comunicação desordenada entre o cérebro e o intestino está associada a distúrbios de motilidade, hipersensibilidade visceral, alterações no sistema imunológica, na barreira intestinal e comportamentais, sendo uma nova fronteira de pesquisa para os distúrbios relacionados ao estresse, ansiedade e depressão, tão frequentes em mulheres na menopausa.

As principias alterações intestinais observadas na perimenopausa e menopausa são constipação intestinal, alterações na microbiota intestinal e síndrome do intestino irritável.

Constipação intestinal

Após a menopausa, instala-se um quadro de hipoestrogenismo associado a mudanças anatômicas e fisiológicas que comprometem o assoalho pélvico e os esfíncteres, levando à necessidade de esforço evacuatório, um sintoma relatado por cerca de 90% das mulheres na menopausa. Esse esforço, se repetitivo, pode exacerbar danos ao assoalho pélvico, resultando em fraqueza, descenso do períneo e alterações anatômicas secundárias, que culminam em disfunção anorretal e dificuldades na defecação.[10]

O diagnóstico da constipação varia entre sintomas de distúrbios defecatórios, trânsito intestinal lento e constipação de trânsito normal. Algumas ferramentas são úteis para auxiliar no diagnóstico, como a escala de forma de fezes de Bristol e os critérios clínicos de ROMA IV.[11] A necessidade de exames complementares varia de acordo com os sintomas da paciente e a presença de sinais de alarme, podendo incluir colonoscopia, manometria anorretal, tempo de trânsito colônico, estudo do assoalho pélvico, entre outros.

Compreender a causa, a gravidade e a duração da condição permite estabelecer a melhor estratégia de tratamento. A primeira linha de tratamento para a constipação é baseada em planos dietéticos que incentivem melhores escolhas alimentares, aumentando a ingestão de fibras alimentares solúveis e o consumo de água. Esse manejo também deve se estender por outras perspectivas de tratamento, podendo ser direcionadas para a dieta pobre em FODMAP (oligossacarídeos, dissacarídeos, monossacarídeos e polióis fermentáveis).[12]

Além disso, existem evidências de que a prática de exercícios físicos, associada ao manejo dietético, traz efeitos positivos na melhoria da motilidade intestinal e da qualidade de vida. Da mesma forma, o uso de probióticos e prebióticos, associados a uma alimentação adequada e à prática de exercícios, também demonstram melhorias nos sintomas da constipação.[13] A fisioterapia pélvica pode ser uma ferramenta útil no tratamento da constipação em mulheres na menopausa, pois auxilia no treinamento e na melhora da coordenação da musculatura perineal, permitindo que a pessoa consiga contrair, relaxar e realizar os movimentos adequados para que a evacuação seja realizada de forma mais adequada.

Disbiose intestinal

Compreende-se que existem bactérias intestinais capazes de metabolizar os estrogênios, influenciando seus níveis circulantes. Esse conjunto de bactérias é conhecido como estroboloma. Além disso, as bactérias intestinais desempenham uma função nutricional essencial, contribuindo para a absorção de minerais como fósforo, cálcio, vitamina D e ferro, bem como na produção de vitaminas importantes para o metabolismo humano, como a vitamina K e as vitaminas do complexo B.[14]

Com a chegada do climatério, ocorrerá uma redução na diversidade de gêneros e espécies de bactérias intestinais, afetando também o metabolismo dos estrogênios circulantes, o que contribui para o desenvolvimento de doenças influenciadas pela queda estrogênica, como obesidade, doenças cardiovasculares, osteoporose e alguns tipos de câncer. Recentemente, foram encontradas diferenças entre a microbiota de mulheres na pós-menopausa saudáveis e aquelas portadoras de osteoporose, que possuíam maior abundância de Bacteroides em relação às saudáveis.[15] Outro estudo demonstrou um aumento do gênero *Clostridium,* presente em 73,4% das pacientes, e uma diminuição da abundância do gênero *Bifidobacterium*, o qual é benéfico para a saúde intestinal. Tais modificações têm sido associadas a distúrbios gastrointestinais, como síndrome do intestino irritável e doença inflamatória intestinal.[16]

O desequilíbrio da microbiota também está relacionado a alterações nas modulações dos neurotransmissores do eixo cérebro-intestino possibilitando o desenvolvimento de depressão e ansiedade. A relação entre os estímulos intestinais e a ocorrência de episódios de alteração de humor foi evidenciada em pesquisas, demonstrando que a microbiota intestinal desempenha um papel no desenvolvimento e funcionamento do eixo HPA (hipotálamo-pituitária-adrenal).[17]

Essa interação entre a microbiota intestinal e o cérebro pode ser modulada por probióticos, prebióticos, simbióticos e dietas, exercendo impactos benéficos na atividade e no comportamento do cérebro. Além disso, alguns probióticos e prebióticos têm chamado a atenção devido aos seus efeitos psicofisiológicos, resultando em benefícios para a saúde mental por meio do crescimento de bactérias comensais específicas, sendo, incluídos na definição de psicobióticos.[18]

Assim, a modulação da microbiota surge como uma alternativa para a fisiopatologia, prevenção e tratamento desses distúrbios mentais. Esses microrganismos competem com as bactérias intestinais patogênicas, eliminando a síntese de moléculas tóxicas e aderindo à mucosa intestinal. Eles também atuam na redução do pH do intestino pela produção de ácidos orgânicos, contribuindo para a eliminação de patógenos.[19] Os probióticos mais recomendados são os *Lactobacillus, Bifidobacterium* e *Lactococcus*, enquanto a levedura mais utilizada é *Saccharomyces boulardii*. Esses microrganismos causam efeitos benéficos, reduzindo a dor abdominal, distensão e flatulência.[20]

Síndrome do intestino irritável

Esta síndrome funcional, crônica e por vezes incapacitante, caracteriza-se por hábitos diarreicos ou de constipação, dor ou desconforto abdominal, flatulência e distensão abdominal.[21] Também está relacionada a alterações do eixo cérebro-intestino, exacerbadas pelo declínio hormonal na menopausa. Pode envolver etiopatogênese relacionada à hipersensibilidade visceral, alterações do lúmen intestinal e na microbiota, além de permeabilidade da mucosa intestinal, translocação bacteriana, ativação da imunidade, infecções gastrointestinais prévias e até polimorfismos genéticos.[22]

O diagnóstico é clínico, baseado nos critérios de ROMA IV, sendo necessária a ausência de sinais de alerta e a exclusão de doença orgânicas. Os critérios incluem desconforto abdominal recorrente, com frequência de $\geq$ 1 dia por semana, em média, nos três meses anteriores, com início pelo menos 6 meses antes do diagnóstico. Estão presentes os seguintes sinais e sintomas: desconforto abdominal relacionado à evacuação, alteração do aspecto das fezes e da frequência das evacuações.[23]

O tratamento deve envolver apoio multidisciplinar, com nutrição adequada, manejo psicológico, prática de exercícios físicos e terapia farmacológica direcionada à forma de apresentação da doença (diarreia, constipação ou mista). O uso de probióticos pode ser benéfico, causando diminuição dos sintomas, especialmente com formulações contendo *Lactobacillus rhamnosus GG* (LGG®) e *Bifidobacterias.* Por fim, novas perpectivas, como o transplante fecal de microbiota intestinal, têm apresentado resultados promissores, especialmente via colonoscopia.[24]

Fígado, vias biliares e pâncreas na menopausa

O surgimento da maturidade feminina apresenta alguns desafios em relação às principais patologias hepáticas. Considerando a importância do estrógeno para a proteção contra a resistência insulínica e a manutenção do peso corporal, a menopausa pode ser um fator facilitador para o aumento das doenças metabólicas nas mulheres, exigindo uma abordagem individualizada para cada paciente. Segundo um estudo americano de 2021, a terapia de reposição hormonal (TRH) poderia diminuir os riscos dessas doenças crônicas, como a esteatose e suas complicações, particularmente a cirrose hepática.[25] Um trabalho publicado em 2024 por Parra et al. evidenciou que mulheres pós-menopausa possuem maior propensão a desenvolver doença hepática gordurosa não alcóolica (DHGNA), que pode evoluir para cirrose e necessidade de transplante de fígado.[26]

A boa notícia é que mulheres na menopausa que apresentam índices normais de insulina, glicose e peso adequado têm baixo risco de desenvolver DHGNA. Desse modo, todos os esforços para a orientação de um estilo de vida saudável devem ser aplicados em mulheres de meia-idade, visando à prevenção da DHGNA.[27]

Outra preocupação pertinente nas mulhere na menopausa é o crescente consumo de álcool nessa população. Trembling et al., em 2020, publicaram um estudo ressaltando a necessidade de atenção para o aumento da proporção de mulheres que consomem álcool na vida adulta, impulsionado por eventos como luto, mudanças nas circunstâncias pessoais e aposentadoria.[28] O uso de álcool predispõe à cirrose hepática, e as mulheres possuem maior risco quando comparadas aos homens. Além disso, na menopausa, os hormônios estrogênicos, que têm um fator protetor contra a fibrose hepática, estão reduzidos, podendo acelerar a progressão da doença hepática crônica nas mulheres.

Diante desse fato, faz-se necessária a vigilância do uso indiscriminado de álcool na menopausa como medida de proteção para essa faixa etária, e a boa relação médico-paciente é fundamental para obter as informações corretas para a avaliação clínica e orientação preliminar. Além disso, não é incomum a associação de DHGNA com o uso de álcool, o que pode agravar a doença hepática.

No contexto das hepatites virais crônicas, especialmente as hepatites B e C, e a menopausa, a indicação da TRH pode ser sugerida devido à redução da síntese de colágeno e à melhora das respostas virais aos tratamentos propostos.[29] Dessa forma, a TRH deve ser considerada em nossa avaliação para identificar e otimizar a saúde a longo prazo de mulheres com hepatites virais crônicas.

Outro ponto importante na discussão entre menopausa e doenças hepáticas diz respeito ao cancer de fígado. Muito se especula sobre a relação entre TRH e o risco de tumor hepático. Um trabalho publicado em 2019 por McGlynn et al. sustentou que a TRH protege a mulher na menopausa contra o câncer de fígado, principalmente aqueles que se originam da DHGNA.[30]

Diversos estudos demonstram que a TRH pode aumentar a formação de cálculos biliares. Estudos do *Heart and Estrogen/Progestin Replacement Study* (HERS) revelaram um risco cerca de 70% maior de colecistectomia em mulheres que receberam TRH. No entanto, as pacientes também apresentavam outras comorbidades, como obesidade e idade avançada, que são fatores facilitadores de cálculos biliares. Portanto, a decisão deve caber ao médico assistente, que deve considerar o perfil de cada mulher, observando o contexto global para melhorar a qualidade de vida.[31]

Quanto às neoplasias de vesícula biliar, os hormônios sexuais podem contribuir para o início e progressão do câncer, afetando as células cancerosas, o metabolismo e a regulação da inflamação, de acordo com Clocchiatti et al.[31] A TRH foi considerada protetora ou nula em relação aos colangiocarcinomas em mulheres; todavia, os estudos ainda divergem sobre o assunto. Resumidamente, entende-se que o estrogênio provavelmente tem um efeito direto e indireto na formação do câncer de vesícula, enquanto não parece influenciar no desenvolvimento do colangiocarcinoma, podendo até mesmo reduzir seu risco.[32]

Quanto ao pâncreas, foi observado em um estudo de Yang et al. um aumento da fração de gordura na glândula em mulheres na pós-menopausa, quando comparadas a um grupo mais jovem. A idade e a meopausa atuariam como dois fatores independentes para o processo gorduroso de deposição de gordura pancreática.[33]

Em relação ao câncer de pâncreas, os trabalhos apresentam dados epidemiológicos escassos ou inconclusivos. Por exemplo, Masoudi et al. não observaram relação entre câncer de pâncreas e fatores menstruais e reprodutivos.[34] A mesma conclusão foi obtida por Arif Butt, em um estudo que englobou mais de 1 milhão de mulheres. Em resumo, sugere-se que não há risco de câncer de pâncreas associado ao uso de qualquer tipo de terapia hormonal.[35]

Conclusão

Entendemos que a fase da menopausa deve ser abordada de forma individualizada, considerando as correlações de cada patologia digestiva com a necessidade ou não de TRH. É fundamental incentivar o controle do peso e as boas práticas de saúde feminina durante esse período.

Referências bibliográficas

1. Gatenby C, Simpson P. Menopause: Physiology, definitions, and symptoms. Best Practice & Research Clinical Endocrinology & Metabolism. 2024;38(1):101855. doi: 10.1016/j.beem.2023.101855.
2. Kang A, Khokale R, Awolumate OJ, Fayyaz H, Cancarevic I. Is Estrogen a Curse or a Blessing in Disguise? Role of Estrogen in Gastroesophageal Reflux Disease. Cureus. 2020 Oct;12(10):e11180. doi: 10.7759/cureus.11180.
3. Wu Z, Huang Y, Zhang R, Zheng C, You F, Wang M, Xiao C, Li X. Sex differences in colorectal cancer: with a focus on the sex hormone-gut microbiome axis. Cell Commun Signal. 2024 Mar 7;22(1):167. doi: 10.1186/s12964-024-01549-2. PMID: 38454453; PMCID: PMC10921775.
4. Taga T, Ito K, Takamatsu K, Ogawa M, Funayama S, Inoue M. Menopausal symptoms are associated with oral sensory complaints in perimenopausal women: an observational study. BMC Womens Health. 2021 Jun;21(1):262.
5. Khalil J, et al. The Association between Hormone Replacement Therapy and Gastroparesis in Post-Menopausal Women: A Worldwide Database Analysis. J Pers Med. 2024;14(3):275.
6. Saleh S, Trujillo S, Ghoneim S, Thomas C, Fass R. Effect of Hormonal Replacement Therapy on Gastroesophageal Reflux Disease and its Complications in Postmenopausal Women. Clin Gastroenterol Hepatol. 2022 Feb 11;21(2):549-51.e3. doi: 10.1016/j.cgh.2022.01.058. PMID: 35151861.
7. Nam JH, Jang SI, Park HS, Kim JH, Lee JK, Lim YJ, Koh MS, Lee JH, Park S, Nam CM, Park EC. The effect of menopausal hormone therapy on gastrointestinal cancer risk and mortality in South Korea: a population-based cohort study. BMC Gastroenterol. 2021 Nov 23;21(1):440.
8. McMenamin ÚC, Liu P, Kunzmann AT, Cook MB, Coleman HG, Johnston BT, Cantwell MM, Cardwell CR. Circulating Sex Hormones Are Associated With Gastric and Colorectal Cancers but Not Esophageal Adenocarcinoma in the UK Biobank. Am J Gastroenterol. 2021 Mar;116(3):522-29. PMID: 33156012; PMCID: PMC7933058. DOI: 10.14309/ajg.0000000000001045.
9. Lagergren K, Lagergren J, Brusselaers N. Hormone replacement therapy and oral contraceptives and risk of oesophageal adenocarcinoma: a systematic review and meta-analysis. Int J Cancer. 2014;135(9):2183-90.
10. Oliveira SCM, Pinto-Neto AM, Conde DM, Góes JRN, Santos-Sá D, et al. Constipação intestinal em mulheres na pós-menopausa. Rev Assoc Med Bras. 2005;51:334-41.

11. Sharma A, Rao SSC, Kearns K, Orleck KD, Waldman SA. Review article: diagnosis, management and patient perspectives of the spectrum of constipation disorders. Aliment Pharmacol Ther. 2021;53:1250–67. https://doi.org/10.1111/apt.16369.
12. Gentil MEN, Oliveira LL, Silva MC. Terapias utilizadas no tratamento da constipação intestinal primaria. Research, Society and Development. 2023;12(13):e43121344220. doi: http://dx.doi.org/10.33448/rsd-v12i13.44220.
13. Hungin AP. Chronic constipation in adults: the primary care approach. Digestive Diseases. 2022;40(2):142-46. https://doi.org/10.1159/000516489.
14. Komorowski AS, Pezo RC. Untapped "-omics": the microbial metagenome, estrobolome, and their influence on the development of breast cancer and response to treatment. Breast Cancer Research and Treatment. 2019. doi:10.1007/s10549-019-05472-w.
15. Rettedal EA et al. The Gut Microbiome Is Altered in Postmenopausal Women With Osteoporosis and Osteopenia. JBMR Plus. 2021 Mar 19;5(3):1–9.
16. Lemos MCV, Caetano JF, Bernardes LCE, Rodrigues LS, Cavalcante TP, Gomes APDS. Disbiose e Depressão. Repositório Universitário da Ânima (RUNA). 2022. Disponível em: https://repositorio.animaeducacao.com.br.
17. Souzedo FB, Bizarro L, Pereira APA. O eixo intestino-cérebro e sintomas depressivos: uma revisão sistemática dos ensaios clínicos randomizados com probióticos / The gut--brain axis and depressive symptoms: a systematic review of randomized clinical trials with probiotics. J Bras Psiquiatr. 2020;69(4):269-76.
18. Souza CDB. O Efeito da disbiose intestinal na depressão e em outras desordens mentais. [Bacharel em Biomedicina]. Brasília: Faculdade de Ciências da Educação e Saúde; 2021.
19. Pantoja CL. Diagnóstico e tratamento da disbiose: Revisão Sistemática. Revista Eletrônica Acervo Saúde REAS/EJCH. 2019(32):1-7.
20. Spalenza FV, et al. Síndrome do intestino irritável. Maceió: Hawking; 2021.
21. Rome Foundation. ROME IV Diagnostic Criteria for DGBIs. Disponível em: https://theromefoundation.org/rome-iv/rome-iv-criteria/. Acesso em: Abril de 2024.
22. Waitzberg DL, Rocha RM, Almeida AH. Microbiota gastrointestinal: da disbiose ao tratamento. Rio de Janeiro: Atheneu; 2021. 592 p.
23. Brenner DM, Chey WD, Lembo AJ, Sayuk GS, Spiegel BMR, Marciniak MD, et al. Plecanatide improves abdominal bloating and bowel symptoms of irritable bowel syndrome with constipation. Dig Dis Sci. 2024;1-8.
24. Ruiz-Sánchez C, Escudero-López B, Fernández-Pachón MS. Evaluation of the efficacy of probiotics as treatment in irritable bowel syndrome. Endocrinol Diabetes Nutr (Engl Ed). 2024.
25. De Paoli M, Zakharia A, Werstuck GH. The role of estrogen in insulin resistance: a review of clinical and preclinical data. Am J Pathol. 2021;191(9):1490-8.
26. Salinas Parra N, Schafer M, Ross HM, Bruckbauer J, Yan B, Chen SL, et al. Prevalence of post-liver transplant complications and NASH-related cirrhosis in postmenopausal women. Ann Hepatol. 2024 Jan 1;29(1):101157-7.
27. DiStefano JK. NAFLD and NASH in Postmenopausal Women: Implications for Diagnosis and Treatment. Endocrinology. 2020 Aug 11;161(10).
28. Trembling PM, Apostolidou S, Gentry-Maharaj A, Parkes J, Ryan A, Tanwar S, et al. The Enhanced Liver Fibrosis test is associated with liver-related outcomes in postmenopausal women with risk factors for liver disease. BMC Gastroenterol. 2020 Apr 15;20(1).
29. Yuk JS, Ji Young Park. Menopausal hormone therapy increases the risk of gallstones: Health Insurance Database in South Korea (HISK)-based cohort study. PloS one. 2023 Dec 4;18(12):e0294356–6.

30. Zientarska A, Mikuła-Pietrasik J, Kaczmarek M, Witkowska A, Rozpłochowski B, Kowala-Piaskowska A, et al. Gender as a factor affecting NK cell activity in patients successfully treated for chronic hepatitis C with direct-acting antivirals. Cent Eur J Immunol. 2021;46(4):481-91.
31. McGlynn KA, Hagberg K, Chen J, Braunlin M, Graubard BI, Suneja N, et al. Menopausal hormone therapy use and risk of primary liver cancer in the clinical practice research datalink. Int J Cancer. 2015 Dec 31;138(9):2146–53.
32. Mahmoodi H, Nahand FJ, Shaghaghi A, Shooshtari S, Jafarabadi MA, Allahverdipour H. Gender Based Cognitive Determinants of Medication Adherence In Older Adults With Chronic Conditions. Patient Prefer Adherence. 2019 Oct;13:1733–44.
33. Yuk JS, Park JY. Menopausal hormone therapy increases the risk of gallstones: Health Insurance Database in South Korea (HISK)-based cohort study. PLoS One. 2023 Dec 4;18(12):e0294356–6.
34. Clocchiatti A, Cora E, Zhang Y, Dotto GP. Sexual dimorphism in cancer. Nat Rev Cancer. 2016 Apr 15;16(5):330–9.
35. Tosakoon S, Lawrence WR, Shiels MS, Jackson SS. Sex Differences in Cancer Incidence Rates by Race and Ethnicity: Results from the Surveillance, Epidemiology, and End Results (SEER) Registry (2000–2019). Cancers. 2024 Feb 29;16(5):989-99.

Índice remissivo

D

N

O

P

R

S

T

U

V

X

Z